임상의
임상에 의한
임상을 위한

마큐레인 엔코크발 소아덴쳐
임플란트

"초심자가 가장 스트레스 받는 TOP10 사례를 수록하였다."

- 파노라마를 보고 우식진단에 어려움이 있다.
- 인접면 우식 진단율이 많이 떨어진다.
- 레진을 하면 얼마 못가 떨어지거나, 통증이 생긴다.
- 인레이 기공물 시적시 잘 들어가지 않거나 자주 깨진다.
- 엔도가능성을 설명하지 않고 레진수복에 들어간다.
- Access Opening을 할때 자주 천공을 낸다.
- 조금만 석회화 되어있어도 근관을 찾지 못한다.
- 포스트를 해본적도 없고, 언제 해야하는지도 모르겠다.
- 크라운 프렙이 너무 오래걸리고, 어렵다.
- 발치시 유착된 치아를 예상하지 못하고, 난발치가 어렵다.

LOCAL GROUNDS

저자_ **김 지 윤**

약력_

• 전북대학교 치의학전문대학원 졸업
• 보건복지부 인증 치과 일반의
• 한맥임상연구회, UPENN엔도연구회,
• 연세대학교 치의학교육원 사랑니발치연수
• GIA임플란트 연수 등 20여종의 연수 수료
• 6개 광역시/도 치과의원 근무
• 누적 환자/진료수 1만회 이상
• Youtube_피아노클리닉 운영중

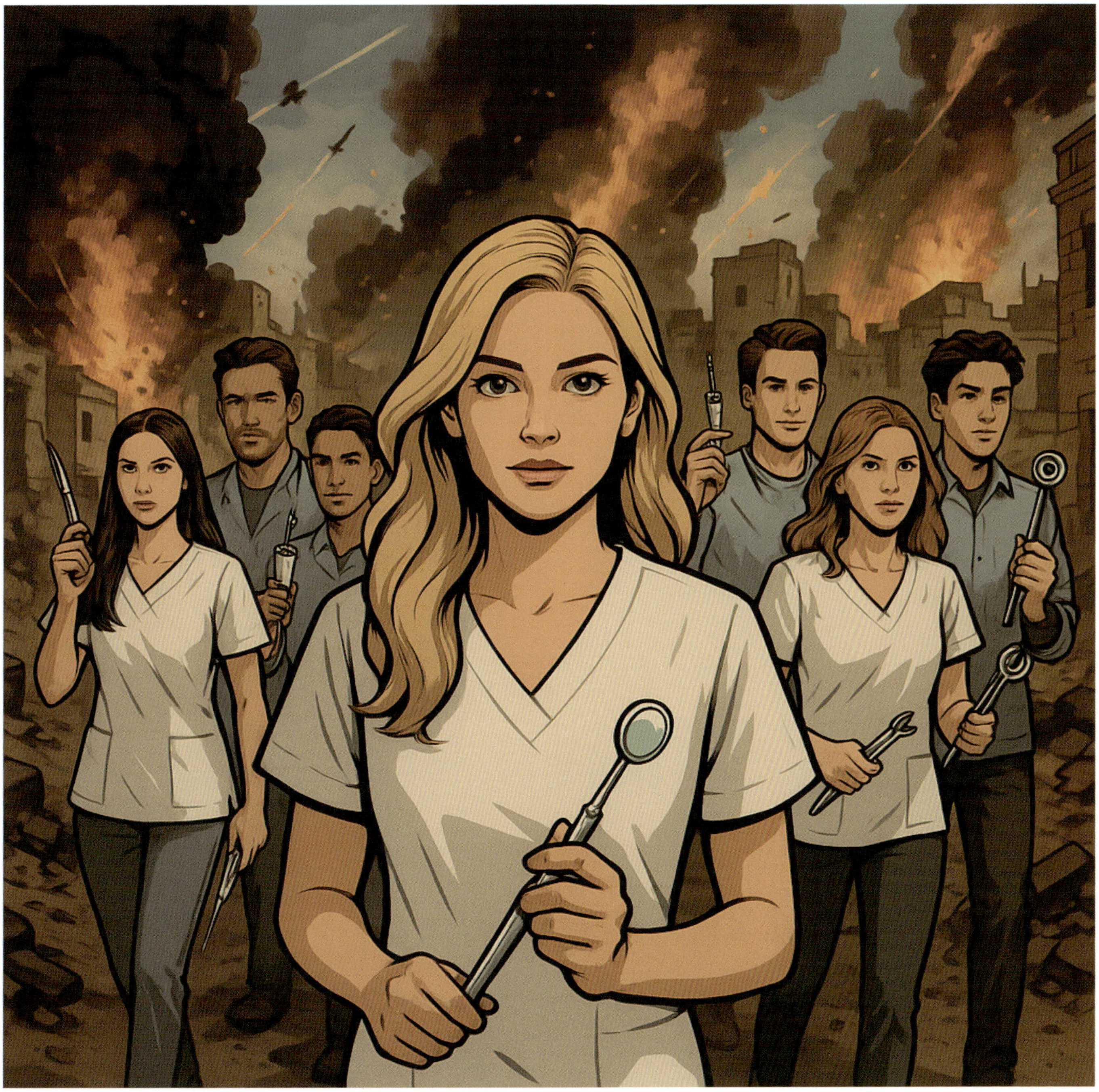

당신은
최고의 비법서를 파밍하였다

By 낭만치과의사

임상의
임상에 의한
임상을 위한

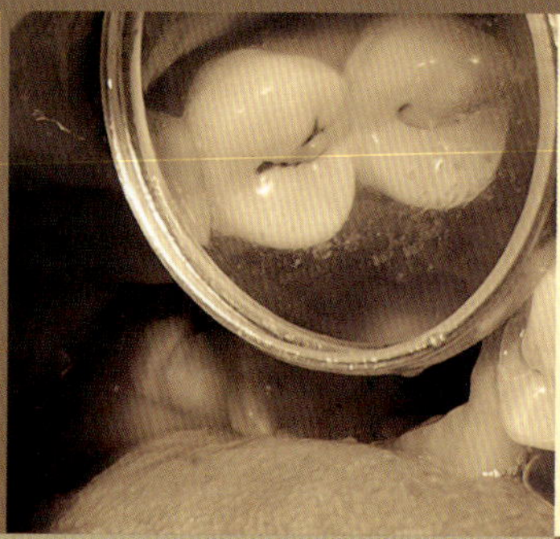

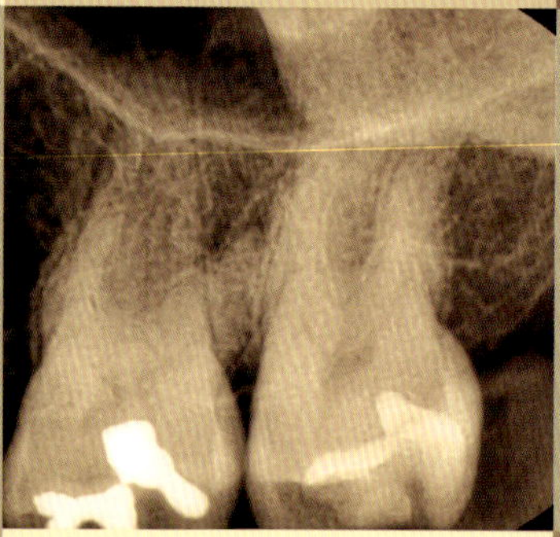

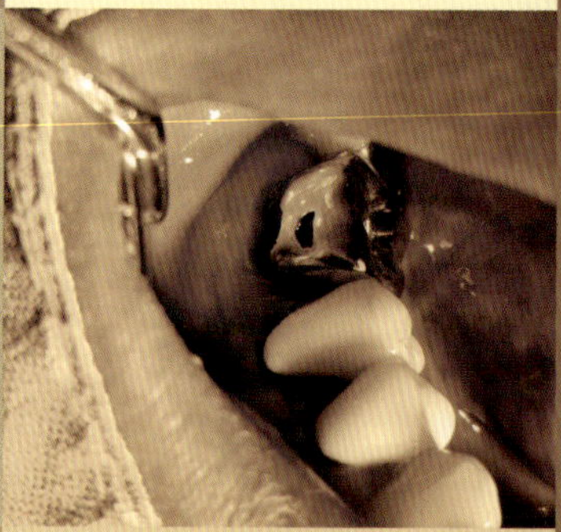

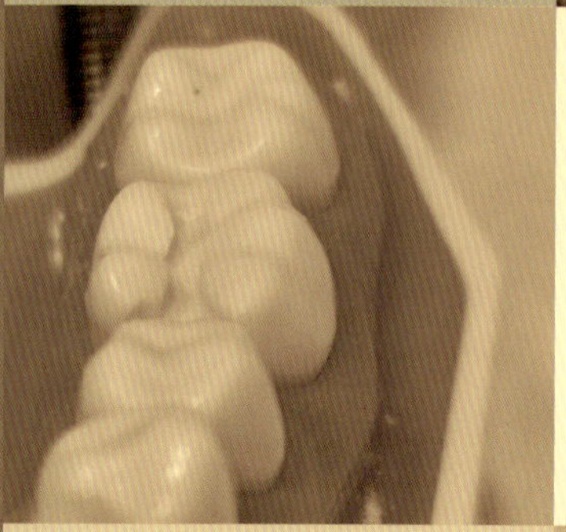

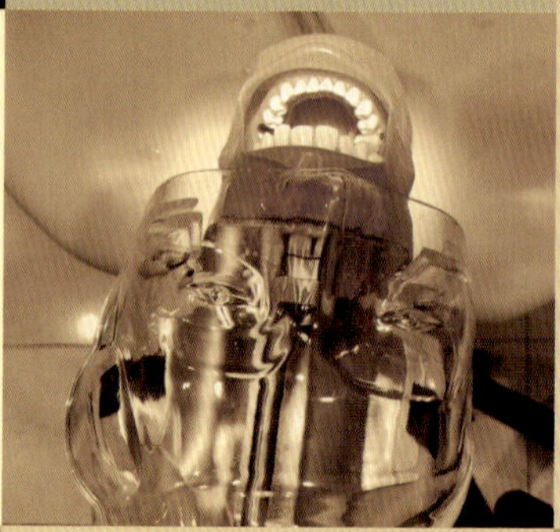

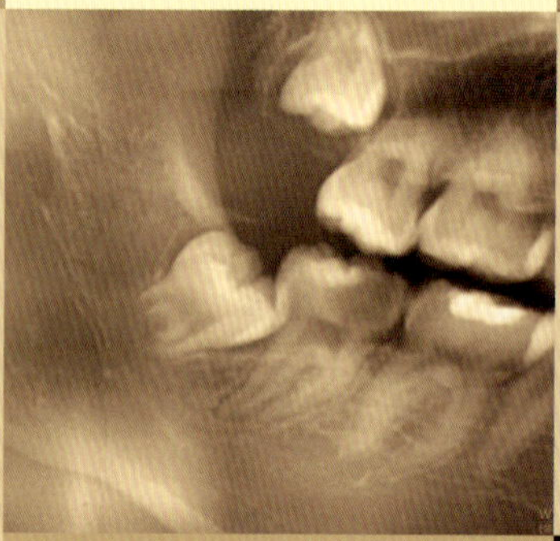

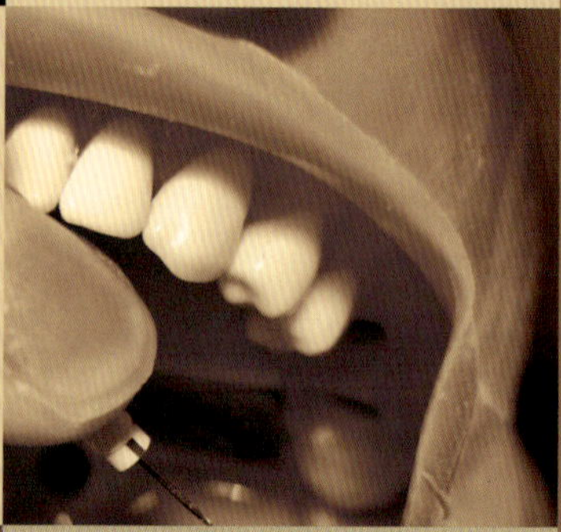

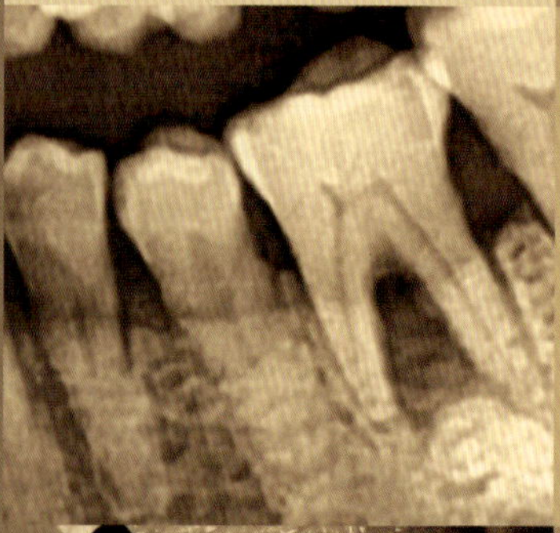

마큐레인
엔코크발 소아덴쳐
임플란트

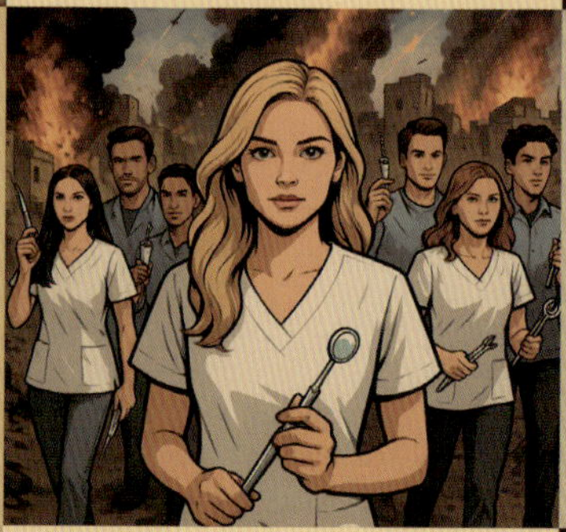

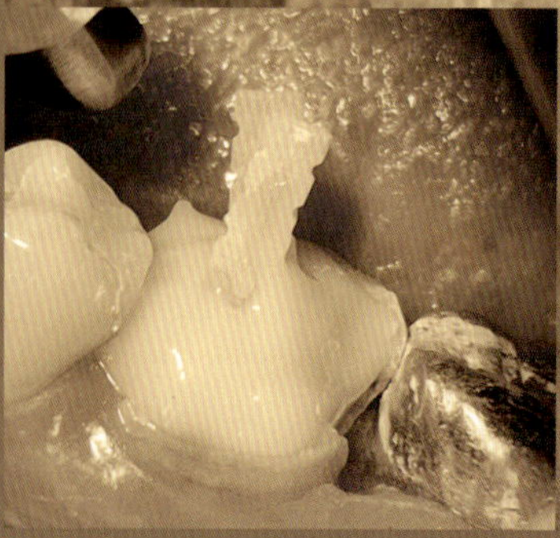

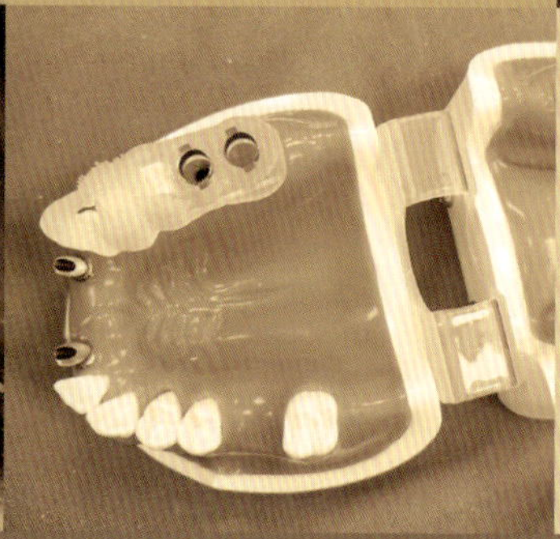

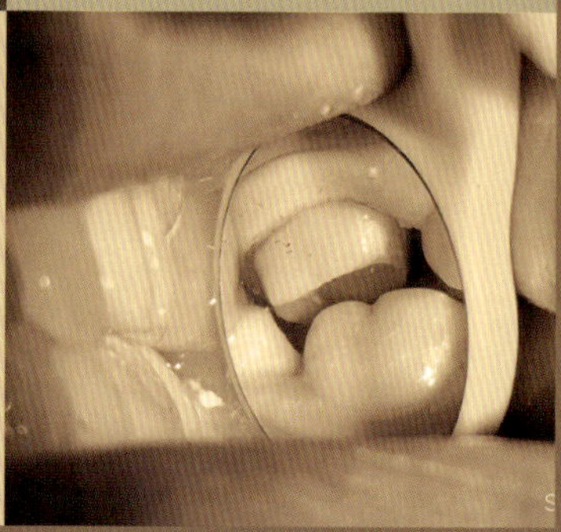

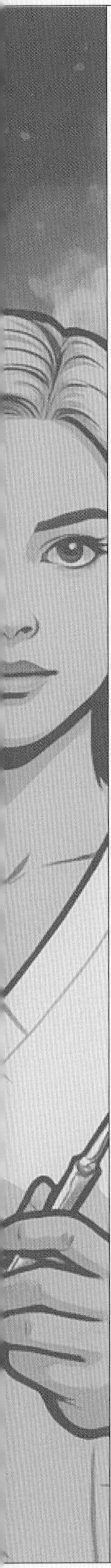

머리말

숙련된 의사가 되려면 먼저 이론을 머릿속에 정리하고, 머릿속에 있는 이론을 꺼내어 실전에 적용해 보고, 거기서 성공과 실패 경험을 얻고, 시행착오에 기반한 '절실한' 공부 및 선배의 보조를 통해 돌파구를 열어 나가야 한다.
이런 과정이 몇 번을 반복되어 비로소 자신의 몸에 내공과 자신감이란 것이 체화되게 된다.

그러나 치과대학의 교육과정에서는, 몇가지 실습기회와 방대한 시간의 observation 및 assist기회는 부여되고 있으나, 많은 수의 학생인원을 소수의 교원 또는 레지던트가 진료를 병행하며 지도해야하기 때문에, 대부분은 개인이 혼자 관찰 및 연마해야 하는 시간이고 실제로 본인의 술기에 대한 피드백과 튜터링을 받을 기회가 충분치 않다.
이런 과정속에서 졸업한 초년차 치과의사가 개원가에 나가서 진단능력 및 술기가 미비한 것이 드러날 때, 이미 치과일에 익숙해진 고년차 스텝과의 진료적 마찰이 일어나고, 지속적인 환자들의 컴플레인으로 인해 대표원장과도 불화에 휘말리기 쉽다.
뿐만 아니라 치과의사 스스로도 끝없는 자괴감 및 우울증에 빠질 수가 있다.
따라서 이런 '어쩔 수 없고도 개탄스러운' 현실을 극복하는데는 이런 상황에 대해 깊이 공감하고 있는 어떤 '친절한 선배'가 '짠'하고 나타나 줘야 할 것이다.
그 사람이 여러분이 취직한 치과의 대표원장님이면 더없이 좋겠지만, 그렇게 될 수 없다면 필자가 그 역할을 해 줄 것이다.

비록 몇 년 전부터 수많은 명사들이 진행하는 양질의 세미나들은 넘쳐나고 있지만, 그것은 임상에 대해 이미 한번 거쳐보았고, 자신이 무슨 시행착오를 겪는지 알고 있고 해결하고자하는 갈증이 가득한 한 2년차 이상의 치과의사가 듣기에 알맞은 수준으로 보인다.

초심자는, 앞으로 자신이 어떤 시행착오를 겪을지 모르고 있다. 모르는 것을, 앞으로의 경험을 통해 알아가는 과정에 서 있는 사람으로서, 그들에게는 '하는 법'도 알려줘야 하지만, '어떻게 했을 때 문제가 생길것이다'를 더 알려줘야 한다. 단순히 백과사전을 펼쳐보이는 것이 아니라, 수많은 실패경험을 들려주면서 잘못된 방향으로 가지 않도록 이끌어주는 사람이 필요하다.
우리가 딱딱한 교과서를 읽기는 싫어하지만, 남의 일기장을 읽어보는 것은 좋아하지 않는가.

실패사례를 보는게 왜 중요할까?
본인은 항공사고를 수사하는 컨텐츠를 오랫동안 시청해왔는데, '모든 항공 안전 매뉴얼은 피로 쓰여졌다.' 라는 말이 있다.
인류가 어떤 미지의 안전 시스템을 개척해 나갈때는, 일단 기본체계로 운영해보고 사고가 나면 철저히 원인을 분석하여 다시 재발되지 않도록, 더욱더 시스템을 정교화하는 식으로 발전해나간다.
나는 이것이 치과 술식을 연마해 나가는 치과의사들과 놀라울 정도로 닮았다고 느꼈다.
그래도 치과의사가 파일럿보다 더 편한 것은, 치과의사는 알게 모르게 자잘한 실수를 해보면서 더 원숙한 실력을 갖게 성장하고, 파일럿은 계속 일을 하려면 한번도 실수하지 않아야 한다는 점이다.
그러나 직업적인 방법론은 일치한다고 나는 생각한다. 과거의 실패사례를 항상 되새기며, 어떤 원숙한 절차나 노하우를 강박적으로 준수하며 실패나 위기를 적극적으로 피할 때, 항상 안정성을 유지해 나갈수 있다.

본인은 초년차들이 겪는 우여곡절과 시행착오, 그리고 거기에서 오는 개개인의 자괴감, 우울감, 또 한편으로 노하우에 대한 갈증을 깊이 공감하고 이해한다.
나도 그런적이 있고 내 친구들도 그런적이 있으니까. 내가 치료한 치아에 통증이 생겨

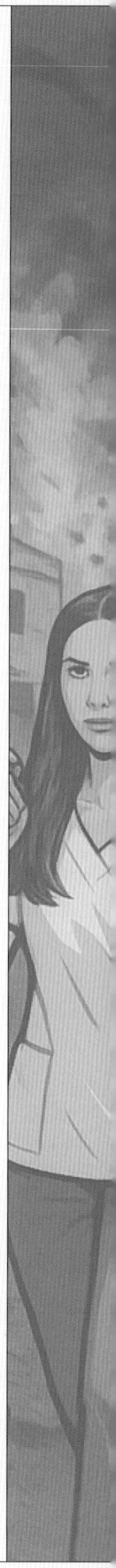

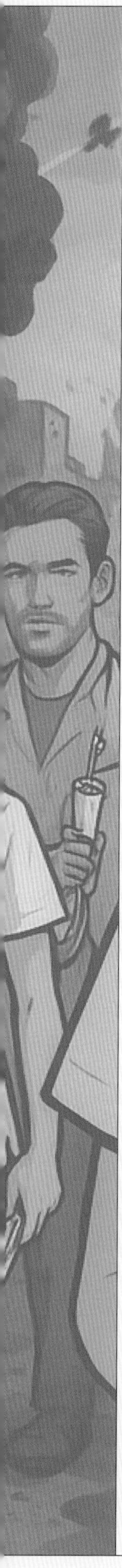

서 다시오신 환자들도 많이 있었고, 너무 자책감이 들어 밥도 안먹고 강의만 찾아보다가 밤을 새워버린적도 많다.
그런 과정속에서 자연스레 '방법론'에 대하여 더욱 더 관심을 가지게 되었고, 다른 치과의사 동료들과 치과공부의 방법론에 대하여 끊임없이 묻고 소통해왔다.

따라서 앞으로 이어질 내용에는, 초심자들의 우여곡절에 대한 깊은 이해와 공감, 그리고 다양한 실패사례의 소개를 바탕으로, 실전에 바로투입할 수 있는 소화하기 쉬운 노하우들을 선보이고, 지금 소화시킬 수 없는 내용들은 그 중요도에 맞게 덜 강조하여, 전체적인 마인드맵을 그리면서 바람직한 임상-뇌구조를 확립할 수 있게 도와줄 것이다.
내용은 1년차~2년차 치과의사에게 꼭 필요한 얘기들로 구성하였고, 고년차들이 궁금할만한 난해한 이론이나 논문같은 이야기는 하나도 없다. 안심하라.
임상의, 임상에 의한, 임상을 위한 책이다.

당신은 매우 운이 좋다.

필자는 아직 경력이 그렇게 오래되지않아, 여러분들이 맨날 부딪히고 고민하는 문제가 무엇인지 머리에 생생하다. 이 책은 여러분의 곁에서 친절한 길잡이가 되어줄 것이다.

낭만치과의사

추천사

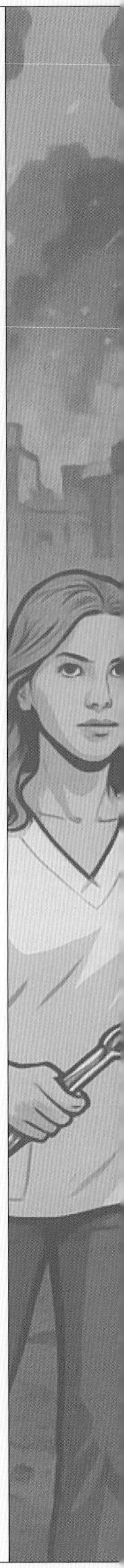

원주에서 패밀리 치과를 운영해온지 어느덧 12년이 흘렀다.
그동안 여러 페이 원장님들과 함께 해왔었고. 서로 공부한 내용도 공유하면서 지금 나의 술식 노하우에 많은 도움이 되었다.
그러나 지금의 낭만치과의사처럼 치과 진료의 분야별 전반적 프로토콜을 한묶음으로 본인의 노하우를 첨가하여 섬세하게 정리해온 치과선생님은 처음 만나보았다.
검진, 구치부레진, 전치부/구치부 인접면 레진 수복, 인레이, 치경부 마모 또는 우식의 레진 수복, 엔도, 포스트, 코어, 크라운 prep, 수복물 T/S, 치근활택술/치주소파술, 발치/I&D, 외상치아, 소아치료, 임플란트, 마지막으로 정말 중요한 환자 management인 치의로서의 concept 및 complain 예방법까지. 모든 파트가 치과의사로 입문하는 초년차 의사에게 뿐만 아니라 임상 12년차인 내게도 매우 중요한 복습 내용들이였고 나 또한 놓치고 있는 부분도 많았다.
솔직히 말해서 이 책의 내용이 다 정답이라고 할 수는 없을 것이다. 그러나 낭만치과의사가 임상 1년차부터 수많은 세미나와 치과 술식 동영상들을 연구해오면서 쌓인 노하우를 기반으로 정리한 이 내용과 사진들은 초년차 치과의사에게는 어떤 치료의 문제 상황을 예상하고 대비하는 가이드라인으로, 고년차에게도 전체 술식을 복습하고 개선할 수 있는 좋은 임상서가 될 것임은 틀림없다.
특히 페이닥터와 함께 진료하는 치과라면 대표원장님과 페이선생님이 책을 놓고 같이 discussion해보고 이 책에 살을 덧붙여가면서 치과 진료 system을 보완해 나갈 수 있는 도움서가 되리라고 생각한다.

치과의사, 12년차 개원의, 요다

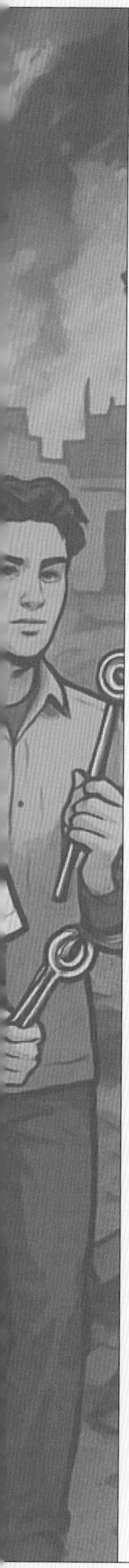

[길 잃은 신참 치과의사들을 위한 종합지침서]
잘하고 싶은 마음 가득한 초년차! 그러나 예상할 수 없는 상황은 항상 일어난다.
저자는 초년차가 겪을 수 있는 진료분야별 상황을 모아 앞으로 일어날 수 있는 일들을 알려준다.
저자가 초년차부터 다양한 진료환경에서 검진, 엔도, 크라운, 소아진료, 덴쳐 등 진료분야를 가리지 않고 경험을 쌓았기에 이 책을 읽은 것만으로도 심리적 안전망이 든든하게 생겨난다. 이 책에 나와있는 팁들은 교과서에서는 찾아볼 수 없다.
독자는 이 책을 통해 든든한 선배를 바로 옆에 둔 효과를 얻을 수 있다.
더 나아가 저자는 치과는 협동이라는 사실을 잊지 않는데, 자세히 읽다보면 스텝, 대표원장님과 어떤 관계를 구축하면 환자에게 좋은 퀄리티의 진료를 제공할 수 있을지에 대한 팁들도 나와있다. 환자에게 좋은 치과의사가 되고 싶다는 마음이 있는 초년차 치과의사라면 일독을 권한다.

치과의사 이O현

갓 로컬로 나온 초년차는 막막하다.
어시를 하던 원내생의 신분에서 하루아침에 갑자기 내가 주치의가 되어 환자를 맡는 술자가 되기에, 그 부담감은 실로 막중하게 다가올 수 밖에 없다.
졸업 전 st case를 통해 어느 정도의 진료를 해보고 나오지만, 이는 당신이 로컬가에서 맡게 될 수많은 진료들에 비하면 새발의 피에 불과하다. 좋은 임상책들과 세미나들은 많지만, 초년차가 그 많은 것들을 단번에 습득하기도 어렵다.
이러한 초년차에게 있어서 이 책은 좋은 가이드라인이 되어줄 것이다.
나는 처음 진료를 시작한 병원에서 해당 책의 저자를 만나게 되어 많은 도움을 받았다. 특히 교과서에서 배운 이론 그대로 환자를 진료하였는데도 불구하고 원하는 결과가 나오지 않는 돌발 상황이 생기기 마련인데, 이에 대한 실질적인 임상 조언을 많이 받을 수 있었다. 이 저자분은 책에 이러한 조언을 많이 남겨주셨다.
이 책에서는 초년차에서 어느 정도 중/고년차까지 성장하는 과정에서 겪어야 하는 진료들에 대해 전반적으로 다루고 있어 저년차 임상가들에게 적합할 것으로 보인다.
이 책을 보게 될 미래의 초년차, 그리고 저년차 원장님들께 응원과 격려가 되는 저서가 되길 바란다.

치과의사 박O영

차례

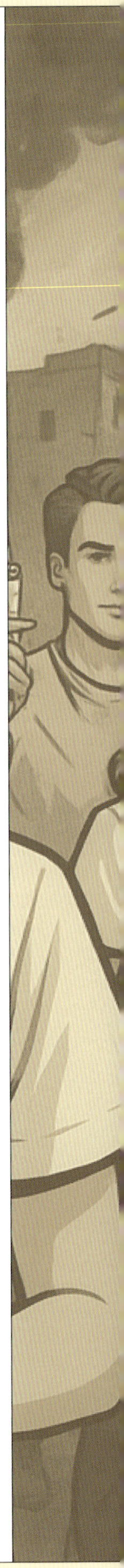

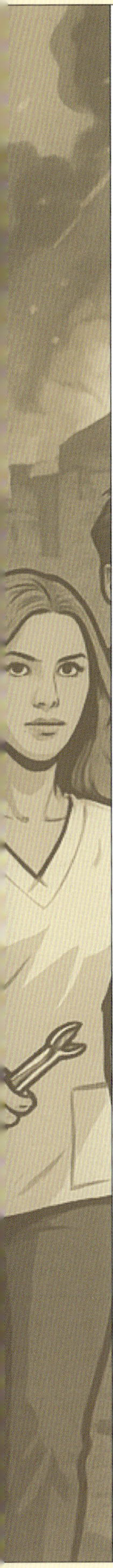

제 3편 | Volume 3

색인 | Index

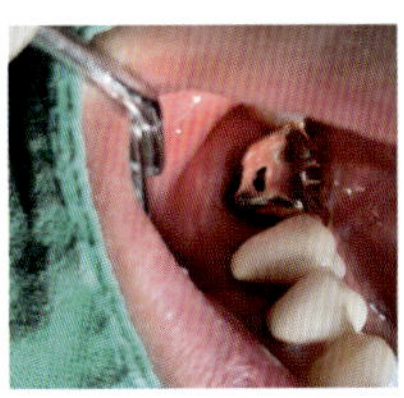

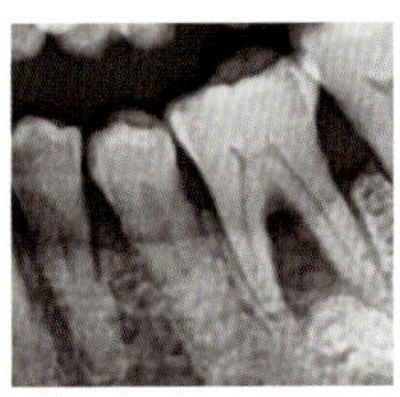

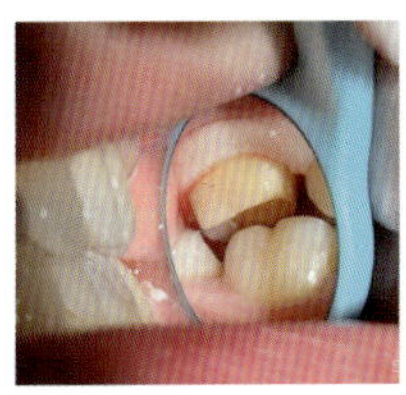

1편

Volume 1

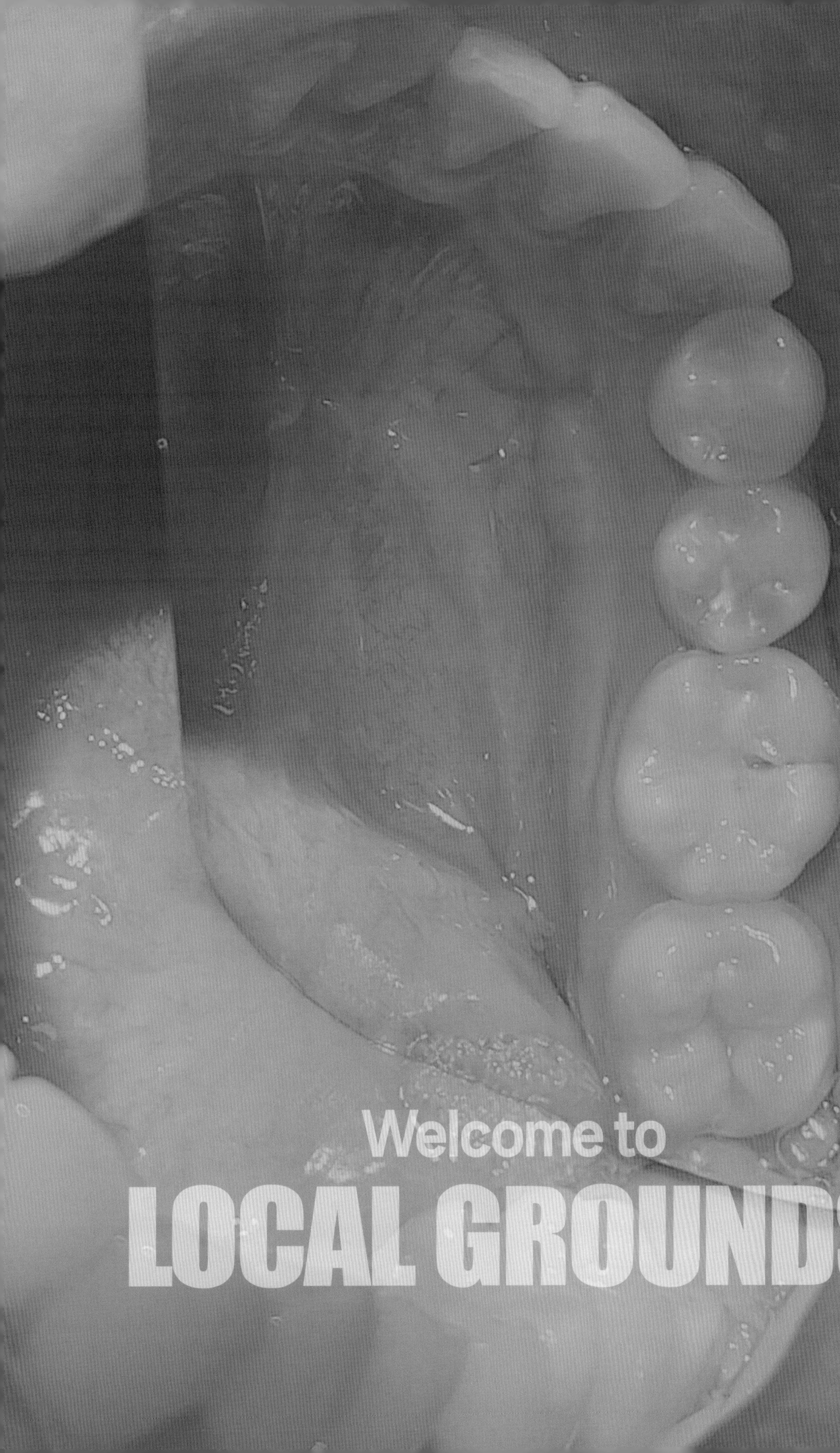

Welcome to LOCAL GROUNDS

Examination

검진은 환자와 의사가 서로를 파악하며 교감하는 단계이며, 모든 진료의 첫 씨앗을 뿌리는 치과의 농사와도 같다.
다만, 초심자의 경우 예리한 관찰을 통한 정확한 진단은 불가능하다.
전체적인 검진 로드맵을 파악하고, 아직 모르는 영역에 대한 진단은 굳이 무리해서 시도하지 말아야 한다.
자신이 어디까지 진단할 수 있는지 어느정도 파악을 한다음에, 일단 큰 무리없는 기초진료부터 해나가야 한다.

그리고 잘 모르겠으면 질환을 방치하지말고 refer해야한다. refer는 대단한 장거리로 가는것이 아니다.
바로 여러분들의 실력있는 대표원장님에게 노티하는것도 refer이다.
욕심부려서 완벽주의적으로 다 진단해낼려고 하지마라.
아무리 공부를 많이한 1년차 의사라도 진료경험 및 follow-up 경험자체가 없는데, 다 진단을 내린다는게 말이 안되는 이야기이다. 임상은 고난이도 문제풀이가 아니다.

진단도구는 파노라마, 구내 육안검진, peri-apical사진, 각종 타진, bite검사및 문진이 있다.
진단 도구에 대한 개인적인 의견으로는, PANORAMA가 70%를 보여주며, 구내 육안검진이나 PA촬영까지하면 90%, 타진과 문진까지하면 95% 진단 정확도가 나온다고 생각한다.
이처럼 PANORAMA자체만으로도 너무나 훌륭한 진단도구가 되지만, 가끔은 PANORAMA에서 확인할 수 없는 것도 있고, PA를 찍거나 육안으로 직접 확인했을 때는 조금 다른 양상으로 보일 때도 있다.

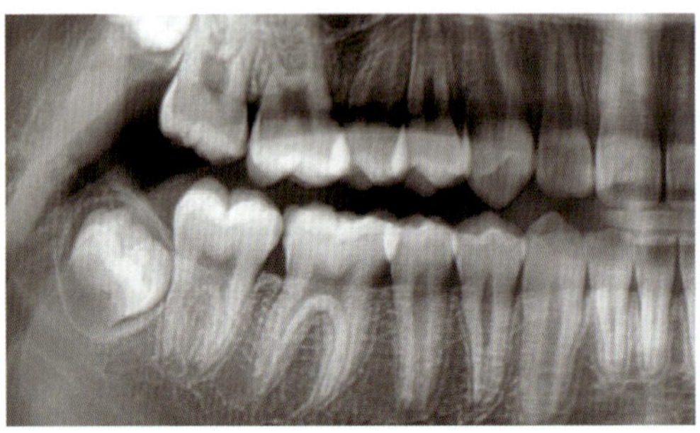
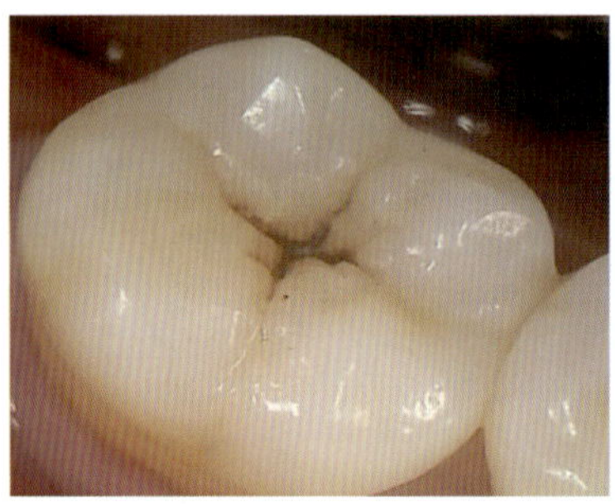

(좌) PANORAMA에서 #47치아는 멀쩡해 보인다.
(우) 구내 육안검진 시 #47치아의 교합면우식이 발견된다.

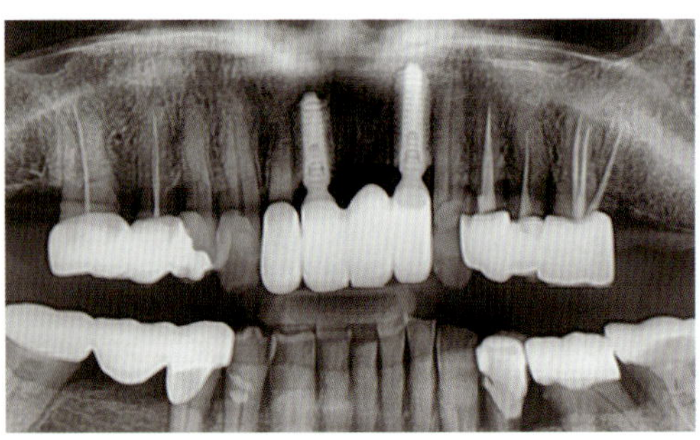
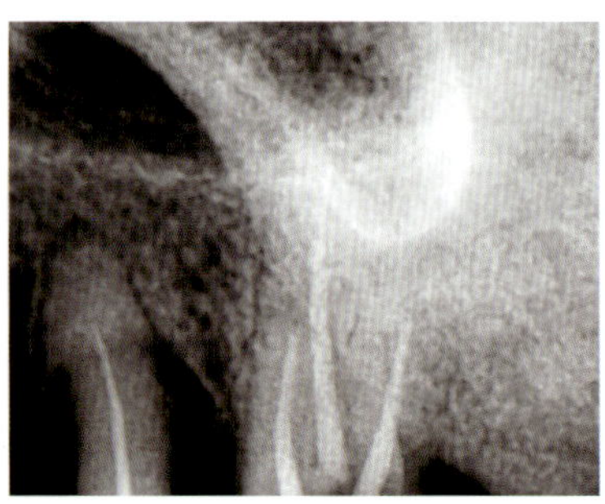

(좌) panorama로 #25치아의 잇몸뼈가 어느 높이까지 있는지 잘 구분이 안된다
(우) pa를 보면 충격적일 정도로 pano의 양상과 다르다.

*Peri-apical을 찍는 매번의 Mind-set

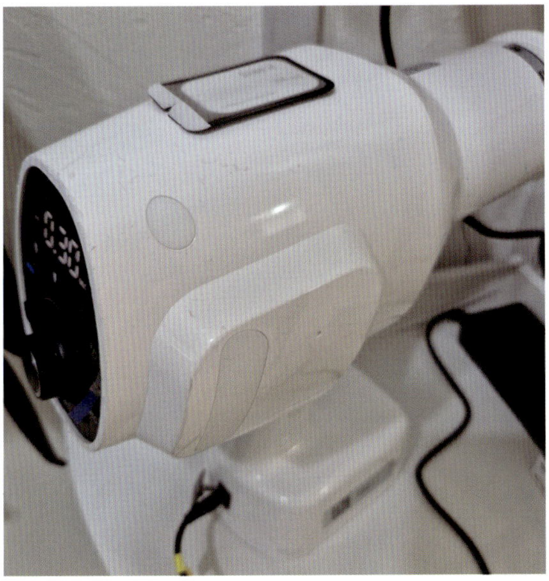

파노라마만으로 진단 내리기 아리까리한 치아가 있으면, pa사진이 너무나 필요함은 말할 것도 없다.
특히 상악동쪽의 각종 왜곡에 겹치고 중첩된 상악치조골은 파노라마로 보기가 상당히 까다롭고, 상악치아에서 치근단염증이 있어도 상악동과 겹쳐 거의 판별이 불가능하며, 치아가 중첩되어 나타나는 경우, PA를 평행촬영하는 것밖에 답이 없다.
그래서 PA촬영을 하고 싶은데, 문제는 스텝들이 이를 제대로 못찍는 사람이 많다.
혹은 귀찮고 부담스러운 티를 내기도 한다. 눈치빠른 치과의사는 그걸 바로 알아차려 마음이 약해지거나 동요될 수가 있다.

PA를 찍으려면 컴퓨터에서 프로그램을 열고 조작하고 또 촬영기계를 들고와야하고, 심지어 옆옆체어에서 쓰고있는 중이고, usb로 연결하는 방식의 필름이면 자주자주 오류가 뜨질않나, 가장 부담스러운 것은 pa사진을 찍으면 콘컷도 있고 수직각 수평각 문제가 있어서 한번에 잘 나오기가 어렵다는 것이다. 상악7번대구치 치근단을 찍는다하면 그건 사실 모두에게 부담스런 영역이다.
스텝 개개인의 능력에 따라 다르지만, 특정인의 경우 잘 못 찍는것이 더 두드러지는 경향이 있다.
그럼 그 사람을 배려하여 PA를 안찍거나, 다른사람에게 부탁하거나, 내가 직접 촬영을 해야하는가? 아니다. 그 사람은 그냥 배움이 더 필요한것이고, 더 숙달되는 것이 필요하다. 옆에서 잘 찍는사람이 붙어서 알려주면 더 좋고.
pa촬영을 주저하여, 잘 보이지도 않는 파노라마에 의존해 어림짐작으로 진단을 내리고, 치료에 들어가면 크게 말릴 수 있다.

만약, 여러분 옆에 있는 어시스트가 PA를 잘 못찍는 사람이더라도, 그냥 말해라. 몇 번 치아 periapical 촬영해 주세요. 라고. 그리고 촬영에 오래 걸릴 것을 미리 예상해라. 그 시간이 그 사람의 실력이 느는 시간이다.

만약 PA를 못찍는건 아닌데 자주자주 귀찮은 티를 내는 사람이 있으면, '그 사람에게 한마디도 하지말고' 여러분들이 촬영기와 필름을 직접 들고 와서 프로그램을 켠다음에 혼자서 찍어라. 그 스텝에게만 그렇게하라. 초년차 치과의사라도 이미 무수한 트레이닝을 통해 잘 찍지 않는가? 그럼 무안해서라도 그 사람이 바뀔 것이다. 잘못된 사람은 우리가 눈치를 봐야 할 대상이 아니라, 바꿔줘야하고 교육시켜야하는 사람이다.

검진은 연령별로 조금씩 다르게 접근하는 것이 좋다.

검진의 가장 기본 포커스는 우식, 치경부마모증, 치주 이지만, 연령별로 조금씩 달라져야한다.

소아청소년

우식진단 - 만12세 이하까지만 레진보험가가 적용됨

(우식을 볼 때 대구치 buccal pit도 잘 봐야함 - 엔도하는 케이스가 있다)

실란트, 불소도포

치석진단(부분스케일링)

발치대상치아(흔들리는유치), 후속영구치의 존재유무, 상악전치부 정중과잉치, 치외치

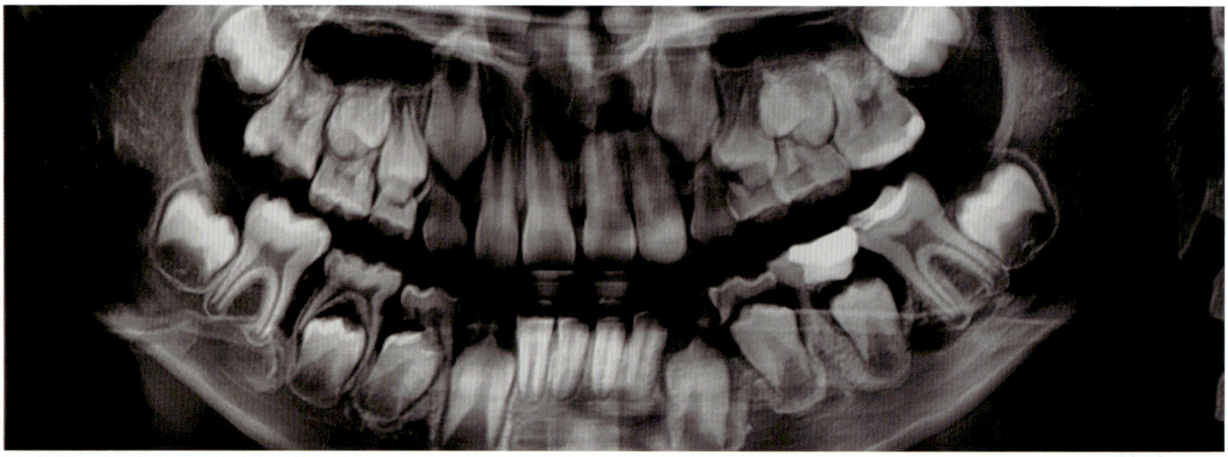

만8세의 소아. 탈락 중인 유치가 관찰된다.

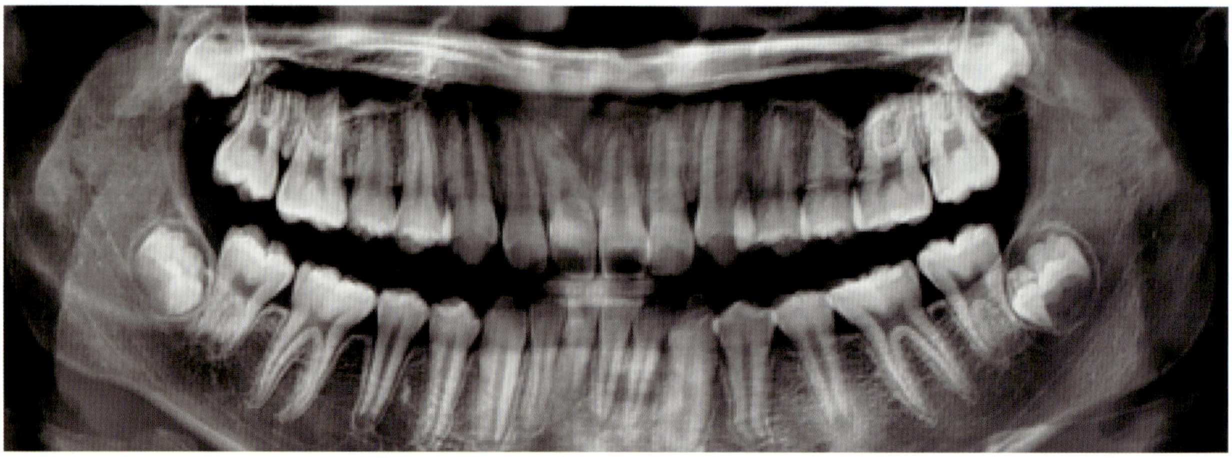

만 12세의 소아. 미성숙영구치가 관찰된다. 치근단이 열려있고 치근이 성장 중이다.

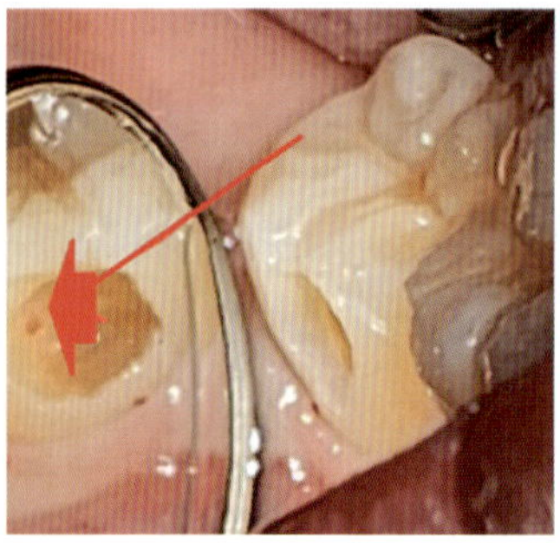

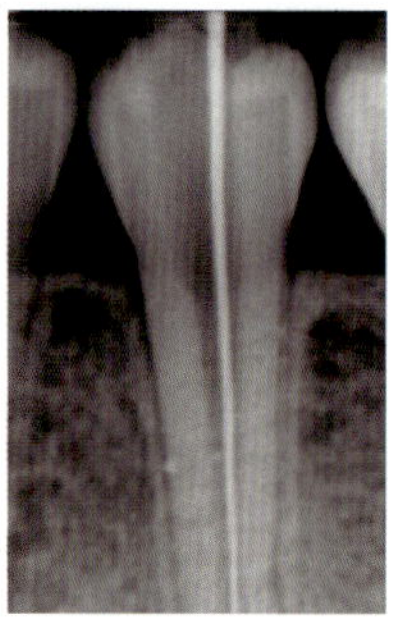

(좌)대구치의 buccal pit부분의 우식으로 인해 endo를 시행한 케이스. 빨간색 화살표는 치수노출부위이다.
(우)치외치의 뿔 부분 파절로 인해, 자발통이 생겨 엔도에 들어갔다.

10대후반 ~ 30대초반

우식진단

치석진단(스케일링)

사랑니주위 염증확인 및 사랑니발치계획

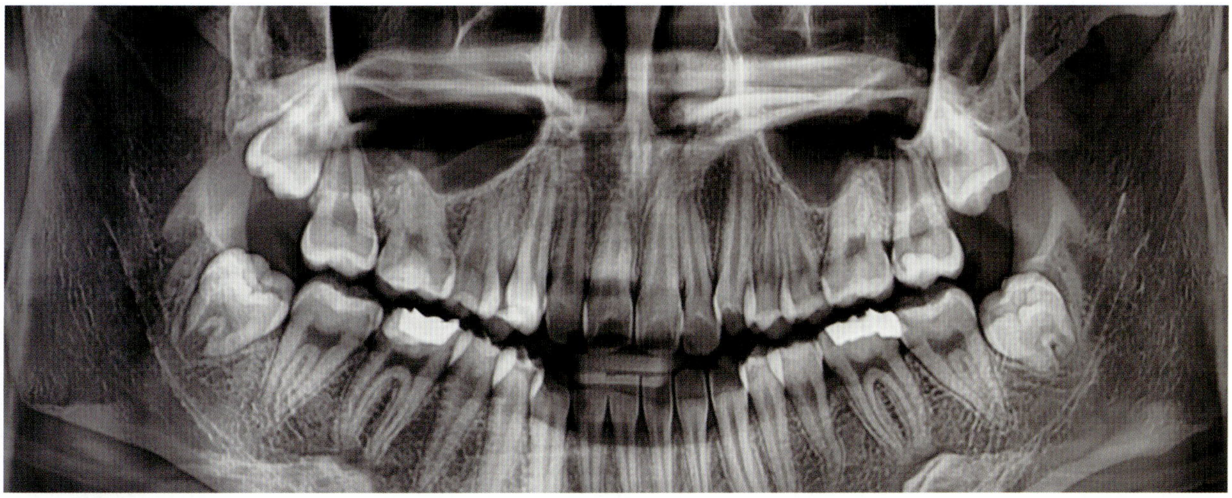

만 18세. 사랑니가 맹출 중이다. 이 무렵 사랑니 주위염이 생기는 경우가 많다.

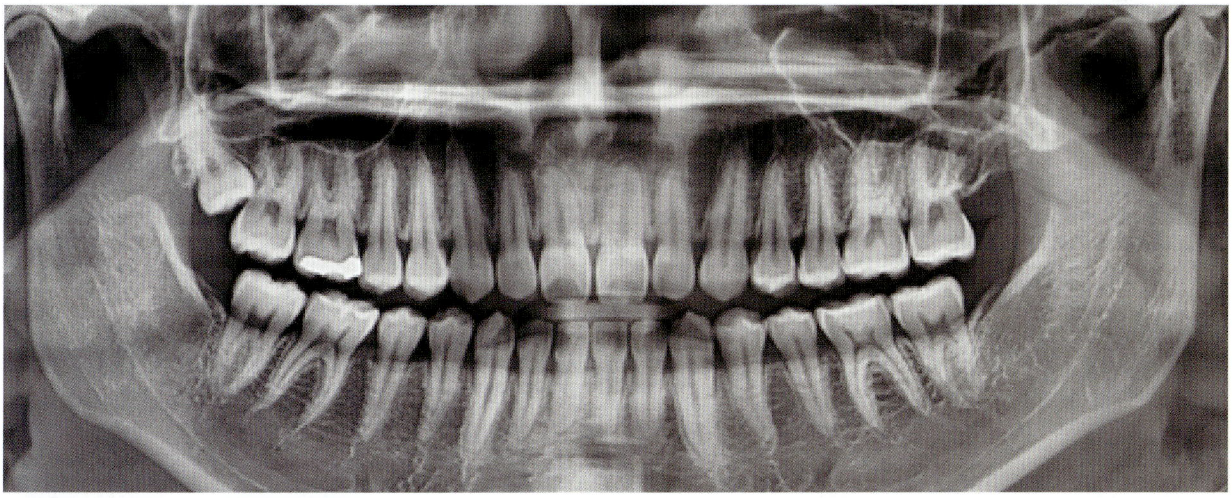

20대 후반. 사랑니는 이미 뺀 케이스가 많다.

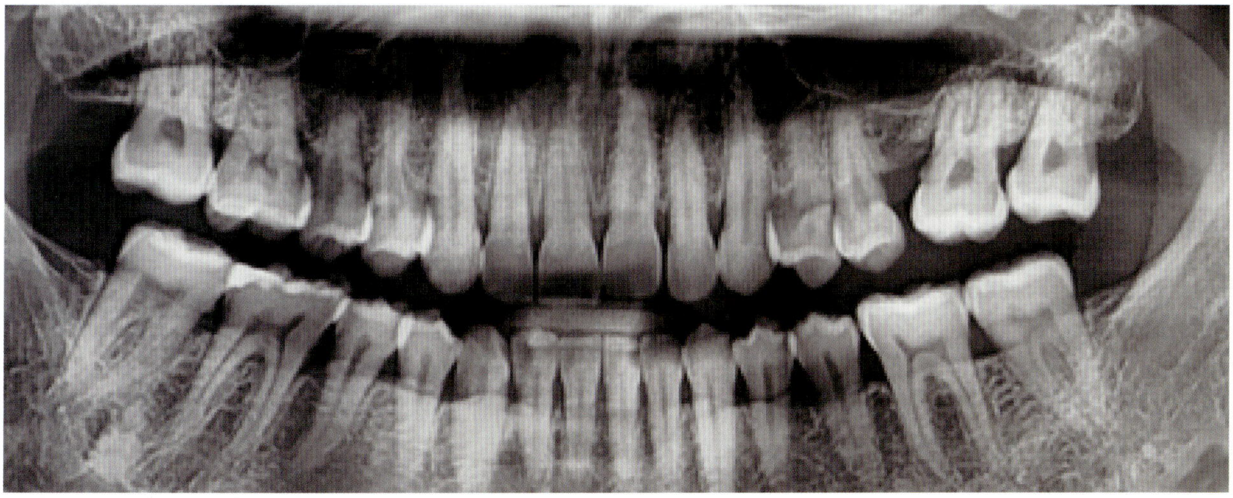

30대 초반. 치주가 살짝 안좋아지기는 하지만 아직은 괜찮다.

30대중반부터~

우식진단

치석진단(스케일링)

치주상태(큐레티지) 및 CA, abrasion이 없는데 치은퇴축만으로 시린 치경부

*30대중반 이후 일 때 사랑니는 유착정도가 높아져서 단순발치도 잘 나오지 않는다.
섹셔닝&주변골 삭제하는 굉장한 난발치(1시간까지도) 가능성이 높다.
방사선사진에서 치주인대강의 두께를 잘 살펴본다.

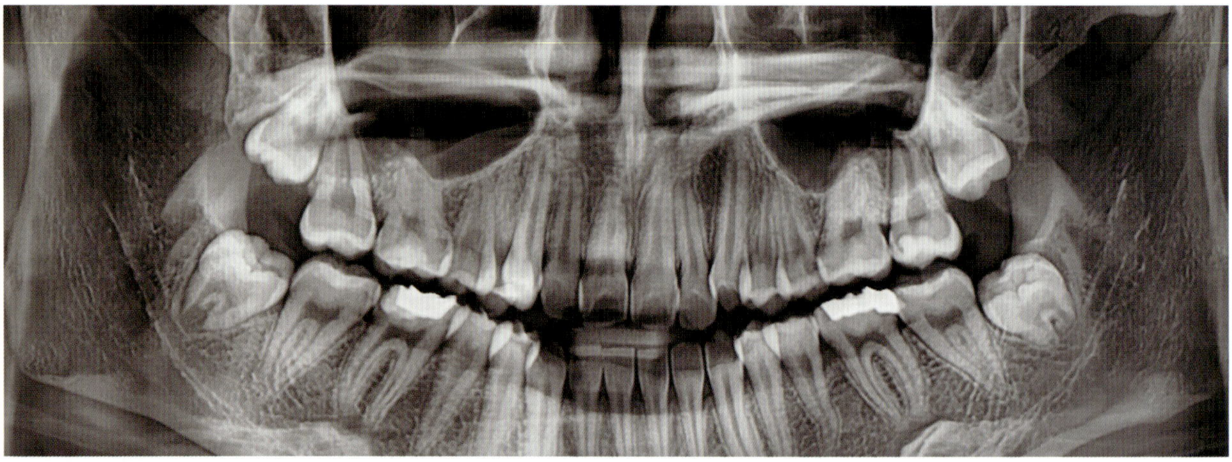

30대 후반. 점점 치주인대강이 좁아지고 유착되어가는 느낌이 든다.

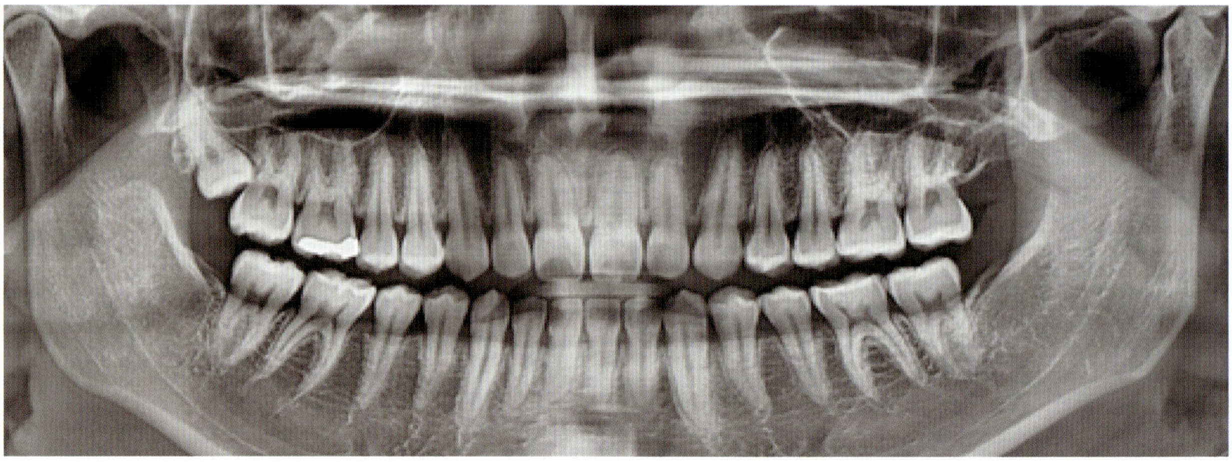

50대. 이정도는 관리가 잘된 편에 속한다. 각종 보철물이 늘어난다. 아직 발치된 치아는 없다.

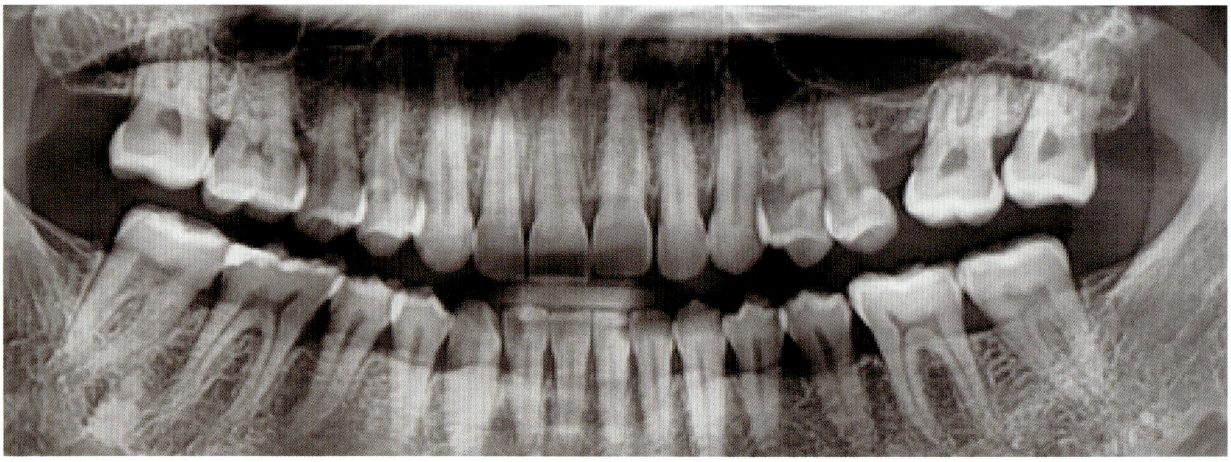

60대. 제2대구치 부위부터 점차 앞으로 치주염이 확산된다. 하나둘씩 빠지는 치아가 생긴다.

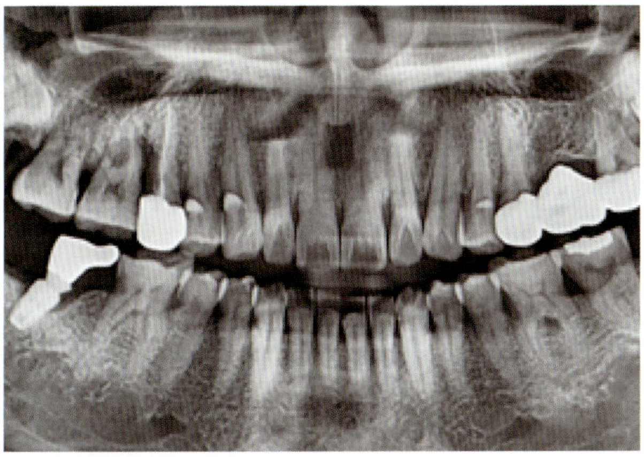

70~80대. 각종 보철물과 함께 임플란트가 1~2개 식립되어 있다.
후방부로 갈수록 치주는 매우 안좋아지고 있다.
이정도면 매우 관리가 잘 된 케이스이며,
무치악 환자도 심심치 않게 보인다.

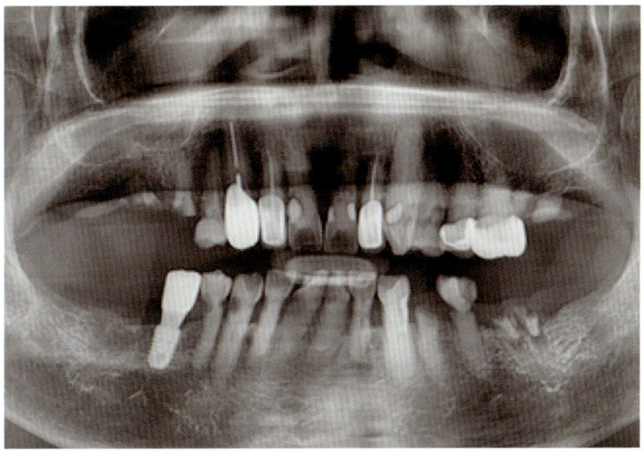

말년의 상황. 지병이 있거나 인지저하가 일어나,
양치질이 줄어들고 우식위험도가 높아진다.
치아들은 다 썩어서 부러진다.

*신환내원 시, 모든 병소의 치료계획을 다 세워줄 것인가?

(교합면레진몇개, CA몇개, 인레이몇개, 엔도몇개, 발치몇개, 임플란트몇개 등등)
우리나라 체계상 전악 진단검사비는 청구되지않는다. 0원이다 0원.
파노라마촬영비만 받을 수 있는 것이다.
한번에 전악진단을 다 내려주면 체어타임관리도 안되며, 과잉진료 느낌만 많이 나고, 좋을게 없다.
c/c부위와 그 인접치아정도, 그리고 가장 통증이 심하고 치료가 시급한 부위에 대한 진단만 일단 내려줘야 한다. 그리고 나머지 자잘한 부위들에대한 진단및 치료계획은 후에 치료를 위해 내원시 알려주자.
또는 c/c부위에 대한 치료가 끝나갈때 환자들은 더 치료할 부분이 없는지 궁금해하기 마련이다.
물론, 의사가 시간이 많고 환자가 처음부터 어떤 '견적'을 받아보길 원한다면(목돈마련이나 치과별 비교, 보험처리 등의 이유로 인하여) 그때는 전악 진단을 다 내려줘도 된다.
그러나 진짜 전체치아의 현재와 미래를 꿰뚫어보는 관록의 임상가가 아니고서야 치료중 계획이 바뀌는 경우가 부지기수이며, 환자는 진단견적만 받고 비교하러 가거나, 급한것만 치료하는경우가 대다수이다.

*구환내원 시, 새 PANORAMA를 기존 PANORAMA와 비교하여 체크업해 준다.

만약 저번에 잇몸 치료를 받았는데 이번에 파노라마 확인 시 치주가 더 나빠지지 않았다. 라고 했을때 환자는 당연히 기분이 좋고 신뢰감이 상승하지 않겠는가? 다니던 치과는 그런 의미가 있는 것이다.
단순히 현재 그리고 앞으로 발병할 부위의 진단만이 아니라 과거에 치료한 부위 및 그동안의 관리, 환자가 말하지않아도 환자의 성향에 대한 평가는 다니던 치과에서만 할 수가 있다.
양치질 등 구강위생관리 습관에 대한 평가도 해줄 수 있다. 그러면 점차 환자는 더욱더 단골이 된다.

Resin / Inlay

1) Occlusal

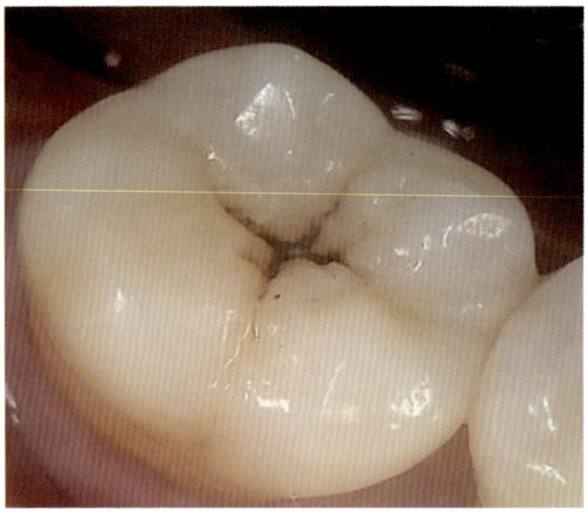

초심자들의 1년간의 주 업무. 바로 교합면 레진이다.

교합면우식진단은 치과의사의 기본중의 기본기이다.
그러나 학부과정에서는 어쩔 수 없긴 하지만 우식의 가장 어려운 병리조직학에만 치중이 되며, 가장 쉬운 육안검사는 소홀히 다뤄진다.
그 분야에 대해서는 너무 기본이고 쉽게 배울 수 있다고 생각해서 그런지, 세미나도 없고 책도 거의 없다.

검진을 할 때, 웬만한 교합면 소와열구우식은 그 깊이가 너무 얕고 교두와 중첩되어, 방사선사진에서는 거의 확인이 불가능하며, 구내에서 air를 불어 육안과 촉각으로 검사해야 한다.
air를 불기 전에 침과 거품이 교합면을 뒤덮고 있는 상황에서는 절대 검진이 불가능하다.
타액은 투명하므로, 그것을 관통하여 우식을 볼 수 있다고 생각하는가? 절대 그렇지 않다.
투명하면서 동시에 거품등으로 인하여 울퉁불퉁하고, 빛의 굴절과 시각적인 착시까지 일으켜 그렇게 검진할 수는 없다. 교합면에 air를 불기 전과 후는, 보이는 것이 천지차이이다.

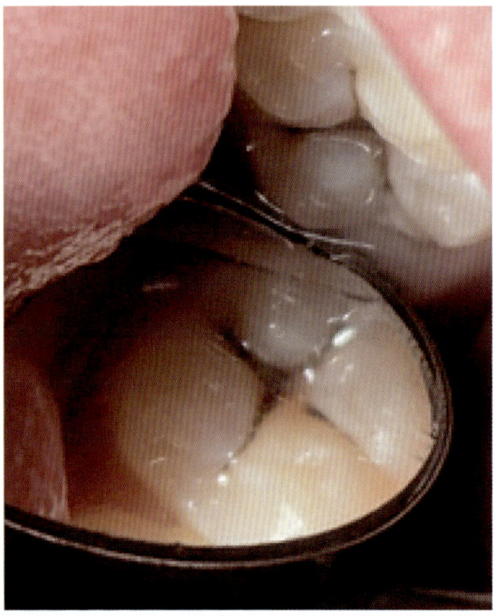

침이 얕게 덮여 있는 사진. 항상 교합면은 침에 둘러싸여있다.

만일 air를 불기 곤란한 학교검진과 같은 상황이라면,
'침 한번 삼켜보세요' 정도는 최소한 말하는 것이 좋다.

환자의 침이 교합면에 얇게 뒤덮여있는 경우에는 air를 부는 것이 적합하지만, 침이 입안에 찰랑찰랑한 상태에서 air를 부는 것은 피해야 한다. 그렇게 해서 건조되지도 않고, 석션기를 꽂고 있는 상태가 아니라면 술자의 얼굴에 모두 다 튀기 때문이다. 따라서 어시스트도 검진할때는 석션을 들고있는것이 기본이다. 검진할때 air를 불고있는데도 석션팁을 끼워놓지조차 않은 스텝을 볼때, 필자는 가끔 화가나기도 한다. 가끔 이런 경우도 있다.

어린아이들의 경우 초콜릿을 먹고 양치 안하고 온 아이들은, 그것이 기가 막히게 소와열구우식처럼 검은색으로 박혀있으므로, 검진이 불가능하다. 양치를 시키든가 다음 내원 시 검진을 하든가 할 수 있다.

위생관리가 심하게 안되는 노인의 경우에도, 치간사이사이와 소와열구에 음식물 잔사가 그대로 박혀서 남아있고, 그것을 치과의사가 air를 불어서 제거한 다음에 관찰해 보는 것은 너무나 큰 고역이고, 비위생적인 행위이다. 그렇게 해서 음식물잔사가 빠지지도 않으며, 술자의 얼굴에 그대로 다 튀게 될 것이며, 치과의 공기 중에 혐기성 세균이 퍼져 다른 내원환자의 건강까지도 위협할 수 있다. 또한, 술자는 음식물 찌꺼기의 냄새 때문에 하루 종일 속이 뒤집힐 수도 있다.

양치를 심하게 안 하고 온 노인의 경우에는 그 연령과 상황상 인지저하적인 문제도 있을 수 있기 때문에, 양치를 시키기는 조금 곤란한 상황이다. 이때, 필자의 경우에는 스케일링을 시행하여 음식물 잔사들을 없애고 구강을 보다 위생적으로 만든 다음에 검진을 시행한다. 그리고 TBI를 확실히 해야 한다.

소와열구에 한정된 우식에서 가장 중요한 것은, 진행성 우식과 정지성 우식을 구별하는 것이다.

익스플로러로 긁어봐서, 긁히면서 찐득한 느낌이 나면 주로 진행성 우식이며(교육과정에는 끝이 뭉툭한 대체기구를 사용하라고 하는데 그건 본인의 판단에 맡긴다 - 그리고 그런 기구가 있는 치과의원자체가 드물다. 거의 없다.)

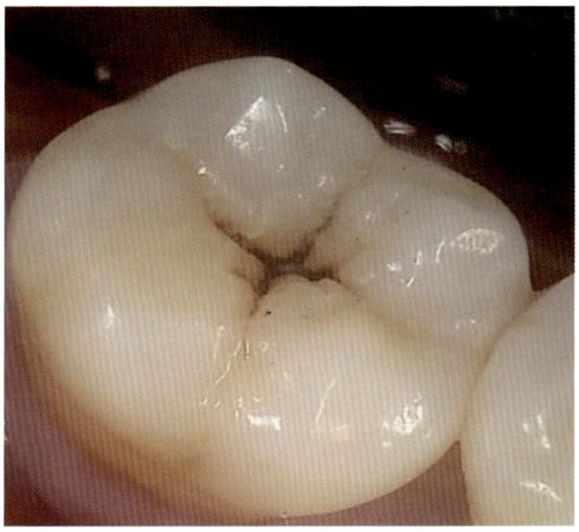

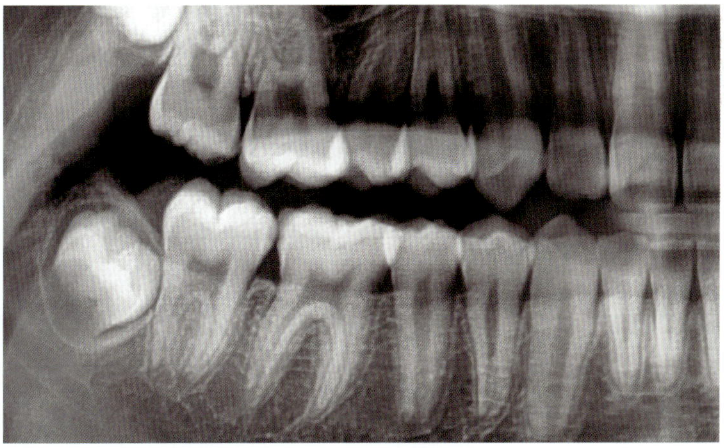

(좌) 전형적인 교합면 소와열구 우식의 예(#47) - 이정도 색깔(갈색)과 모양 및 크기일때는 긁어봤을 때 긁히게 된다.
(우) 같은 사람의 PANORAMA이다. #47의 교합면우식은 파노라마상 관찰할 수 없다.

딱딱하고 안 긁히는 느낌이 나며 새카만 빛깔을 띠면 주로 정지우식이다.

그러나 이는 치과의사의, 그리고 치의학적인 포커스이자 사실이다.

환자는 오히려 새카만 빛깔의 정지 우식이 충치의 전형적인(그동안 선입견처럼 알고 있었던) 모습이다. 그리고 눈에 더 도드라져 보이기 때문에, 흰색이나 갈색의 진행성 우식보다 치료필요성을 더 크게 느껴서, 치과의사와의 '인식의 차이'가 있다.

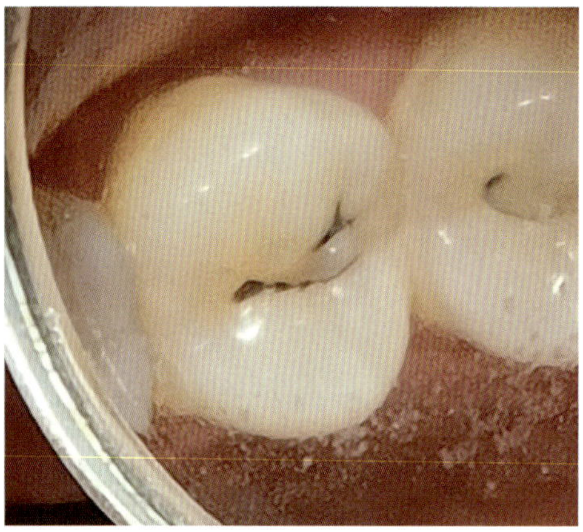

이렇게 완전히 검은빛깔의 우식은
익스플로러로 긁어봤을 때 긁히지 않는다.

여러분이 만약 새카맣게 표면에만 국한된 정지 우식을 치료한다 해도 뭐라고 할 환자는 사실 한명도 없다. 심미적인 문제가 크게 해결되어 오히려 감사해 할 것이다. 교과서적으로는 그렇게 바람직한 일은 아니지만 말이다.

*포커스1

우식이 많이 진행되어 치관 일부가 개방성 와동을 가질 경우,
레진수복 진단을 내리는 것을 경계해야 한다.
이 정도면 이미 우식이 치수까지 도달했을 경우가 많고, 신경치료 해야하는 케이스가 많다.

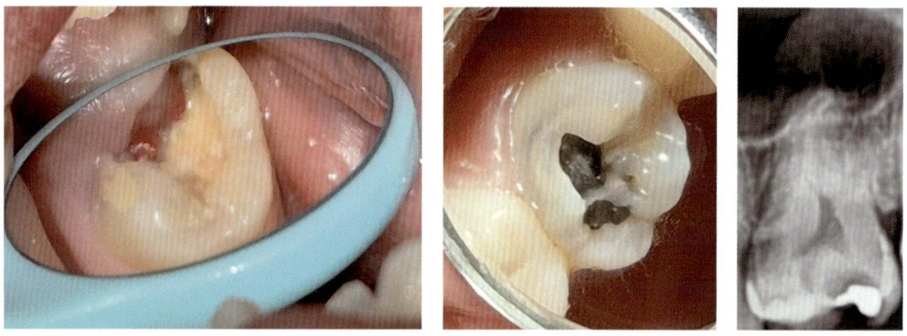

이런 경우는 필자는 레진으로 절대 수복하지 않는다.

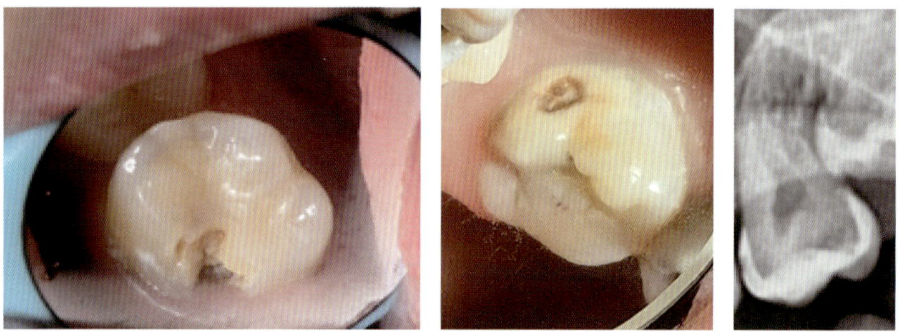

이런 경우는 거의 치수노출이 되거나, 직전까지 가는 경우가 많다. 와동의 입구는 작아도, 내부는 광범위하게 썩어있다.

경력 많은 치과의사는 육안으로 검진만 해도 우식의 깊이가 몇mm일지 대충 예상이 오나,
그것은 경험에서 비롯된 통계적인 데이타베이스가 있는 것으로, 초심자에게는 없는 영역이다.
필자는 학생시절 st.case를 할때, 이 정도면 sealant나 preventive resin restoration도 가능

하지 않겠나 하고 우식을 제거하다가 생각보다 깊이 파들어가도 계속되는 우식을 보고 혹시 엔도를 해야하는것이 아닌가 당황한 경험이 있다.

그래서 초심자는 항상 PANORAMA, PA라는 유용한 도구와 육안을 함께 활용하며 진단하는게 좋다.
그것은 고수도 마찬가지이다.
꼭 PA사진이 없어도 된다. 깊은 교합면우식은 파노라마만 가지고도 진단하기가 매우 쉽다.

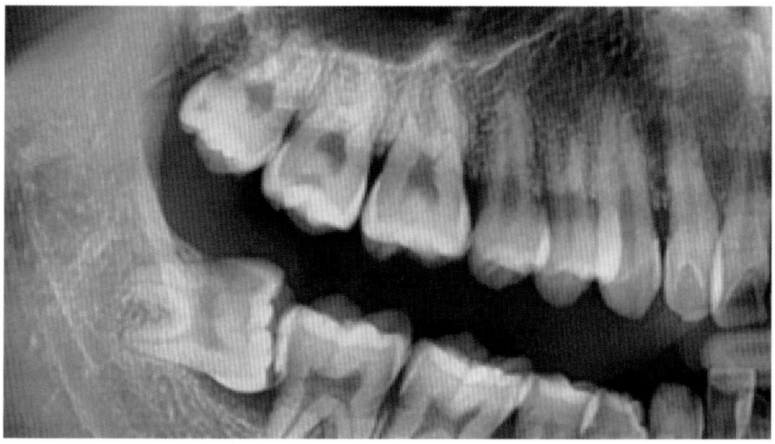

PANORAMA상 #17교합면우식이 뚜렷하게 관찰된다

PA촬영은 좀 더 선명하고 확대되어 나와서 대부분 큰 도움을 주지만, 수직각을 많이 줘서 찍은 경우에는, 오히려 Panorama보다 깊이를 가늠하기가 어려워진다.

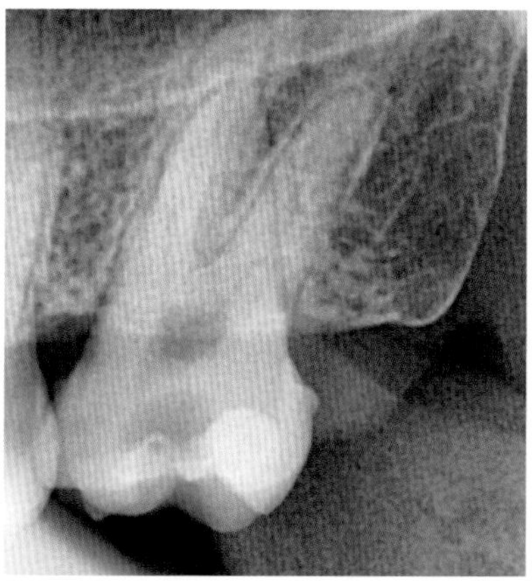

PA사진상 선명하게 보이는 #27
교합면우식의 깊이와 pulp horn의 위치

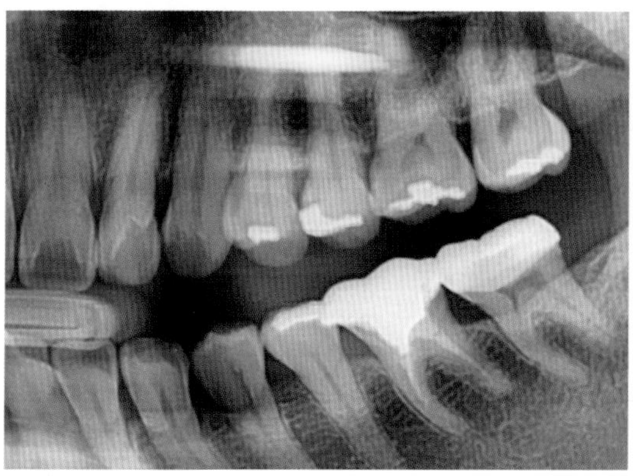

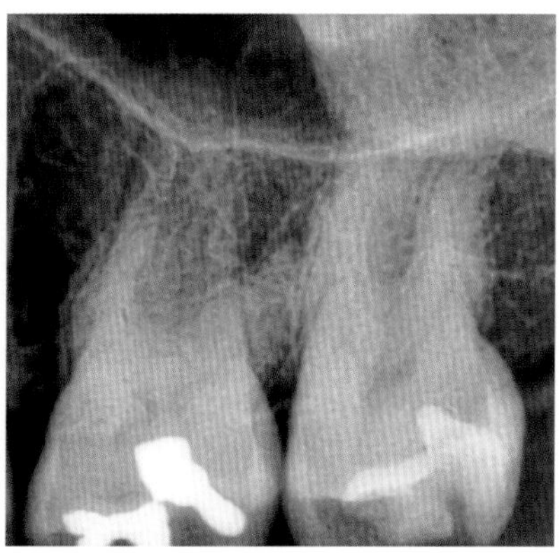

PANO촬영 후에
같은 환자의 PA를 찍었는데
수직각이 너무 심한 사진

좌측사진(pano의 일부)과 우측사진(pa사진)을 비교해 보라(#26,27치아부위)
우측의 PA사진은 수직각이 너무 심하여 교합면이 보일 정도이다.
PA사진에서 #26, 27치아 수복물은 거의 치수를 침범한 것처럼 보이나, 좌측의 PANO사진으로 볼 때 전혀 그렇지 않다.
필자는 초년차때 저 PA사진을 보고 수직각을 미처 생각하지 못한채, 수복물이 너무 깊은게 아닌가 고민한 적도 있었다.

*포커스2

우식이 깊어 치수각과 1~2mm정도 거리밖에 없으면, 타진반응을 확인해 보고, 타진 시 통증이 심할 경우 필자는 엔도를 진행한다.

치수상태를 평가하는 데에는 EPT검사가 있으나, 위양성/위음성이 많고 신뢰도가 높지 않다.
적절한 세기의 타진은, 치수의 상태를 가늠해 볼 수 있는 매우 효율적이고 좋은 방법이다.(세게 타진하면 안 아플 치아가 없다. light하게 해야 한다.)
perc- 이라고 해도 안심할 수는 없으며, 우식을 다 제거하면 높은 확률(개인적으론 80%)로 치수노출이 되게 된다.
영상치의학 교과서에서도 나와있듯이, 방사선상에서는 실제우식의 사이즈보다 축소되어 보인다.
완전히 속이 빈 부분만 나오기 때문이다. 그래서 예상과 다르게 우식제거 시 생각했던 것보다 더 깊고, 치수노출이 빈발하는 것이다.

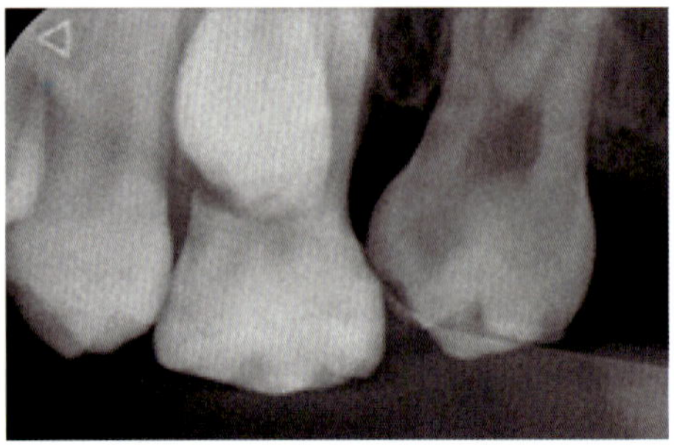

위의 최후방치아의 경우, 타진에 반응이 있었다. 레진수복을 하면 후에 치수염을 피하기 어렵다.

*포커스3

우식제거 후 치수노출이 되면 capping을 하면 된다는 생각은 위험하다.
capping의 적응증은 상당히 제한적이다.

우식제거 후 치수가 조금만 노출되었어도 그것이 조금 감염되었다는 얘기는 아니다.
그 좁은 구멍을 통해 세균이 얼마나 치수로 침투하였는지도 알 수 없고,
치수의 면역 반응은 사람마다 다르기 때문에 얼마나 감염되었는지는 전혀 알 수가 없다.
극히 일부만 감염되었을 수 있고, 일부가 감염되었을 수 있고, 치수전체가 감염되었을 수 있다.
초기타진반응, 문진, 치수 open시 bleeding의 색깔, 치근단의 치조백선의 연속성등을 종합적으로 판단하여 임상의 인간문화재급 고수들만이 그 감염정도를 파악하고 capping, partial pulpotomy,

pulpotomy를 시도, 소독, 특수약제첩약등으로 적절히 대처할 수 있다.

'신경치료 절대로 하지 마세요' 라는 어그로 썸네일을 단 유튜브 콘텐츠도 실상 내용은 신경치료 절대로 하지 말라는 말이 아니다. 무조건 신경치료를 할 필요는 없고 경우에 따라 신경치료 안하고도 살릴 수도 있다 라고 말하고 있다. 완전히 뉘앙스가 다른 제목으로 낚시하면서 대중을 현혹시키고 있지만 말이다.

이미 치수 안에 우식세균으로 인한 잠재적 감염이 일어났는데 capping하여 끝낼 경우, 감염은 안속에서 서서히 크게 파급되는데 겉에서만 봉인된 것으로서, 추후 endo-lesion이 발생 및 fistula가 잡혀올 수 있다.

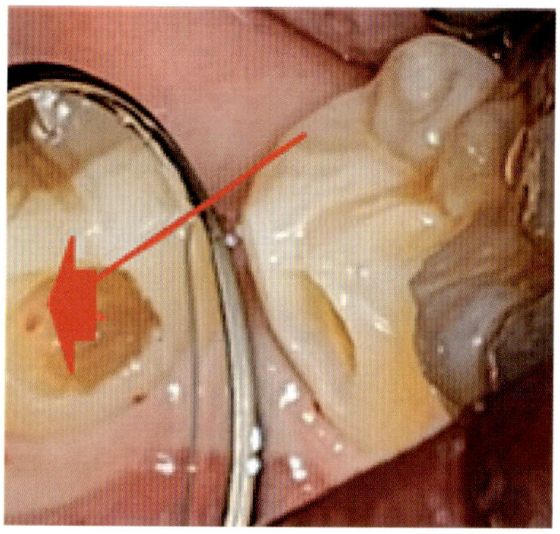

우식을 spoon excavator로만 긁어서 제거했을 뿐인데 치수가 노출되었다(빨간색화살표)
이때 capping을 하고 덮으면 된다는 생각은 위험하다.
이미 내부에 감염이 퍼지고 있을 수 있기 때문이다.
환자는 기존에 치아의 불편감이 있고, 타진에 반응이 있었다.

*포커스4
우식이 PANO상에서도 보일정도이면 치관 속에서부터 검은빛이 올라오는 경우가 많다.
한번 미러를 대고 치아의 빛깔을 유심히 살펴보며 깊이를 가늠해 보면 공부가 될 것이다.

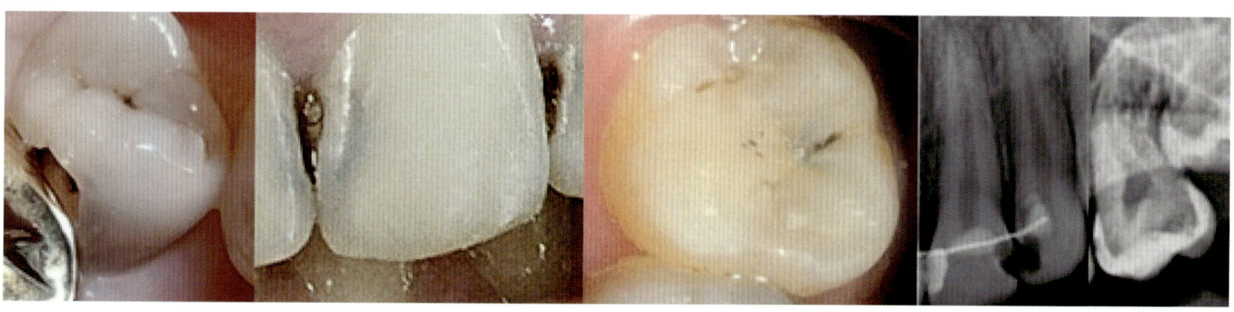

와동 주위로, 또는 소와열구 주위로 내부에 비치는 저 검은색을 잘 기억해 두도록 하자.
저런 우식은 거의 치수에 도달할 정도로 깊은 우식인 경우가 많다.

다음은 방습의 문제이다.
초심자의 경우 상,하악 7번 치아의 교합면 1급 레진을 했을 때 은근히 뒤탈이 많이 생긴다.
'레진을 하고 나서 씹을 때 아파요' 등의 증상이 마구마구 생기는 것이다.

왜냐하면 그 부위는 가장 침과 물이 고여있고 목구멍과 가까워 방습이 안 되는 지역이기 때문이다.
치아에 에칭 후 본딩을 하고 난 뒤에도, 하악은 혀가 침을 치아 쪽으로 막 밀어 올리며, 상악은 볼이 치아를 덮으려고 하고 있고 심지어 침도 나오며, 목구멍에서는 습기가 올라온다. 게다가 어시스트가 석션을 제대로 못하거나 건성으로 하는 사람이라면 문제가 일어날 여지가 매우 높다.

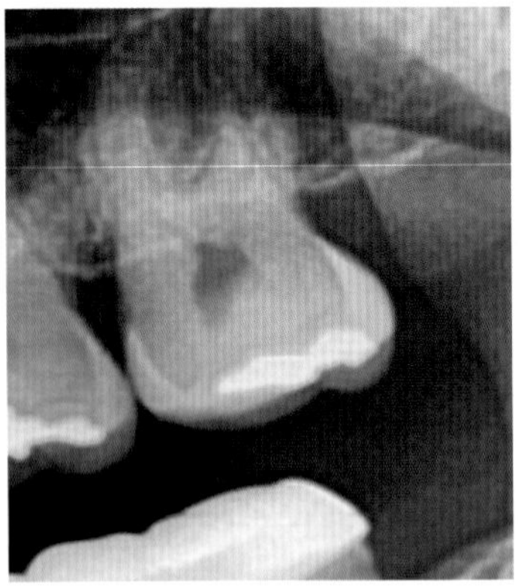
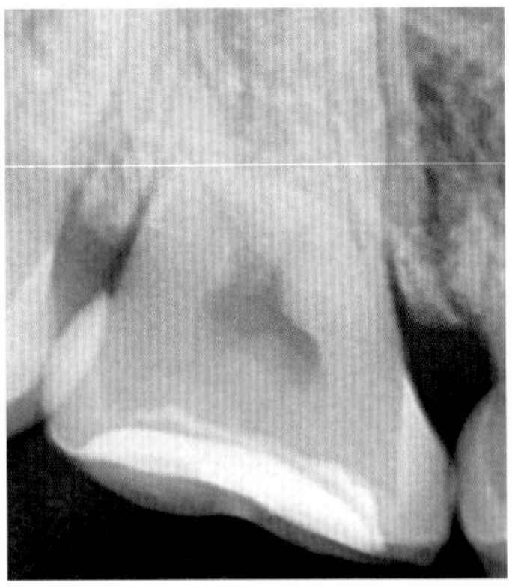

수복물이 깊지 않으나, '레진 하고부터 아프다' 라는 주소로 내원하였다. 절대로 깊게 prep을 해서 아픈 것은 아니다.

철저한 air로의 건조, 그리고 침이 안 넘어오도록 코튼롤을 혀와 하악골 사이에 끼우고, 또는 거즈를 혀에 깔아놓는 등의 방습기술이 필요하게 된다. 가장 좋은 것은 러버댐 착용일 것이다. 그런데 소아도 아니고 성인에서 레진을 하는데 러버댐을 하는 경우는 거의 없다.
당신이 만약 일반 치과의원에 취직하여, 교합면레진을 할 때마다 러버댐을 갖다 달라고 하면 스텝 및 다른 직원과의 마찰이 일어날 수도 있어 보인다.
그런데 만약, 당신이 상하악 7번 치아를 레진수복할 때마다 환자의 컴플레인이 자주 발생한다면, 그때부터는 러버댐을 끼고 시도하는 것이 좋다. 러버댐 클램프를 치아에 끼는 것도 익숙해 질 겸.

다음은 우식을 제거(cavity prep)할 때 쓰는 도구이다.
우식을 제거할 때는 알맞은 bur를 알맞은 깊이에 쓰는 것이 제일 중요하다.
필자는 우식이 얕을수록 #330 bur> Low speed round bur> spoon excavator를 쓴다.
우식 제거의 파괴도 순서는 #330 bur> Low speed round bur> spoon excavator이다.

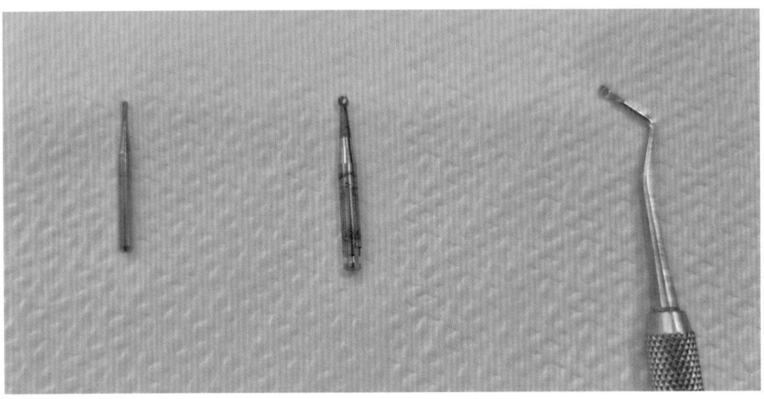

좌측부터 순서대로, #330 bur, Low speed round bur(큰사이즈), spoon excavator

초년차는 다소 시간이 오래 걸리더라도 Low speed를 쓰지 않고, 치수 근처까지 spoon excavator로 긁어보는 것을 권장한다(시간적 여유가 있으면 그렇게 하고 시간적 여유가 없으면 Low speed로 무리한 힘을 주지 말고 적절한 힘으로 사용하라). 그렇게 해야 더 배우는게 많을 것이다.
Low speed round bur를 너무 힘주어 쓸경우 건전치질까지 마구 삭제되기 때문이다.
spoon excavator는 푸석한 우식, 덜 푸석한 우식, 거의 딱딱한 부분까지 촉각으로 느껴가면서 공부해보기가 너무 좋다. Low speed보다 덜 침습적으로 하고 선별적으로 할 수 있다.
그런데, 간혹 스텝에게 spoon excavator를 갖다 달라고 하면 뭔지 모르거나, 어디 있는지 몰라서 한참을 머뭇거리는 때가 있고, 그로 인해 spoon을 자연스레 잘 안 쓰게 된다.
술식 전에 미리 spoon을 갖다 달라고 말하라. 아니면 항상 미리 준비해 놓을 것을 당부하라.

또한, 우식을 제거할 때는 위가 넓고, 아래가 좁게 하여야 시야가 잘 나와 우식을 제거하기가 쉬워진다. 학부과정 때 convenience form이란 것을 배웠다. 거창한 것이 아니라 시야가 나와서 눈으로 확인을 하려면 위가 넓고 아래가 좁아야 한다. 이것은 엔도를 할 때도 마찬가지이다. 치과술식 전체를 관통하는 원칙이다.

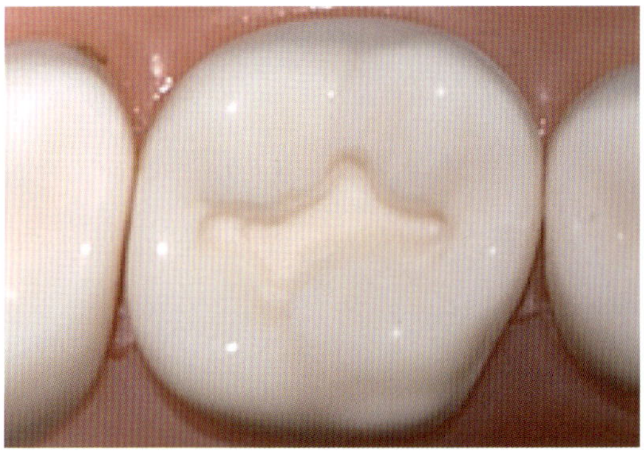

이렇게 안속이 한눈에 다 보이게 prep해주는 것이 좋다.

이렇게 하지 않을 경우 상아질부위에서 넓게 구형으로 퍼지는 교합면우식의 특성상, 언더컷을 남겨놓게되고, 그러면 언더컷부위에 우식이 잔존하여 우식을 남겨두고 겉을 떼워버리는일이 발생할 수 있다.

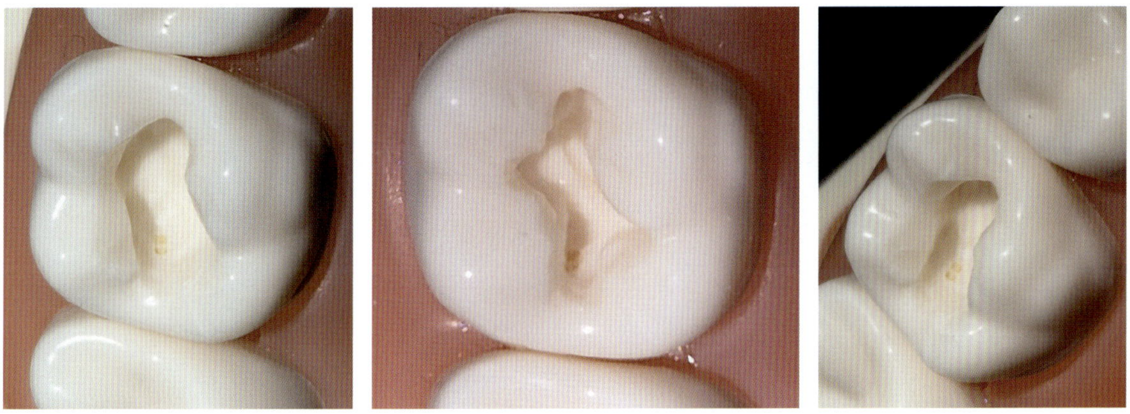

undercut이 있게 prep한 사진. 이렇게 될 경우 undercut에 있는 우식이 제거되지 않은 채 남겨질 수 있다.

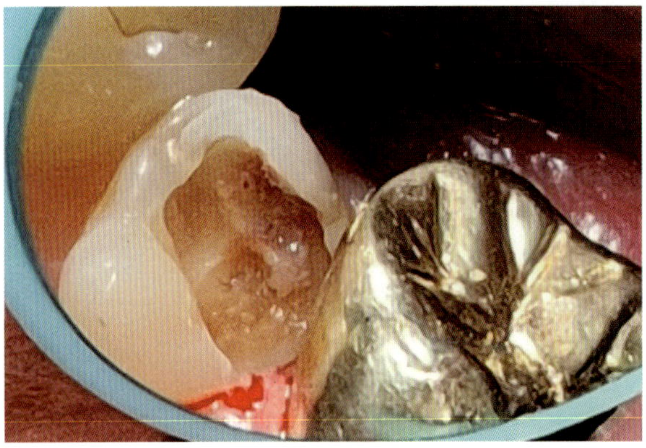

undercut이 있어 우식이 잔존하고있다. undercut이 있으면 직접시야로는 볼 수 없고 거울로만 볼 수 있다.

치과시술을 할 때 가장 중요한 것은 시야이다. 우리는 내시경 카메라를 안에 넣어서 최소침습으로 하는 과가 아니다. 불필요하고도 큰 지장이 없는 부위를 적극적으로 삭제해서 최소시야이상을 확보할 때, 깊은부위에 있는 치료를 눈으로 보면서 하여 엉뚱한 곳을 삭제하지 않을 수 있고, 놓치는 부분이 없게 된다. 안전이 보장되고, 예후는 좋아지고 시술시간은 크게 단축된다.

엔도를 할 때도 orifice를 못 찾겠으면 가장 좋은 방법은 시야가 잘 보이도록 위쪽 치질을 넓게 날리는 것이다.

난발치를 할 때도 막히는 순간 가장 좋은 돌파구는 flap을 여는 것이다. 그렇게 되면 뼈삭제를 할 수 있기 때문이다. 모두들 가장 깊은 곳을 훨씬 더 잘 보이게 한다는 공통점이 있다.

시야가 안 보이면 시술시간은 무한대로 늘어난다는 것을 기억하라.

#초심자 전투력 상승 키트 1

- 정지성 우식과 진행성 우식을 explorer로 긁어봐서 구분하기
- 너무 검은 빛이 짙거나 애매한깊이이면 PANO & PA찍어보기
- 개방성와동이 있으면 엔도가능성 언급하고 치료에 들어가기
- 우식을 삭제할때 위가 넓게, 아래로 갈수록 좁아지게 삭제하여 잔존우식을 안남기기
- 깊이에 따라 버의 종류를 덜 침습적인 것으로 바꿔서 사용하기

2) Anterior Proximal

전치부 인접면우식은 육안으로도 쉽게 관찰된다. 초기 전치부 인접면우식은 육안으로 더 잘 관찰되며, 파노라마에서 잘 안 보인다. 후기 전치부 인접면우식은 파노라마상에서 더 잘 보이며, 매우 크기가 크다.

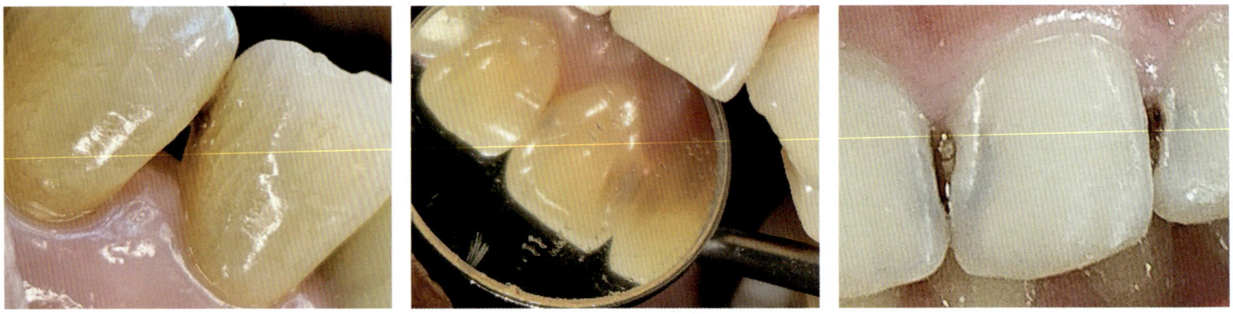

좌측부터, 개방된 와동 없이 표면에서 관찰되는 경우, 개방된 와동 없이 심부에서 검은빛이 비춰 보이는 경우, 와동이 개방된 경우가 있다.

또한, 전치부는 치수각이 상대적으로 높이 솟아있고, 돌출된 경우가 많아, 만일 와동이 개방되었을 경우에는 높은 확률로 pulp horn이 노출되게 된다.

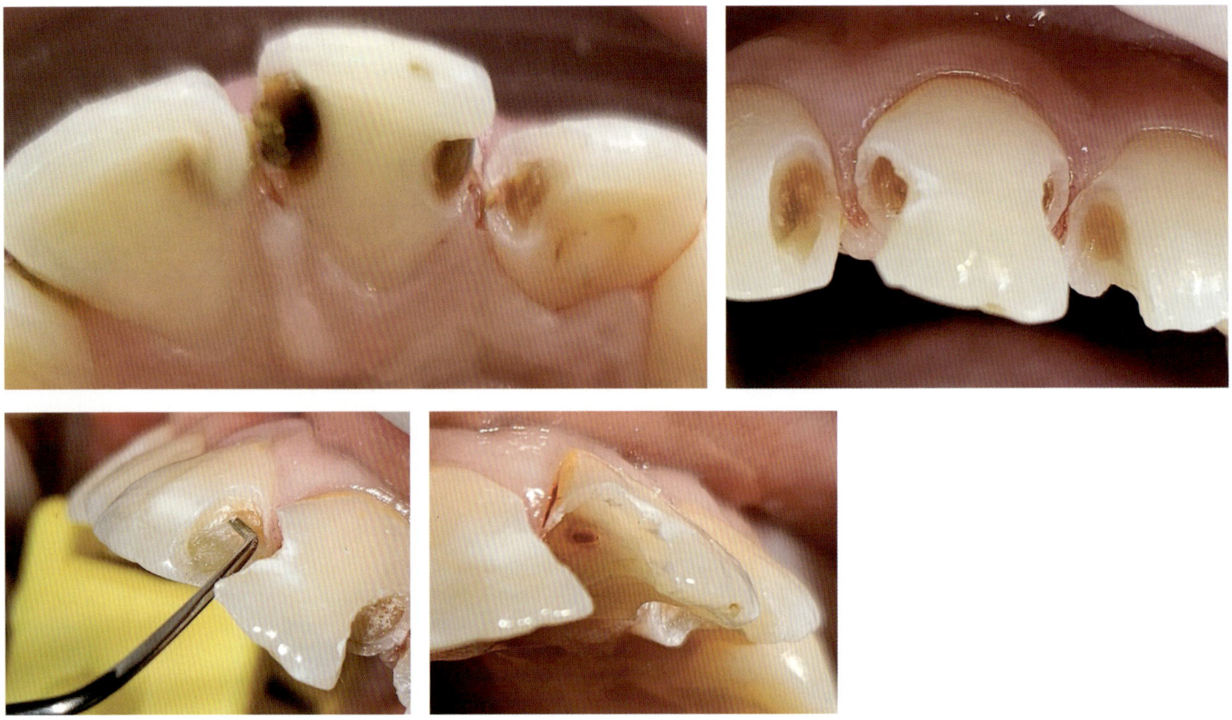

우식제거의 순차적 과정. 삭제도구를 여러 종류를 사용하여 순차적으로 한 꺼풀씩 제거하였다.
환자가 불편감이 없었기 때문에, 의원성 치수노출을 일으키지 않으려 spoon excavator를 사용해 조심조심 삭제하였지만, 이미 우식이 치수를 침범한 상태였다.

이 분야는 일종의 '심미영역'이다.
mylar strip과 resin applicator의 사용, 최종 polishing 등 술자의 미세한 손놀림에 꽤 많이 좌우되며, 마치 조각을 하는 것과 같다. 미술적 재능이 있다면 도움이 많이 될 것 같다.
만약 필자처럼 미술적 재능이 없다면, 머리와 손으로 극복하는 수밖에는 없고, 투박하지만 꽤 괜찮은 수복물을 만들어 낼 수도 있다.

마치 맨날 해오던 교합면 레진술식을 하듯이 평범하게 prep하고 평범한 레진을 사용한다면, 환자들의 심미적 컴플레인(색깔이 탁해요, 어두워요, 떼운 경계부가 너무 도드라져 보여요, 모양이 이상해요 등등)이 종종 발생할 수 있다.

그런 컴플레인의 원인으로는, 전치부 와동을 형성할 때 bevel을 안 주고, 피가 나는 상태에서 지혈을 완벽히 안 하고 기구를 조작하여 레진에 혈색소가 묻어있으며, 심미부위 전용 레진을 안 쓰고 평소에 쓰던 flowable resin이나 부위에 안 맞는 packable resin 한 종류로 수복을 했기 때문이다.

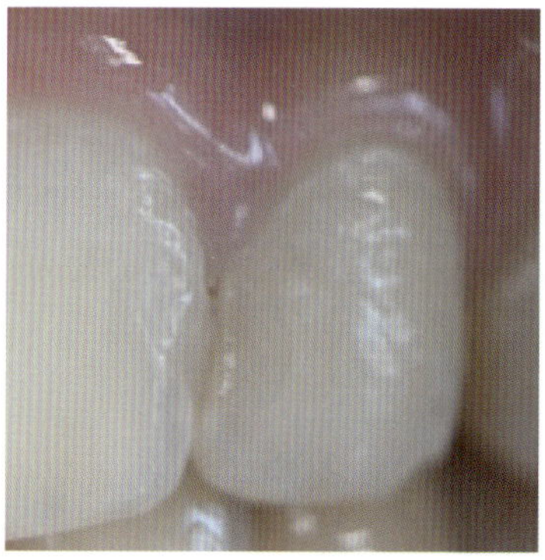
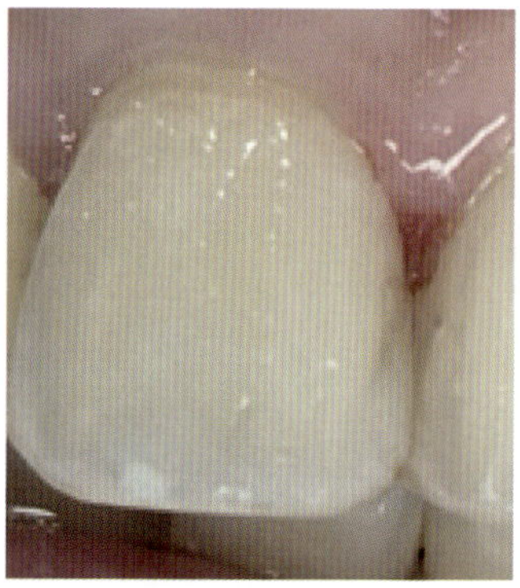

레진으로 떼운 경계가 자연치질과 구분되어 보이거나 검게 보인다. 필자가 한 것은 아니다.
이 정도도 개인치과에서 꽤 잘한 케이스이다. 옆치아와 아예 붙여놓고 치실이 안 들어가는 경우도 있으니까.
앞으로 몇 년 동안은 여러분들이 자주 '보고 느끼게' 될 광경이다.
추후에 레진경계부위는 검게 착색도 많이 일어난다.

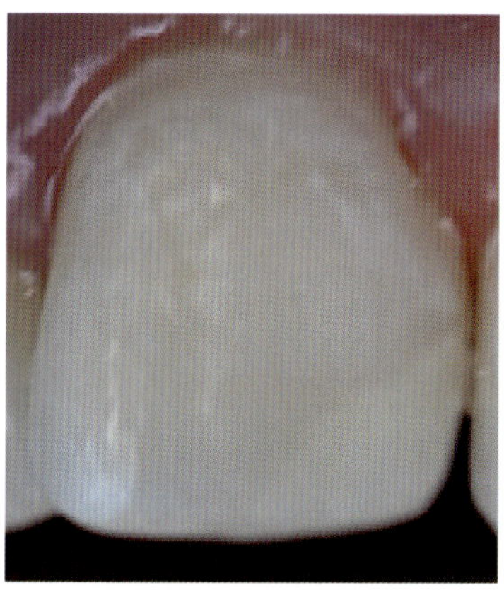

절단연이 쉐이드가 안 맞는 재료로 충전되어 있다.
아마도 임시로 GI수복을 한 것 같긴 하다.

컴플레인을 해결하기 위해서는 재-수복에 들어가거나, 재-수복을 할 술기가 없으면
환자에게 laminate 또는 크라운이 아니면 해결이 안된다고 설명을 할 수밖에 없다.

재-수복에 들어갈 경우에는 와동의 테두리 부분에 bevel형성을 확실하게 하여 자연스럽게 색조가 이행될 수 있게 하고, 전치부용 심미레진, 다른 opaque resin, enamel색상의 resin 등으로 치아의 층별로 레진을 다르게 사용하여 쉐이드 조절을 잘하고, 모양적인 면도 polishing을 잘하여 해결해야 한다.
여기서는 고정성보철학에서 많이 봤던 '빛' 계열의 이론을 다시 떠올려야 된다.
이런 전반적인 사항들이 인지된다면 이 치료를 만만히 볼 수 없다.
일단 되게 오래 걸리고, 레진을 꾹꾹 눌러 담으면서 과잉의 레진을 제거하기위해 수도없이 resin applicator 등으로 '깔짝깔짝' 해야 하는 술식이라고 볼 수 있다. 성미가 급하거나 시원시원한 사람일

경우에는 굉장히 스트레스를 받을 수도 있다. 계속 뭔가 레진을 쌓아 올리기는 하는데 치료가 진행되는 것이 눈에 잘 느껴지지 않는다.
그러나 그렇게 '깔짝깔짝' 하지 않을 경우 굉장히 이상한 모양이 구현되게 된다. 속이 비어있거나, 옆치아를 덮어버릴 수도 있다. 그러면 더 큰 스트레스가 오기 때문에, 매 과정을 공들여해야 하고, 치과치료 중에서 석회화된 근관입구를 찾는 것만큼 굉장히 집중해야 하는 순간이 이 순간이 아닐까 싶다.

전반적인 술식은 투명한 Mylar strip&packable resin 또는 이미 전치부 인접면 모양으로 만들어진 틀(bioclear 등)&flowable resin을 이용하여 진행된다.

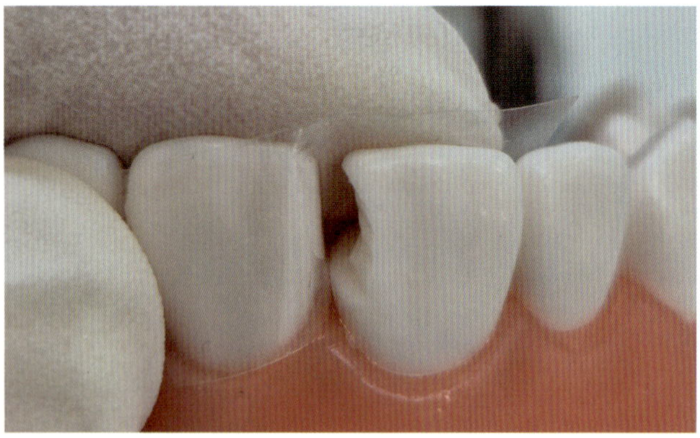

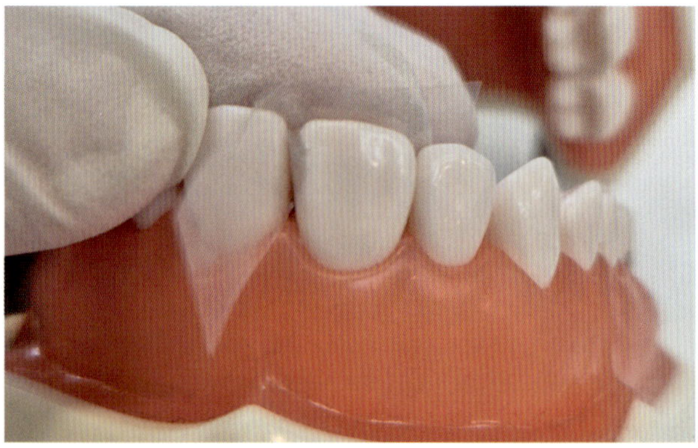

전치부 인접면레진 수복 중인 대략적인 상황을 재현하였다. (와동의 구체적인 형태나 덴티폼상 레진의 색상은 무시하라)

Mylar strip을 사용한다면, 내가 손가락 끝마디로 압박하고 있는 strip의 모양이 그대로 인접면 의 contour로 형성되므로 그만큼 '손으로 빚어내는' 부담스러운 영역이라고 볼 수도 있다.
또한 내가 resin applicator로 packable resin위를 한 줄 한 줄 움직인 그 모양새가 그대로 표면으로 나타나고, 추후 폴리싱을 할 때에도 과잉의 부분은 제거할 수 있지만, 덜 담기거나 움푹한 부분은 제거할 수가 없기 때문에, 폴리싱을 하더라도 모양이 잘 바뀌지 않는 특성이 있다.

다시 말해 자동으로 알맞게 모양이 형성되는 부분이 거의 없으며, 전부 술자의 손 - 기구 - 레진으로 수복물의 모양새가 전달된다.
이 때문에 처음부터 잘 하기는 본질적으로 힘든 분야이며, 몇 번의 연습을 통해 숙달될 경우 손이 적절한 위치와 손놀림을 기억하기 때문에 급격히 완성도가 높아지는 측면이 있다.

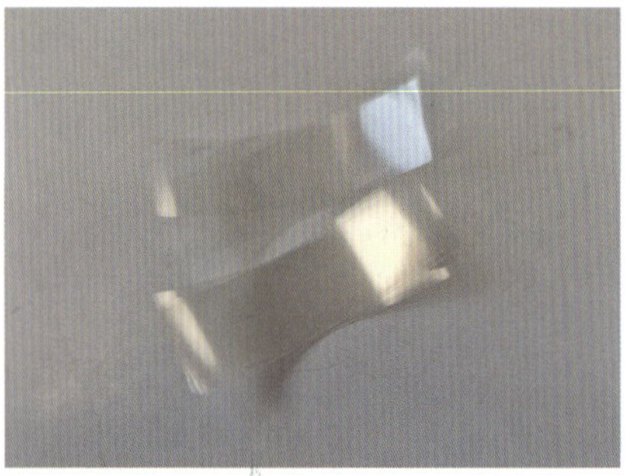

보잘것없이 생겼지만 가장 고수가의 레진수복을 담당하게 되는 도구. Mylar strip.

bioclear라는 제품(틀)을 사용한다면, 치은열구에 틀을 삽입 하고나서 그 틀 속에 flowable resin을 그냥 채워 넣기만 하면 된다. Packable resin을 resin applicator로 떠서 조작을 할 수 있는 그런 공간이 나오지 않는다.

이 방식을 사용할 경우, hard resin을 아예 쓰지 않기 때문에 그것을 조작하고 모양내는 스트레스는 겪지 않아도 되지만, 치아의 다양한 층별 색깔을 어떻게 구현해 낼 것이냐(그리고 최종 수복물의 빛깔이 괜찮을 것인가)하는 문제가 생긴다. 이는 전치부 심미부위용 flowable resin을 사용하여 해결할 수도 있을 것 같다.

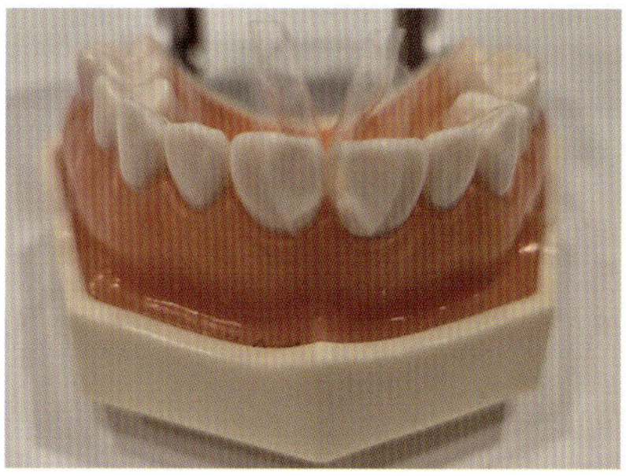
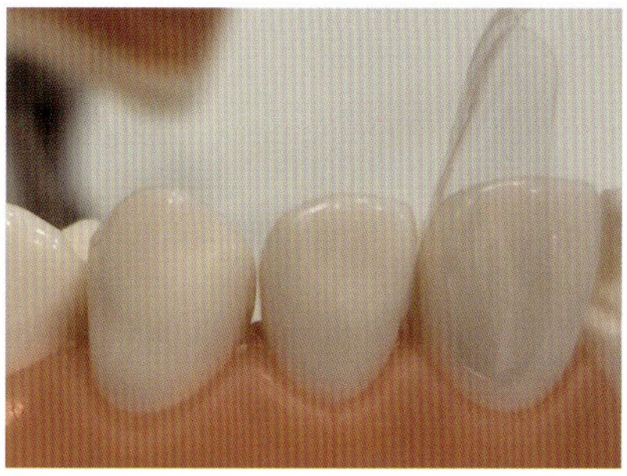
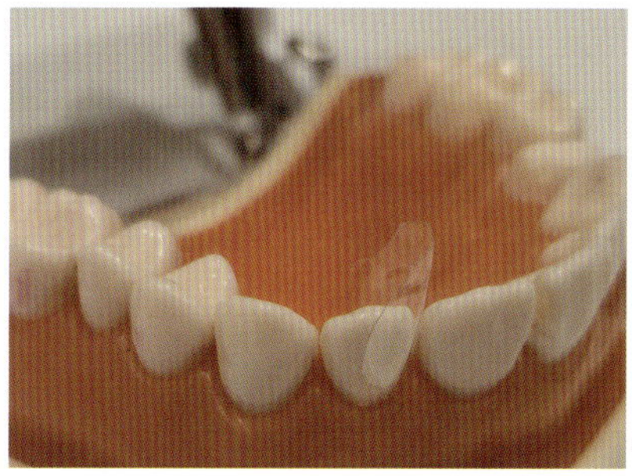

bioclear 인접면 수복 틀을 끼워놓은 모습. 처음 사용 시에는 어디가 위고 어디가 아래인지, 어떻게 꽂아야 하는지 헷갈린다.

packable resin과 투명 strip을 이용할 경우 opaque 한 resin을 안쪽에 적용하고 겉면에는 다소 투명한 resin을 적용함으로서, 치아의 안쪽에서 빛을 투과시키지 않고 차단시키기 때문에 탁한 빛이 나지 않고, 밝으면서도 겉은 투명한 질감을 보여준다.

술식을 마무리할 때, 치아에 물이 묻은 상태에서 유니트체어의 라이트도 비춰지면 '못한 케이스'조차 밝게 잘 수복된 걸로 보이지만, 치아를 건조시키고 라이트를 치웠을 때는 떼운 부위가 완전히 딴판으로 탁하게 나타날 수 있다. 그로 인해 환자가(또는 그 어머니가) 빛이 어두운 곳에서 술식후에 거울을 보고 색깔이 마음에 안든다고 컴플레인 하는것을 몇번 경험한 적이 있다.

따라서 이에 유의하여 여러 조건에서 자연스러운 색상을 보이는지 확인해봐야 한다.

그러나, 사람의 치아가 실생활중에 완전히 건조된 상태가 될 일이 없으며, 따라서 '완전히 건조시킨 후에 색상을 확인하는 일이 굳이 필요한가'라고 필자는 생각하는 바이다.

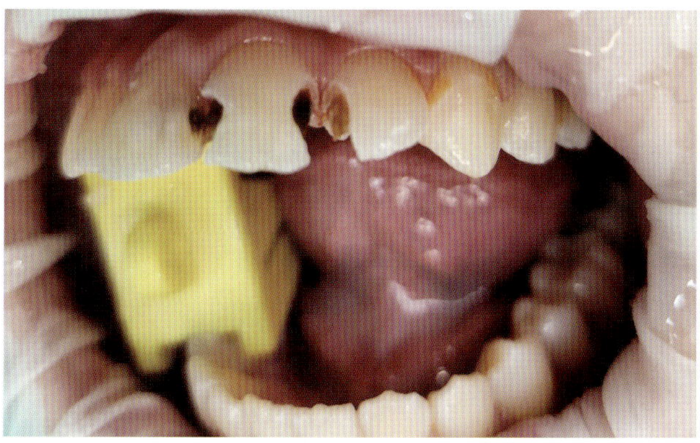
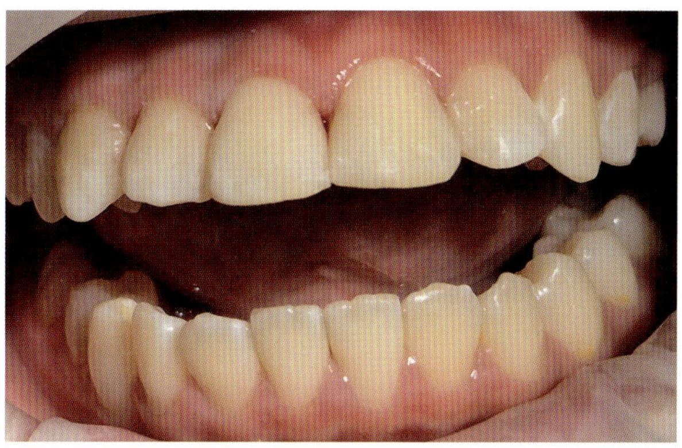

치료 전과 치료 후. Mylar strip&전치부용 hard resin이 사용되었다. 중절치의 크라우딩은 원래부터 존재하였다.

Mylar strip&packable resin을 사용할 때 수복시간을 획기적으로 줄여주는 방법이 있다.

바로, 협/설측 인접면 중 한쪽 wall을 뚫지 말고 보존하는 것이다.

이 내용은 보존학교과서에서도 봤을 것이다. 주로 설측 wall을 뚫고 협측wall을 남겨두라고 한다. 이는 협측의 wall부위를 그대로 보존하는 것으로서, 술 전과 술 후에 치아의 협측면은 바뀐 게 하나도 없기 때문에, 심미성은 바뀌지 않는다. 또 contact 부위가 협측 일부분에서 보존됨으로 인해, 그곳에서는 모양을 내려고 polishing 할 필요가 없어져, 술식시간은 극적으로 짧아진다.(개인적으로는 70%이상 짧아진다-협측 polishing이 제일 민감한 부분이므로)

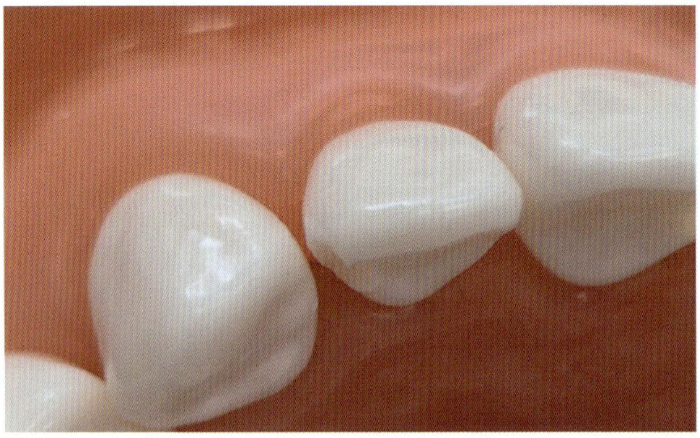

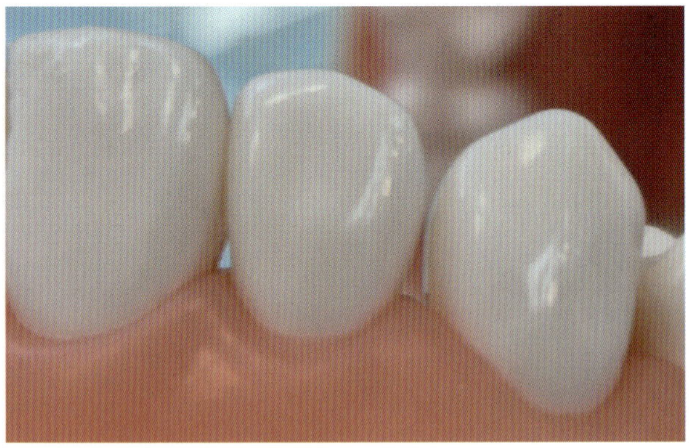

#12 distal: 설측만 prep 된 와동
occlusal view에서 볼 때는 와동이 보이나, buccal view에서 봤을 때는 변한 것이 없다.

그렇게 협측면은 버로 삭제하지 말고 보존하는 게 좋지만, 만약에 협측표면까지 우식이 번져 있거나 협측인접면이 와동화 되어 붕괴된 상태이면 어쩔 수 없다. 그때는 레진으로 협측면을 만들어 줘야 된다.

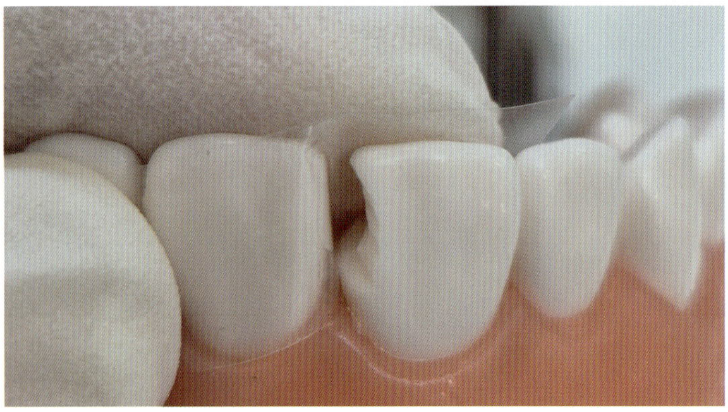

#11번 치아에서 협설측 인접면이 모두 뚫린 사진

협,설측 인접면이 모두 뚫렸을 경우에는 설측만 뚫렸을 경우보다 난이도가 2배 높아지는 게 아니라 그 이상으로 높아진다.
왜냐하면, 협측에서 packable resin을 resin applicator의 앞/뒷부분 으로 다져 넣을 경우 높은 확률로 설측/구개측 까지 도달이 안되있기 때문이다. (그 거리가 생각보다 꽤 멀다)
또는 도달은 되었는데 울퉁불퉁하게 도달해 있어 부분부분 공극이 형성된다.

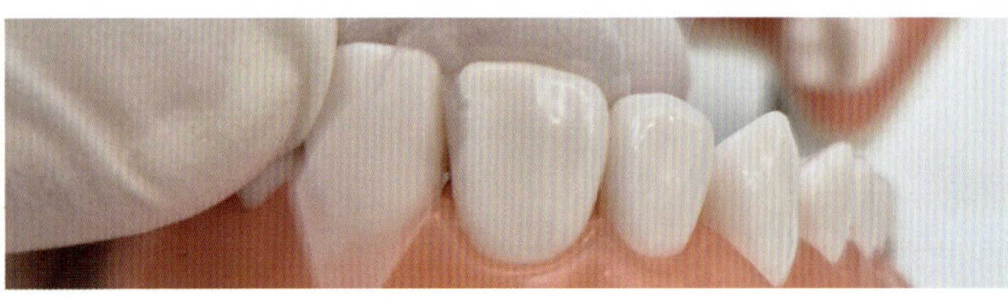

#11의 buccal 측에서 봤을 때는 resin이 packing 되어있다.

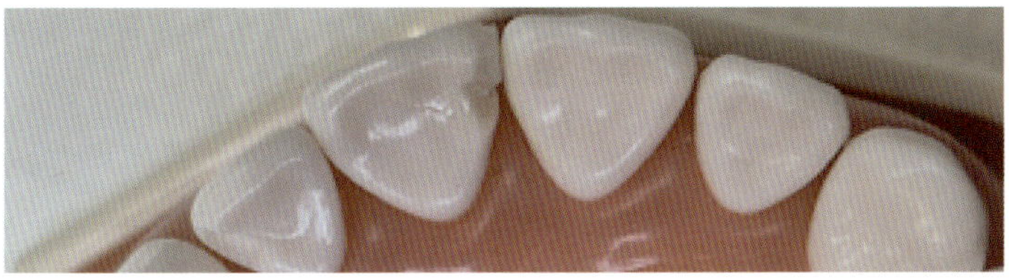

#11의 palatal 측에서 봤을 때 resin이 packing 되어 있지 않다. gingival 쪽에 공극이 보인다.

이 부분은 자신의 시행착오를 거쳐 해결할 수 있게 되는데, 좀 더 신경을 써서 꾹꾹 눌러서 넣거나, palatal 쪽의 wall을 액체성의 flowable resin으로 미리 생성한다든가 하는 방법이 있다.

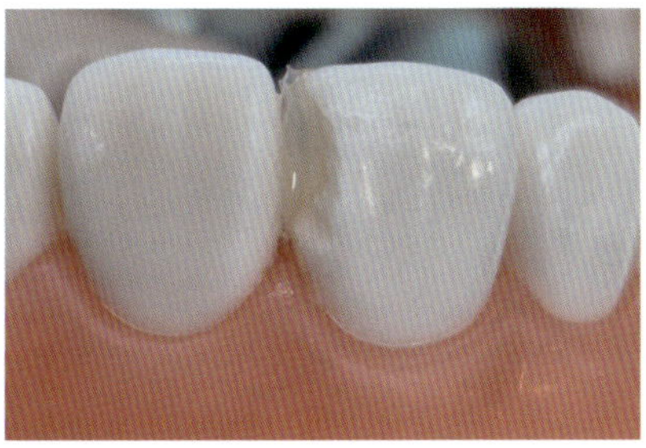
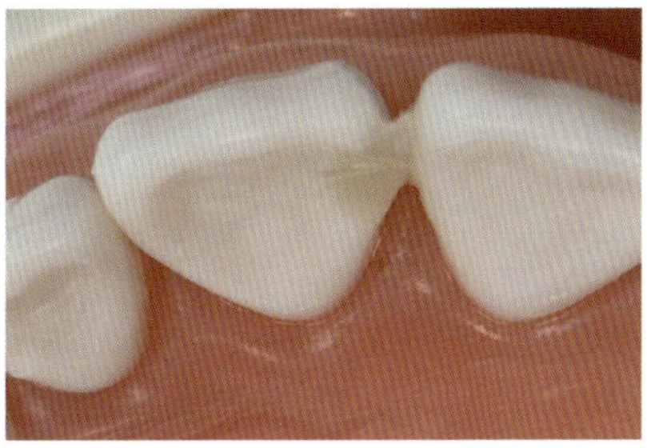
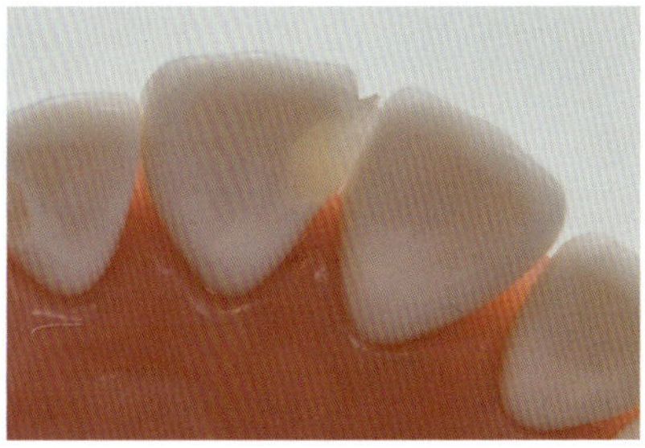

packable resin으로 채워넣으면 공극이 쉽게 생기기 때문에, palatal쪽에 flowable resin으로 wall을 미리 제작해주었다.
여러각도에서 본 사진.

resin을 채울때 가장 유념할 사항은,
모양을 예쁘게 만들어가면서 적당량을 채우기보다는, 오히려 모양은 조금 포기하더라도 충분한 많은 양을 채우고 후에 polishing으로 모양을 살살 만들어나가는 것이 훨씬 편리하다.
왜냐하면 적당량을 채웠을 경우 polishing 할 때 버가 살짝 박히거나, 조금만 polishing을 더 하더라도 레진의 볼륨이 부족해져 모양이 극도로 이상해지기 때문이다. (이런 일이 잘 안 일어날 것처럼 느껴지지만 개인적으로는 절반이 넘는 케이스에서 항상 비슷한 일이 일어난다)

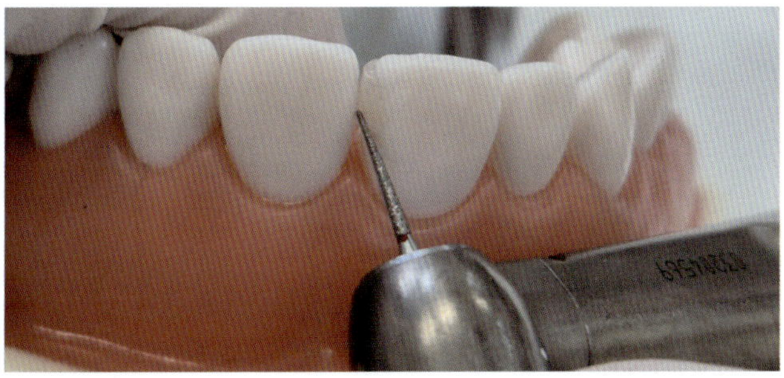
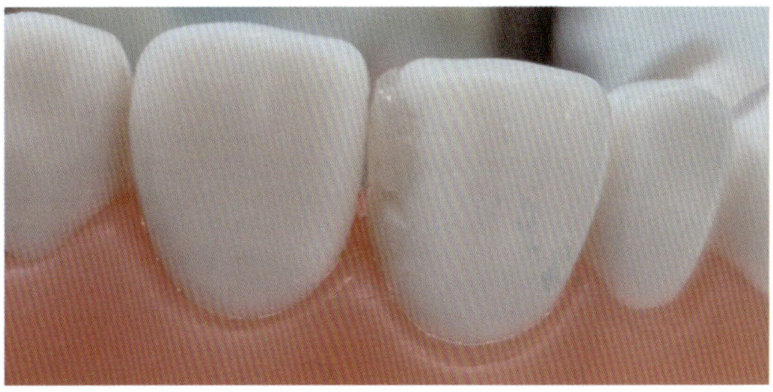

resin충전이 다 끝나고 polishing을 하는과정에서 bur가 박히면서 전체적으로 polishing이 망쳐진 상황.

이를 돌이킬려면 다시 에칭, 본딩, 레진도포, 큐어링을 해야 하고 진료의 흐름이 끊기게 된다.
심지어 컨택부위의 레진이 손상되었다면 다시 격리를 하지 않고서는 재수복이 불가능한 매우 '안습'인 상황이 펼쳐지게 된다.
다시 덧붙이기를 안 하고 폴리싱만으로 자연스러운 모양을 만들고 끝내려면, 망가진 부위 이외의 주변 부위를 과삭제 할 수밖에 없다.

*전치부의 경우 혹여나 capping후에 resin수복을 하려 한다면, MTA가 함유된 치수복조제 일부는 검게 치관변색을 일으킬 수 있으므로 경계하는 것이 좋다.

#초심자 전투력 상승 키트 2

- 가능하면 설측으로만 접근하여 협측wall을 보존하며 우식을 제거해 보기
- bonding agent 도포과정이 끝난 후에, 투명strip을 꽂고 손가락으로 압박 및 모양을 유지시키기
- 협면 수복시, 그냥 기본 flowable resin을 사용하지 말고, 전치부용 심미 레진을 한번 사용해 보기

3) Posterior Proximal

구치부 인접면 우식의 경우에는, 주로 치간사이 치태로 인하여 contact직하방부가 썩는 경우가 많다. 우식이 치수와 매우 가까울 경우는 엔도, 치수와 거리가 확보되면 인레이로 치료하여 접착수복할 일이 아예 없을것 같지만, 두 개의 치아가 맞닿는 면을 동시에 치료한다든가 할 때, 가끔 II급 레진을 할 일도 생기긴 한다.

대부분의 인접면 우식은 contact부위에 치밀하게 가려져 있어, 눈(직접시야)으로 확인하기는 거의 불가능하며, 미러(간접시야)로 봐도 air를 확실하게 불고 치간사이를 파고들 듯이 유심히 봐야만 '겨우' 보이는 정도이다.
육안으로 볼 때는 우식이 있는 듯 없는 듯 긴가민가하게 보일 정도가 많은데, PANO상에서는 뚜렷하게 보이는 경우도 많다.

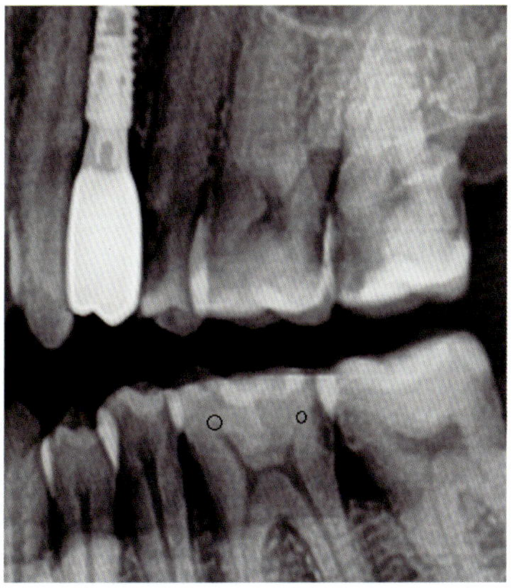

#25,26,27,36 치아의 인접면우식이 뚜렷이 관찰된다. 동그라미표시는 #36의 pulp horn이다.

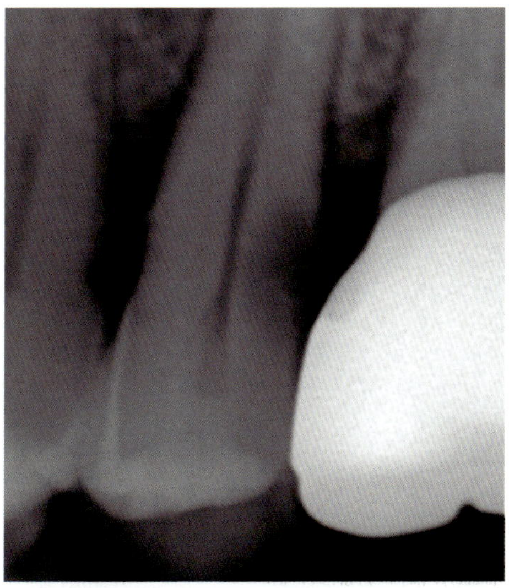

#25의 인접면우식 (PA사진). 엔도를 하였다.

아래부터는, 인접면우식을 거울로 발견하기 쉬운 순서대로 나열하였다.

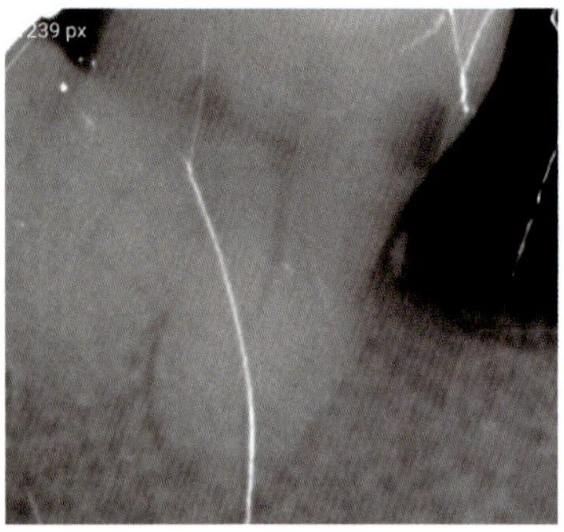
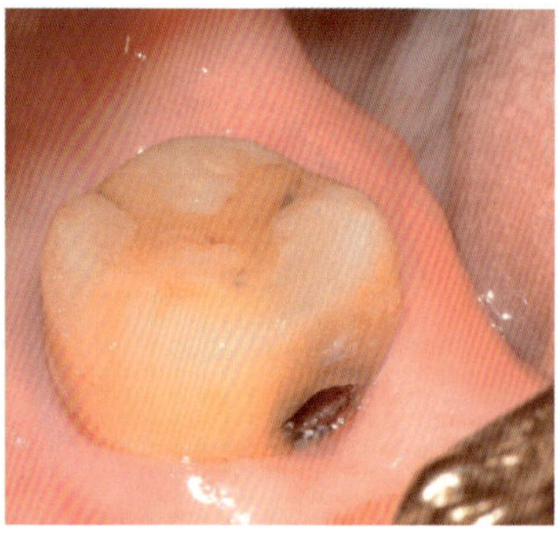

인접치가 없어 직접시야로도 발견되기가 너무 쉽다. 이미 개방된 와동이고,
방사선사진상에서도 pulp horn과 가까워, 치수노출이 안될 것이라고 장담할 수 없다.

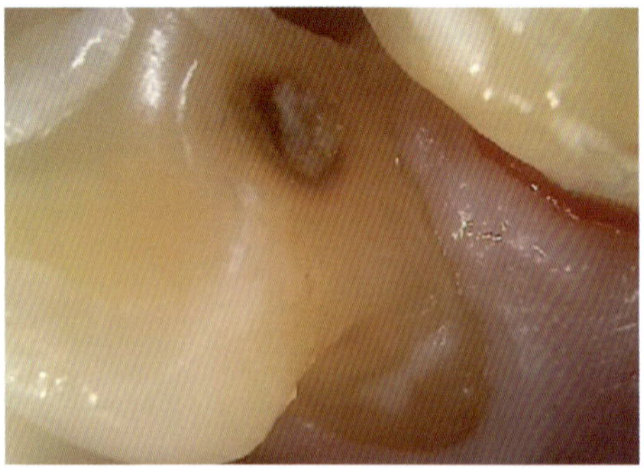

인접치와 공간을 두고 있어 발견하기가 쉽다. 직접시야로도 보인다. 와동이 개방되있지는 않다.

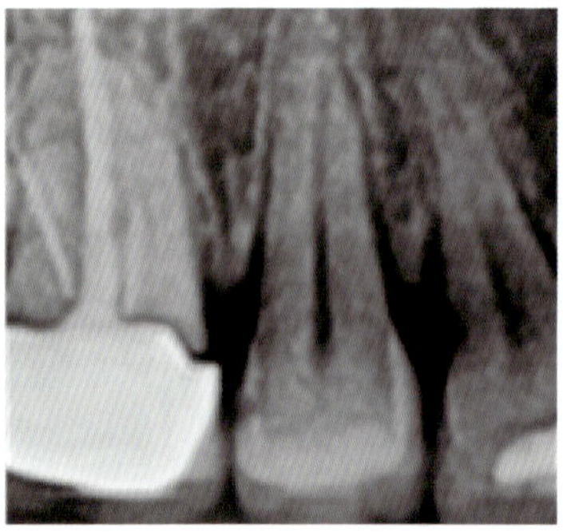
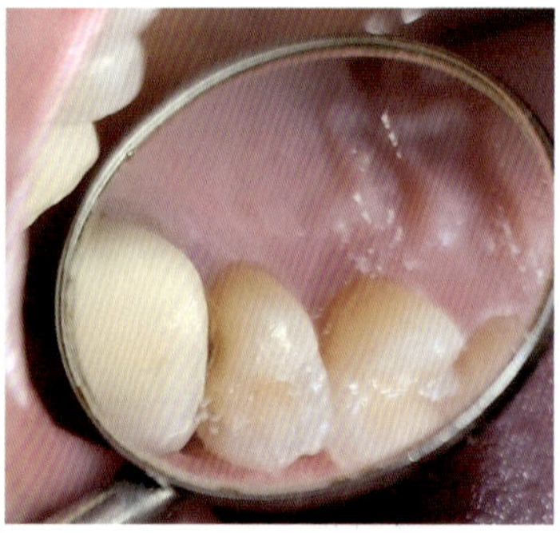

(좌) #15 Distal에 이상징후가 있다. (우)직접시야로는 안 보일 수 있으나, 거울을 보면 뚜렷하게 보인다.
상악의 협측에서는 보이지 않으나, 구개측에서 미러를 갖다 대면 보였다. 이 정도면 인접면우식 중에 꽤 크게 보이는 것이다.
모습을 드러내 주셔서 감사합니다 우식님. 이라는 말을 하고 싶을 정도이다.

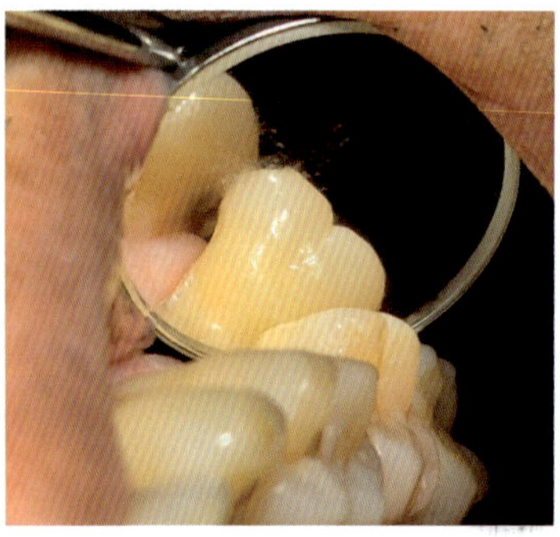
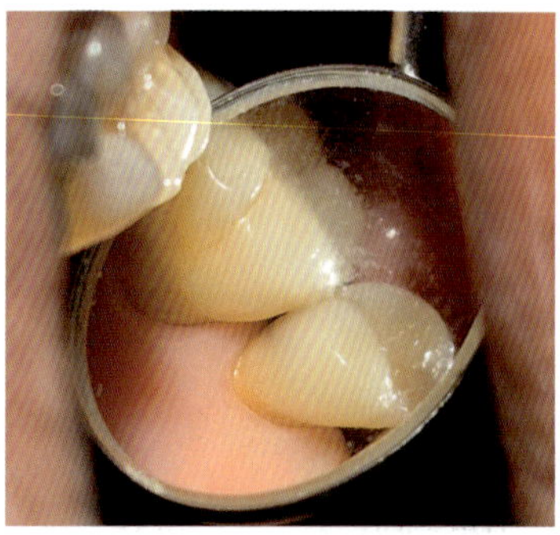

(좌) 거울을 협측에 갖다 대고 보면 인접면우식이 확인된다.
(우) 같은부위의 설측을 볼 때는 또 인접면우식이 확인되지 않는다. 이렇듯 한쪽 방향에서만 겨우 볼 수 있는 경우가 많다.

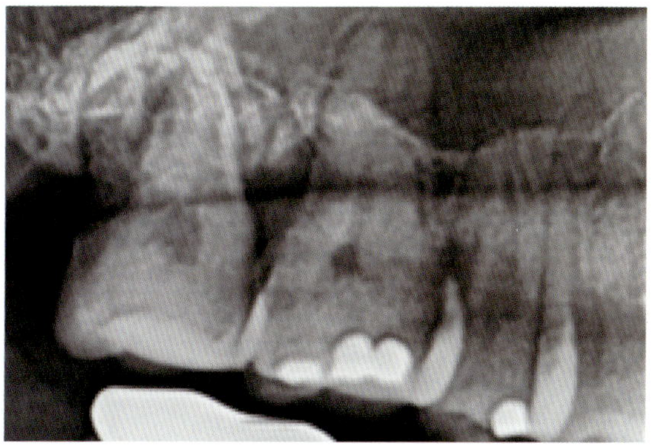
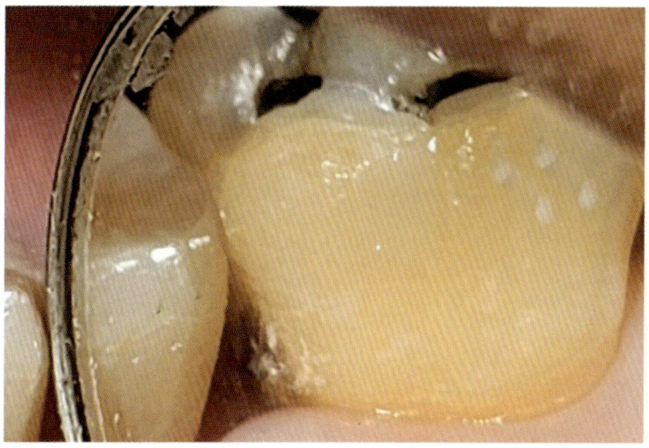

(좌) PANO에서 #16 distal의 이상징후가 감지된다. (우) 치간 사이에 검게 삭은 표면이 컨택부위로 이어지는 것이 관찰된다.

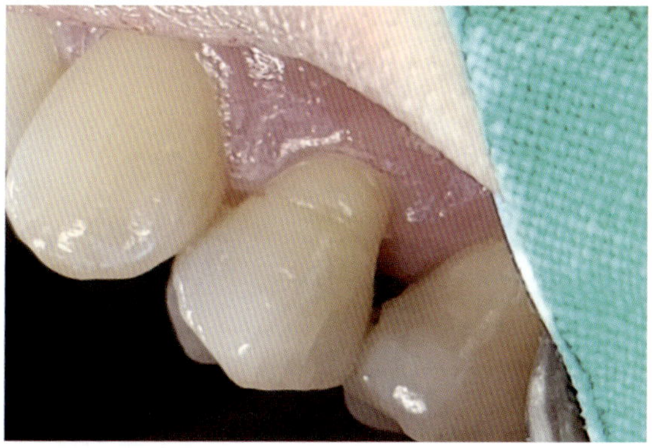
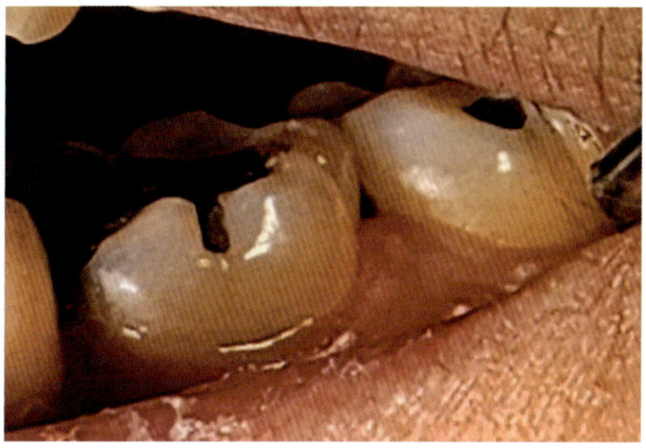

이 정도가 되면 판별하기 꽤나 어려워진다.
(좌) 두 소구치 사이 치간공극에 검은 영역이 보인다
(우) 두 대구치 사이 치간공극에 검은 그림자(?)같은 것이 비춰보인다.
저것이 그냥 그림자와 다른점은 뭔가 뚜렷한 경계를 가지고 있고, 거울을 빙빙 돌려봐도 범위가 변하지 않고 일정하다는 것이다.
모두 prep시 인접면우식이 확인되었다.

인접면우식은 방사선사진상 그 모양이 뚜렷하지 않을 때는, 진단하기가 대단히 까다롭다.
방사선사진상 '치경부소환' 부위와 애매하게 그라데이션 되어 명암이 섞여버리거나, 필름과 구강내 구조물의 여러 가지 방사선적 왜곡과 섞여 판별이 곤란한 경우가 많다.
우리가 방사선사진을 보고 인접면우식이라고 '확신'할 수 있는 사례는 제한적이다.
치경부소환처럼 너무 하방의 위치가 아닌, 인접면 contact직하방 부위에서 '뚜렷한 모양의 방사선투과성'이 나타날 때뿐이다.
그치만 실상 검진을 하다 보면 이렇게 뚜렷하게 보이는 경우는 '절반'도 안된다.

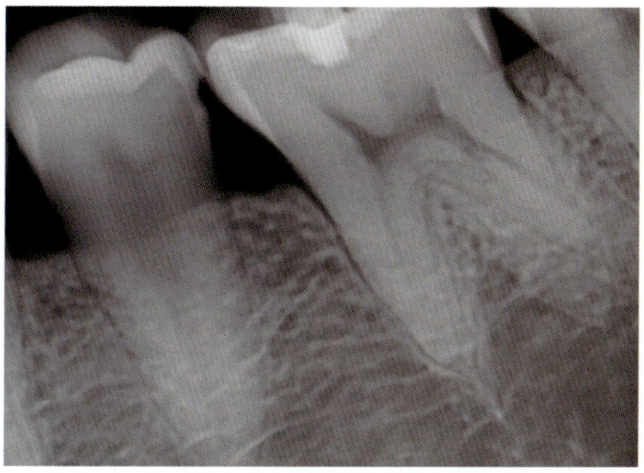

#35 distal의 벌레 먹은듯한 인접면 우식사진. 이렇게 뚜렷하게 확인될 확률은 작은 복권하나 당첨될 확률과 비슷하다.

나머지 절반이상의 환자에서는 '우식인 듯 우식 아닌 우식 같은 것' 즉, '굉.장.히' 애매하게 보이기 때문에 육안검사도 병행해서 해야 한다.
그런데 육안검사를 할 때의 문제는, 인접면우식의 경우 contact부위에 매우 가려져서, 치은이 퇴축되어 있지 않은 이상 굉장히 안 보인다는 것이다.

그래서 결국 이런 상황이 펼쳐진다. 'PANO나 PA로 봐도 뭔가 우식인것 같기는 한데 애매'하고, 'air를 불고 육안으로 봐도 안보임'이고, 치관에서 비치는 검은빛이 있나 확인하면 이게 검은 건지 아닌지 불확실해서 판단자체가 안 되는 상황이 되버린다.
초심자에서는 더욱더 이러한 일이 호발할 것이다.

그런 경우는 '우식이 없다!' 라고 확언할 수는 없으며, '모든 검사상 뚜렷한 징후는 관찰되지 않았습니다. 만일 숨어있다고 하더라도 아직 그 크기가 크지 않은 것이니, 경과관찰 해 봅시다' 라고 하는 것이 적절할 것이다.

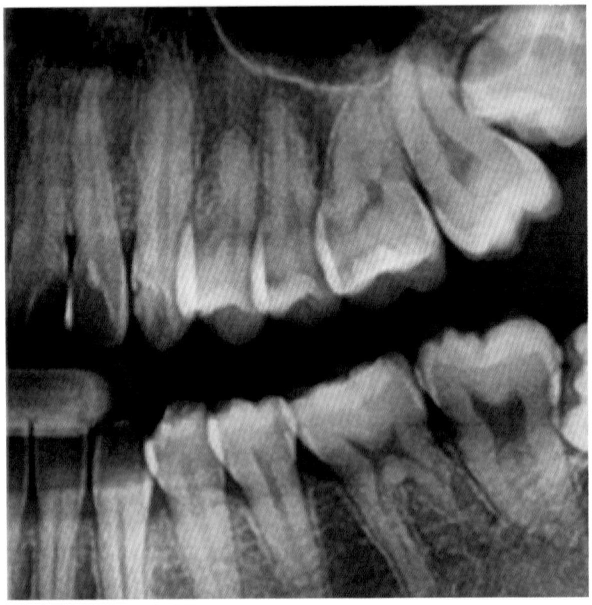

내원하는 환자의 반절정도는 PANO를 찍으면 이런 상황이다.
온갖 중첩과 왜곡이 인접면부위에 모두 집중되어 일어난다.
이런 상황에서 #24,25와 #34,35의 인접면우식 유무를 진단할 수 있는가?
영상치의학적 지식을 총동원해서 어떤 왜곡 때문에 검게 보이는지 생각을 해보고,
보다 나은 PA사진을 평행촬영법으로 찍거나 육안검사도 해봐야 한다.

방사선사진상에서는 '애매하게 검은 부분'이 나타나는데, mirror로 아무리 찾아보며 확인해도 인접면우식이 보이지 않을 때, 그럴 때는 우식이 없다고 하기가 애매한 상황이 돼버리고 만다.
왜냐하면 방사선사진에서는 각종 영상왜곡(옆치아와 치관과 겹쳐서 검게 보이는 것, 치경부소환, 수직각이 심한 것, 연조직의 겹침 등)에 의하여 우식의 진위여부를 판별하기가 애매하며, 구강내에서 mirror로 볼때는 우식이 아예 Contact area부위에 가려져서 안 보이는 경우가 많기 때문이다.

그럴 때, 필자가 마지막으로 확인해 보는 것은 치아에 비춰 보이는 '어두운 빛'이다.
이 sign이 있으면 치아 내부에 인접면우식이 숨어 있을 확률이 높다.

아래 사례는 PANORAMA에서도, PA사진에서도, 심지어 육안과 미러를 바짝 갖다 대도 보이지 않을 때 '어두운 빛'에 착안하여 우식을 발견한 케이스이다.
그러나 너무 어렵고, 꾸준히 쌓인 경험치가 없다면 자칫 '넘겨짚기'가 될 수도 있기에, 여기까지 추천하지는 않는다. 차근차근 시도해 볼 만한 어떤 '단계'라고 생각한다.
(검은빛이 난다고 해서 다 우식이 아니라, 어떤 경우는 수복물이 빛을 차단함에 의하여, 법랑질/상아질의 이형성증에 의하여 자연적으로 치관일부가 어두운 경우도 있다.)

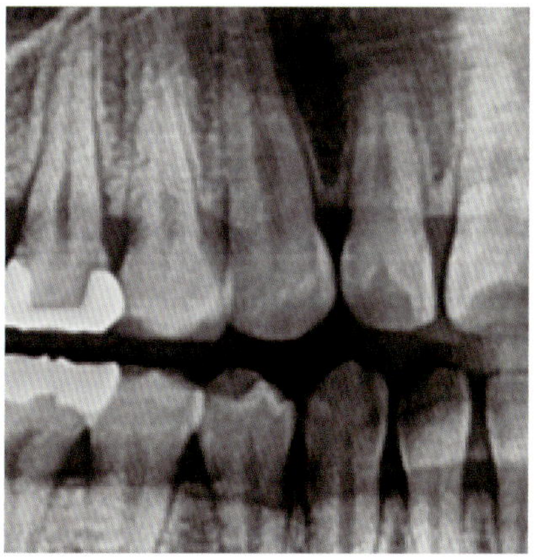

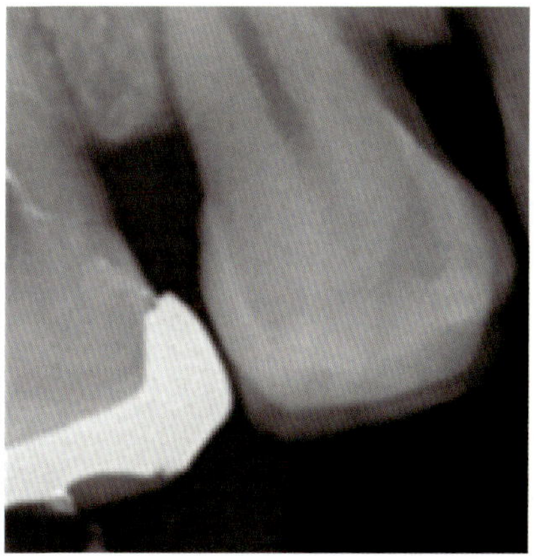

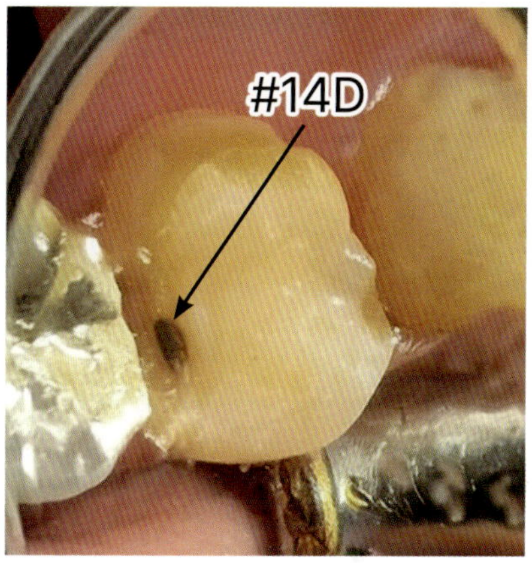

(좌) PANO상 #14D는 중첩되어, 확인할 수가 없다. (중간) PA사진상 맞닿는 면의 그 어떠한 징후도 없다.
(우) 치관에서 어두운빛이 많이 비춰보여 bur로 삭제해보았더니 나타난 인접면우식.

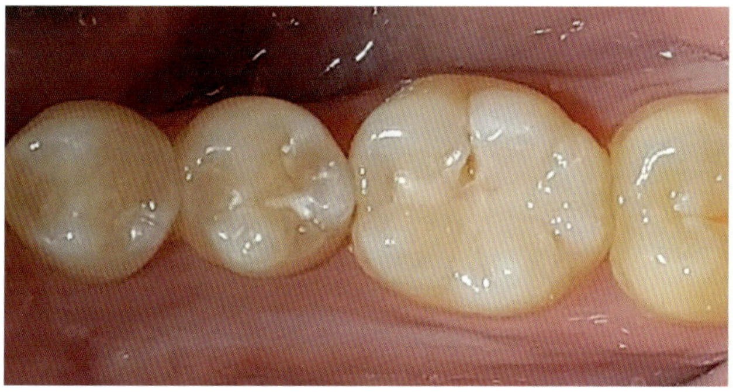

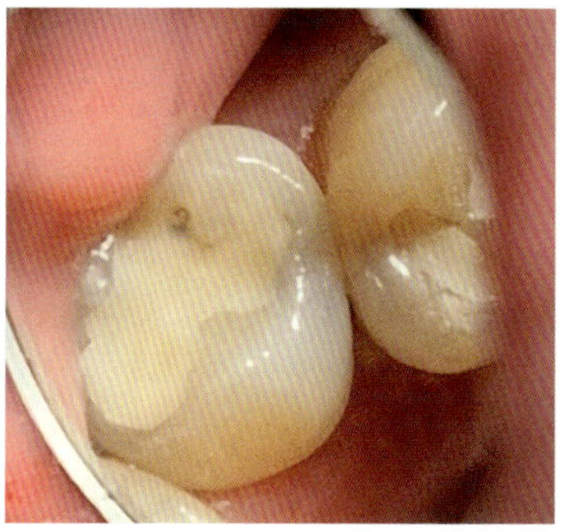

(좌) 제2소구치 distal면의 색깔이 약간 다른 부분보다 두드러진다.
저런 부위에 인접면우식이 있을 가능성이 높다.
(우) 대구치 인접면의 색깔이 다른 부위보다 많이 어둡다.
저런 부위에 인접면우식이 있을 가능성이 높다.

이제, 인접면 우식의 수복에 대하여 얘기 하겠다.
이론적으로는 레진으로도 수복이 가능하지만, 그것이 어려운 많고 많은 이유가 있다.
- 인접면 우식을 bur로 제거할 때의 잦은 치은출혈. 피가 나면 레진은 안 붙는다.
- 타액으로 인한 방습의 어려움(소아에서 두드러짐). 침이 묻어도 레진은 안붙는다.
- 그리고 matrix와 wedge사용의 어려움. wedge를 꽂을 때 또 피가 난다.
- 교합 시 저작압에 과연 인접면 레진이 견딜 수 있을 것인지에 대한 문제
- emergence profile의 부자연스러움에 대한 문제
 (부자연스러워 치태가 저류 될 경우 2차 우식의 문제)

- 그리고 무엇보다도 치아사이에 틈이 생겨 밥을 먹을 때마다 사이에 음식이 껴서 여생을 불편하게 보내야 하는 문제가 있다. 그것은 마치 '식사형벌'과도 같다.

matrix를 껴놓고 수복하므로, 당연히 matrix두께만큼 틈이 벌어지지 않겠는가?

위 내용을 아래에 순서대로 그림을 첨부하였다.

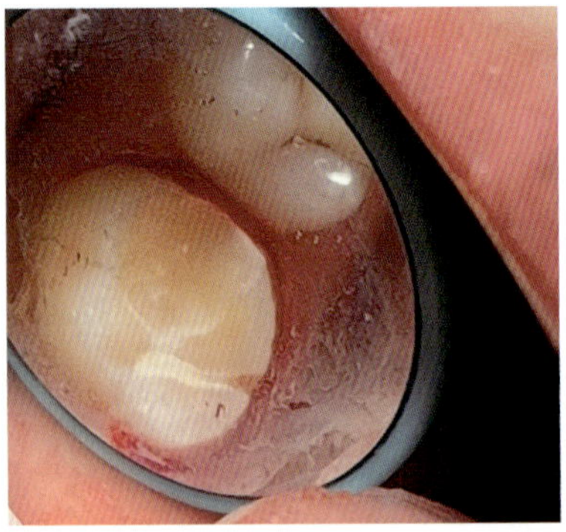

인접면의 치은출혈모습. 이런 출혈은 리도카인으로도 잘 안 멈추고,
보스민에 적신 코튼펠렛을 한 1분 이상 눌러 적용해야 멈추게 된다.
만약 아스피린을 복용 중인 어르신인데 치은이 많이 갈려나갔다면, 당일지혈은 포기해야 할 수도 있다.

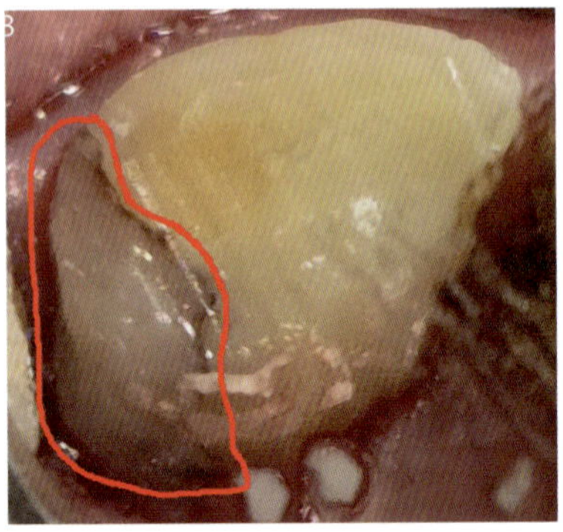

피가 난 부위에 지혈이 안되어 억지로 air를 불어가면서 레진을 붙인 모습.
혈색소로 인하여 심각하게 착색이 되어있다. 접착력과 예후도 의심스럽다.

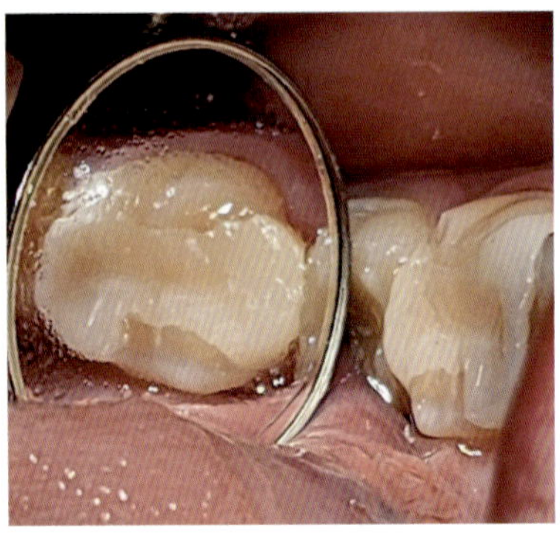

방습의 문제. 소아의 경우 보통 구강저의 깊이가 얕고(미러도 잘 안 들어갈 정도),
타액분비가 왕성하며(심하게 왕성함), 구강이 좁아 혀가 치아를 거의 뒤덮고 있다.
이런 상태에서는 방습도구도 많이 필요하고 어시스트도 많이 필요하고 손도 많이 필요하다.
술식에 막힘이나 미숙한 점이 없고 도가 튼 사람만이 소아에서 '어떻게 되든 해내는' 정도로 할 수 있다.

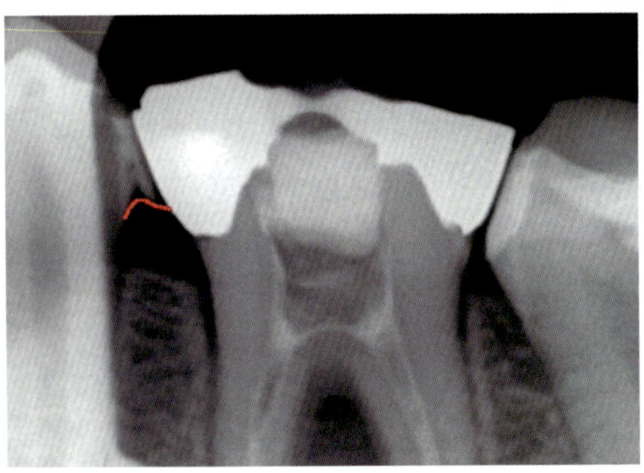

제2소구치의 distal면에 2급 레진이 시행된 모양을 관찰하라. 빨간선은 잇몸 라인이다.
매트릭스로 격리하지 않고 그냥 잇몸위에다가 flowable resin을 짜올린 것 같다.
또는 격리는 하였는데, 거꾸로 제1대구치를 격리하고 제2소구치 원심면에 레진을 짠 것 같다.
구치부 인접면 레진을 한 뒤 PA를 한번 찍어보면 모양이 완전 눈뜨고 못 볼 정도이다.
그런데 계속 시도하다 보면, 모양을 만드는 법을 계속 발전시키다 보면 점점 인레이 비슷하게
자연스러운 모양이 되어간다.

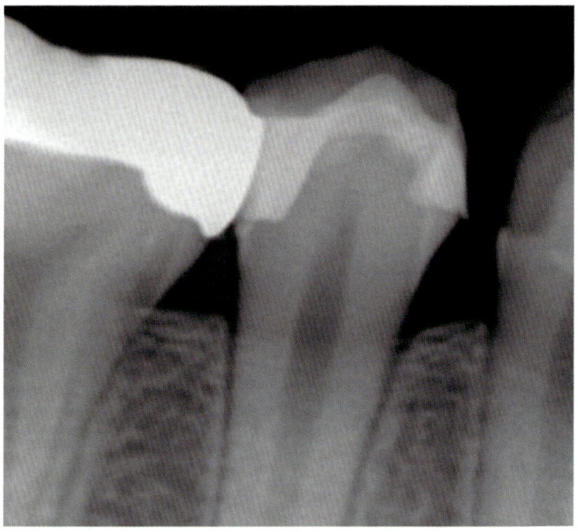

위 사진보다는 좀 더 나은 사진이지만, 그래도 잇몸부위 위에 레진이 튀어나온 부분이 있다.
인접치는 본을 떠서 보철물이 나올 예정이다.
저런 틈새는 2차 우식이 일어나기에 딱 좋은 곳이다.
아마도 매트릭스로 격리할 때 하방을 치은열구 쪽에 잘 고정하지 않고 대충 감싼 것 같다.
이렇게 되었더라도 나중에 뾰족한 bur로 치은열구안쪽으로 margin을 trimming 해주면 문제는 없다.
오히려 taper가 문제인데, 마치 크라운프렙을 한 것처럼 교합면쪽으로 수렴하는 모양새이다. 이는 food packing을 유발할 수 있다.

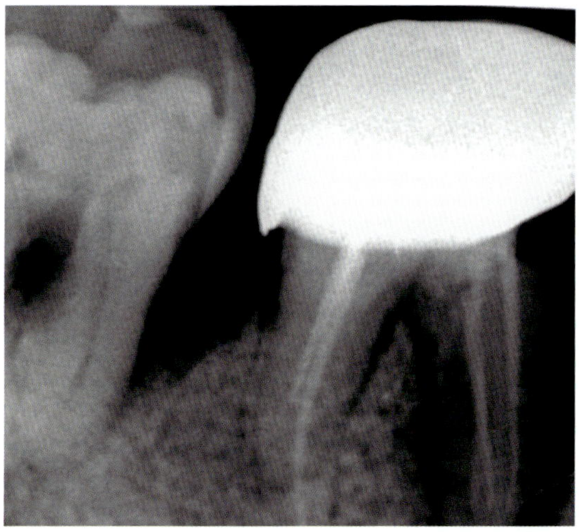

치아사이 틈으로 인한 foodpacking으로 인하여 마치 폭탄을 맞은 듯이 수직으로 치조골이 소실된 모습

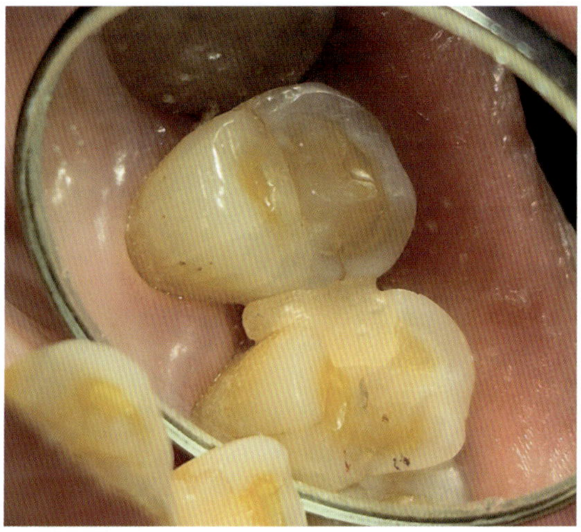

특이한 II급 레진. 각 치아의 contour로 보아 아마도 food packing으로 인한 불편감을 막고자, 틈새를 막으려는 목적으로 시행된듯하다.
치간사이에 치태가 저류되어 2차 우식 발생이 생길 위험은 증가한다.

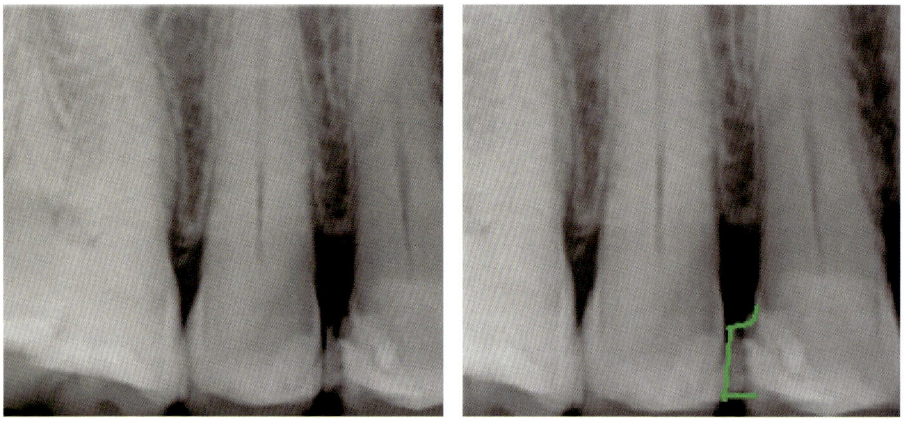

(좌) 초년차시절 본인이 했던 인접면레진. 모양새를 보아하니, 옆치아와 matrix의 틈을 최소화하고 딱 붙이려고 한 노력은 보인다.
f/u시 음식이 끼진 않았다고 한다. 그런데, 치경부 쪽으로 뭔가 울퉁불퉁하고 홈도 파여있고 이상하다. 레진의 하방은 잇몸높이와 비슷해 보이고, 잇몸 위에 레진들이 얹어진 것 같기는 한데, 홈이 파인 것은 왜일까? 두 가지 가능성이 있다. 레진 수복 후 polishing을 하면서 뾰족한 bur로 이상하게 다듬었든지, 아니면 치실사용으로 인해 레진이 떨어져 나가면서 패인게 아닐까 추측해 본다.
치실 사용시 레진이 떨어져 나갔다 하더라도, 그 원인은 polishing을 제대로 못하여 emergence profile이 불규칙했기 때문일 것이다.
(우) 아마도 이렇게 만들려고 하지 않았을까 싶다(초록색 선)

사람이 치통을 제외하고 치아로 인한 가장 큰 스트레스가, 밥 먹을 때마다 음식이 치아사이틈에 끼이는 것이다. 끼이는 느낌도 압박감이 있어 불편하고 냄새도 나고 자신이 잔반통이 된 비참한 느낌마저 든다. 교정장치를 껴본 사람은 일부 공감할 수 있을 것이다.
차라리 치아가 발치되어 없어지는 게 낫다고 생각할 수도 있을 정도다.
외국인 환자 중에서는 음식이 껴서 불편하니 차라리 인접면을 통으로 갈아 없애버리든가 발치하든가 해달라던 환자도 있었다.
음식이 끼면 우식이 생길 여지가 있음은 물론이고, 처음에는 치은염이 생겨 이상하게 붓고 아프고 피나고, 가만히 있어도 뭔가 음식이 끼여있는 것 마냥 느낌이 들고, 다 포기하고 그냥 살면 해당부위에 국소 치주염도 생겨, 마치 치조골을 수직으로 파고 내려 가는 듯한 골소실이 일어난다. 이는 결과적으로는 발치를 유발한다.

필자가 인생에서 처음으로 구치부 인접면레진(II급레진)을 해본 것은 아버지를 대상으로 한 것이었다.
원내생시절에, 상황이 여의치 않아 어시스트 없이 혼자서 일회용 석션기를 꽂아 놓고 하는데 정말 지옥을 맛볼 만큼 힘들었다.
왜냐면 리트랙션이 안되고, 석션이 없으니 방습이 안되고, 초보다 보니 인접면우식을 제거하며 치은을 갈아버릴 대로 갈아버려서 피는 콸콸 나오고, 지혈제는 없고, 마취제에 지혈효과가 있다는 것도 모르고 있었고... 거즈로 좀 눌렀더니 어떻게 피는 잘 멎어서 좀 해볼까 하는데 방습이 안되었다.
그래서 거의 왼손은 거즈요, 오른손은 도구를 들고 했던 것 같다. 그놈의 토플마이어 matrix시스템은 왜그리도 조작이 복잡하게 만든건지, 게다가 그 투박한 matrix를 치은열구에 꽂으면 굳이 멎었던 피도 다시 나기 시작하는 것이었다.
대체 치과일이란 것은 어떻게 이렇게 욕이 나올만한 일인 것인가, 이 일을 어떻게 평생을 하는 건가 환멸을 느끼며 굳이 굳이 꾸역꾸역 한 1시간 걸려 하긴 했다.
지혈과 방습을 할 줄도 모르고, 이미 지칠 대로 지쳐서, 매트리스의 하단이 치은열구에 꽂힌 것 같지도 안고 그냥 치아만 감싸고 있을 뿐이지 치은 위에 그냥 떠있는 것 같은데도 거기다가 flowable resin을 그냥 찰랑찰랑하게 짜 넣었다.
'떨어지지나 않으면 다행이겠다'라고 생각하고 아버지는 집에 가셨는데, 다음날부터 밥 먹을 때마다 음식이 끼어서 죽겠다고 하셨고, 차라리 떼버리든지 틈을 넓게 갈아내면 어떻겠냐고 하셨다.
그래서 아버지는 다시 내원하셨고, 나는 그놈의 '치아사이 틈'의 악몽에 대해서 뼈저리게 체감할 수 있는 계기가 되었다.

어쨌든, 틈이 생기면 정말 안 좋다는 말을 하기 위해 이렇게 내 얘기를 늘어놓았다.
지금은 매트릭스와 웻지를 다른 시스템을 쓴다든가, 전통적인 웻지로 치간이개를 함과 동시에 토플마이어 매트릭스를 인접치아에 면-컨택이 될 정도로 빡빡하게 붙여서 음식물이 끼지 않게 만들어 낼 수 있으나, '어떻게든 할 수는 있는' 상태가 되려면 한 5번 정도는 심혈을 기울여 제대로 해봐야 겨우 좀 할 수 있게 되는 것 같다. 그렇다고 지혈과 방습기술까지 느는 것은 아니다. 사실 그게 가장 중요한 것이긴 한데, 그런건 천천히 느는 것이다. 다듬는 기술도 천천히 느는 것 같다.

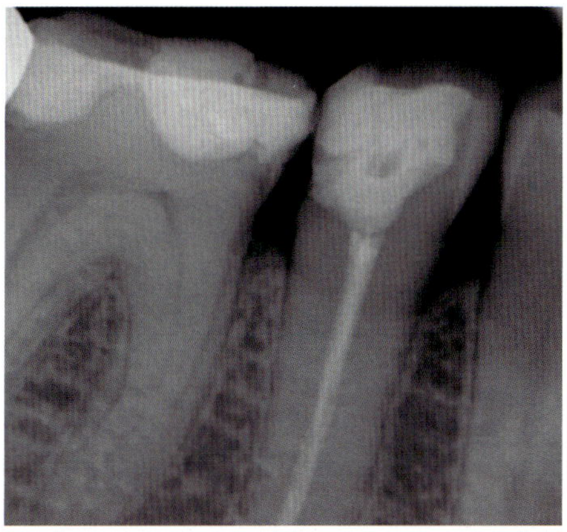

아버지를 대상으로는 두 번째로 2급 레진을 시행해 본 사진.(#35 DO)
틈이 생기지 않도록 각고의 노력을 기울여 시행하였다. matrix의 하방을 치아면이랑 밀착시켰다. PA상 꽤 스무스하다.
그 후로는 10년이 다되도록 문제가 없다고 한다.

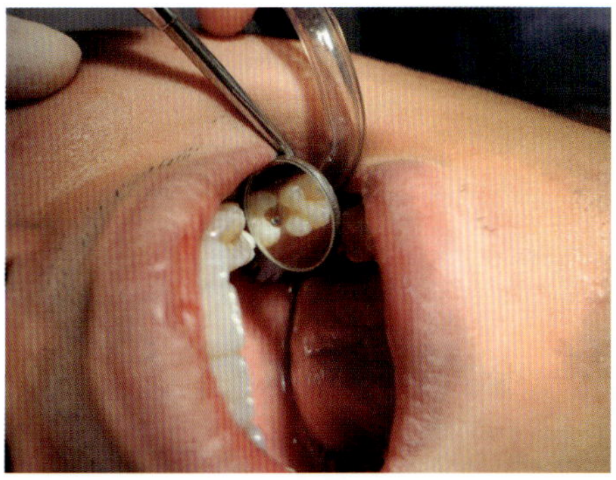

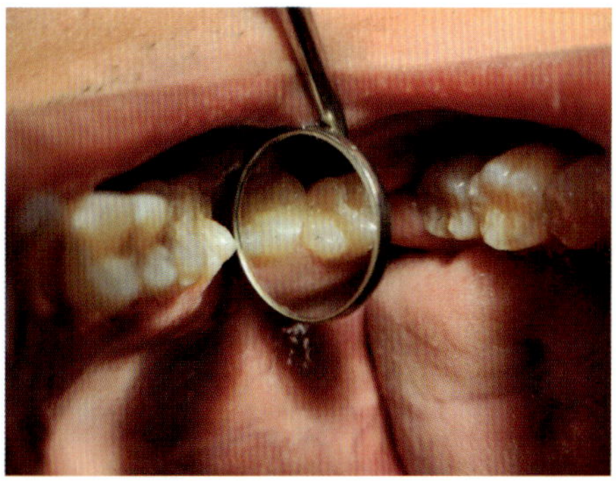

필자가 공보의 때 접착치의학 세미나를 듣고, 처음 시행한 2급 레진사진.
예후야 어떨지 모르더라도 일단 익숙해지는 데에는 큰 도움이 되었다.

전체적인 술식은 토플마이어 matrix 또는 sectional matrix/palodent 등 과 wedge를 이용하여 할 수 있다.
임상의 고-경력자 중에서는 인레이보다는 레진으로 루틴하게 직접 수복하시는 분들도 일부 있으며, 거의 인레이로만 수복하는 개원의도 이것을 할 줄 모르는 게 아니라, 막상 해야할 때가 오면 높은 완성도로 잘할 수 있는 것이 현실이다.

구치부 2급 레진을 할 줄 알아야 되는 이유는 다음과 같다.

-치아의 맞닿는 면을 동시에 수복할 때 한쪽은 인레이 + 한쪽은 레진으로 하는 케이스가 있다.

-또한 인레이를 할 수 없는 특수한 상황(비용이나 내원 횟수 등 관련하여)인데 환자의 foodpacking같은 컴플레인을 해결하기 위해서는 2급 레진을 어쩔 수 없이 할 상황이 생기기 때문에, 반드시 숙지를 하여야 한다.

-또한 여러분들은 엔도 후 코어를 올려야 된다. 엔도는 인접면 wall이 소실된 케이스가 대다수이다. 이 경우 매트릭스를 사용 안 하고 대충 위에서 아래로 코어를 짜내리면 인접면 마진부위에 레진이 차있지 않게 되며, 이 경우 나중에 크라운 프렙을 할 때 푹 파인 부분이 되어 크라운프렙을 할 수 없거나, 또는 크라운프렙을 어렵게 하더라도 나중에 core-leakage가 발생하여 발치에 이를 수 있다. 또한 인접치아에 코어레진이 붙어버리면 나중에 프렙을 할 때 인접면을 따고 마진을 형성할 때 굉장히 애를 먹을 수 있다.

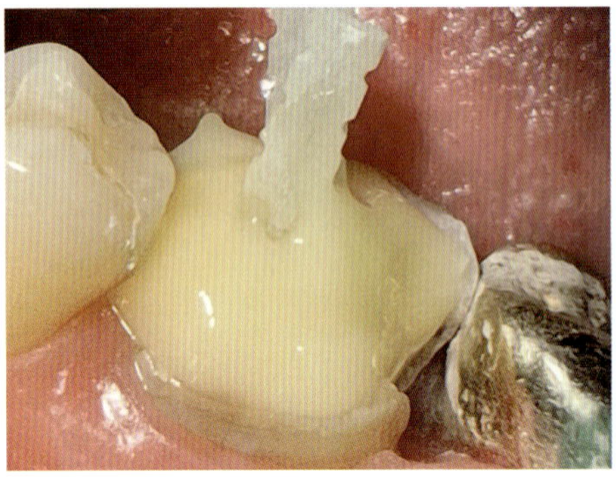

한쪽 인접면은 레진이 들어차지 않았고, 한쪽 인접면은 레진이 인접치와 붙어있다.

이 때문에 코어를 할 때 매트릭스로 인접면 마진 하방으로 치아를 감싸서 하는 방법이 추천을 너머 거의 필수적이라고 할 수 있다.

구치부 2급 레진을 하는 대략적인 과정은 다음과 같다.

-matrix를 먼저 넣고, wedge를 꽂아 matrix를 고정함과 동시에 치간이개를 한다

혹시나 wedge를 먼저 넣고 matrix를 넣으려는 시도를 하는 사람도 생길 것이다.

가능하지 않다.

치간이개도 wedge를 빡빡하게 넣지 않고 그냥 꽂아만 놓으면 일어나지 않는다.

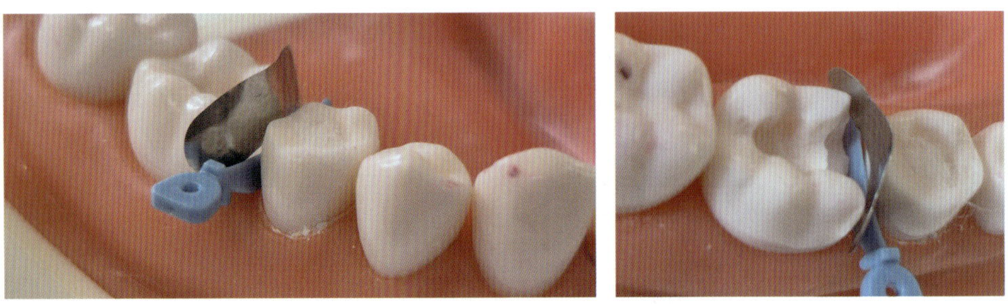

wedge를 먼저 꽂으면 matrix band를 꽂을 수 없다. 꽂은 것 같아도 그냥 위에 얹혀져 있을 뿐이다.

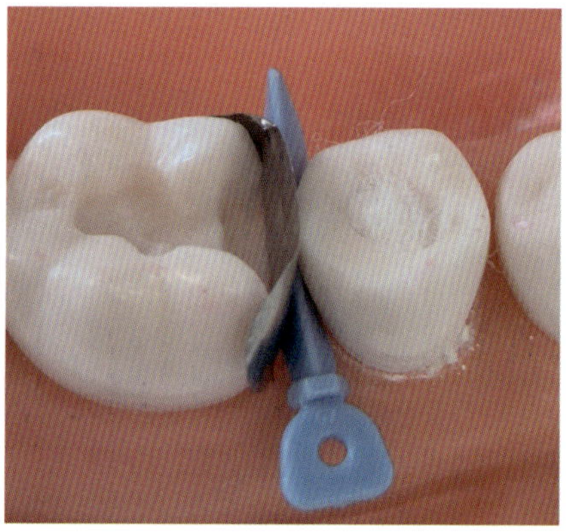

matrix를 먼저 끼우고 wedge가 잘 끼워진 모습.
matrix band는 따로 burnishing을 하여 인접치와 tight하게 붙여놓았다.

-matrix를 단순히 꽂아 놓는게 아니라 인접치와 contact이 일어나는지를 눈으로 확인해야 한다. 가끔 틈이 생겨서 인접치와 떠있는 경우가 많다.
이때는 amalgam burnisher 등을 활용해 matrix band의 모양을 변형시켜 인접치와 딱 붙여놓아야 한다.

-이때, 치은이 계속 건드려지므로 출혈이 나기 쉽다. 지혈은 어느 시점에 해야 하는가?
matrix와 wedge를 미리 껴놓으면 지혈제가 들어갈 틈이 없어 지혈이 되지 않는다. 본딩을 미리 해놓으면 보스민코튼펠렛이 본딩이 된 표면에 닿고 물기가 생겨 의미가 없어진다.
그래서 필자는 에칭과 지혈을 먼저한 후, matrix와 wedge를 끼고(이때도 피가 조금더 나긴 한다), air로 새어나온 피를 날려버린 후, bonding을 한다.
만일 bonding을 먼저하고 matrix와 wedge를 끼면 다시 피가 나기 때문에 bonding표면이 망가질 것이다.

-flowable resin은 교합면쪽부터 채우기 보다, 인접면 box쪽의 최하단부분 부터 채우는것이 좋다.
그 부분이 피가 나기 때문에 먼저 막아놓는 의미도 있다. 그리고 하방에 공극이 안 생기게 하는 것이다.

-레진 도포 및 큐어링이 끝나면, PA를 찍어볼 것을 권고한다.
PA를 찍어보면 육안으로 본 것과는 완전히 딴판일 경우가 많다.
gingival쪽 margin이 지저분하고 치아에서 돌출되어 튀어나온 경우가 많게 되는데 이는 마치 치석처럼 작용하여 치태를 저류시키므로 2차 우식의 원인이 된다.

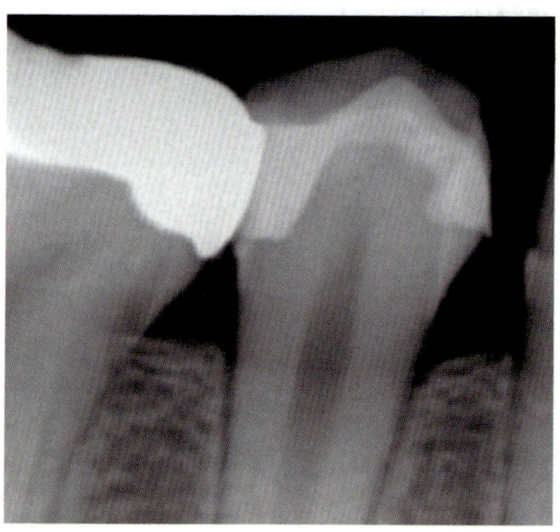

인접면에 다소튀어나온 이 부분을 뾰족한 bur를 사용하여
치은열구를 따라 trimming 해줘야 한다.

초심자의 경우 2급 레진을 matrix를 이용하여 잘하더라도, wedge를 사용한 치간이개가 부족 또한 matrix가 wedge에 고정이 덜되어 술식중에 흔들리는 일도 잦다.
이 경우 인접치와 matrix두께 이상의 틈이 생겨서, 거기로 food packing이 엄청나게 일어나게 된다.
환자로부터 지속적인 컴플레인을 듣게 되고, inlay 하는 것만 못하게 된다.

가끔 아스피린을 복용하고 있는 50대 이상의 환자에서 지혈능력이 안좋거나 치은손상이 클 경우, 마취제 및 보스민으로도 지혈이 안되는 hellgate가 열릴수 있다.
특히, 상악 대구치 distal 2급 레진을 할때는 시야도 전혀 안보이며, 남자치과의사의 경우 손도 잘 안들어가서 핀셋으로 wedge&matrix를 삽입해야 하는데, 어시스트가 리트랙션을 제대로 못하거나 안 하고 있다면, 그야말로 double hell-gate가 열릴 수 있다.

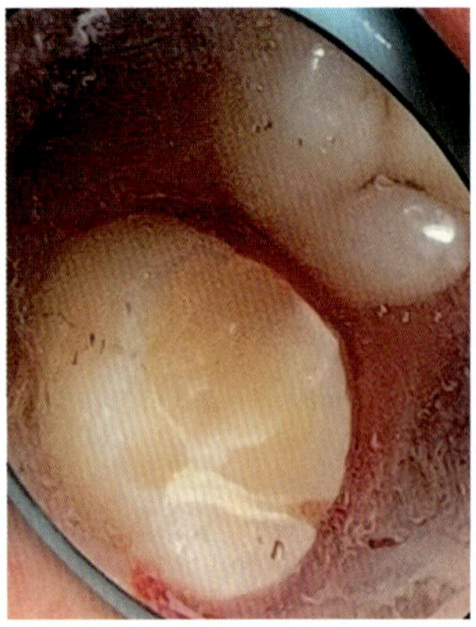

상악 대구치 인접면에서 출혈이 일어나고 있다. 지혈이 언제 될지는 미지수다.

레진은 본딩과정에서부터 피가 조금만 스쳐도 접착력이 크게 떨어져, 잘 붙어있는 것처럼 보일지라도 polishing 할 때 bur의 진동이 레진부위에 전해지면 바로 떨어져 버린다.

개인적으로는 치과 술식중에서 최악의 난이도의 술식은 바로 위의 경우라고 본다.
매복사랑니발치보다도 어렵다. 그건 flap을 열면 최소한 시야라도 보이니까.
출혈이 지속되어 시야, 출혈, 접근성의 문제로 3중고를 겪고 있을 때, 술식을 끝내기 위해서는 '무한대'의 시간이 소요될 수 있다.
이럴 때는 아쉽겠지만 환자에게 설명하고, 다음번 내원하여 지혈이 되었을 때 시도하는 것이 좋다. 애초에 bur가 치은높이까지 가지 않게, 각별히 조심해 보는 것이 좋다.

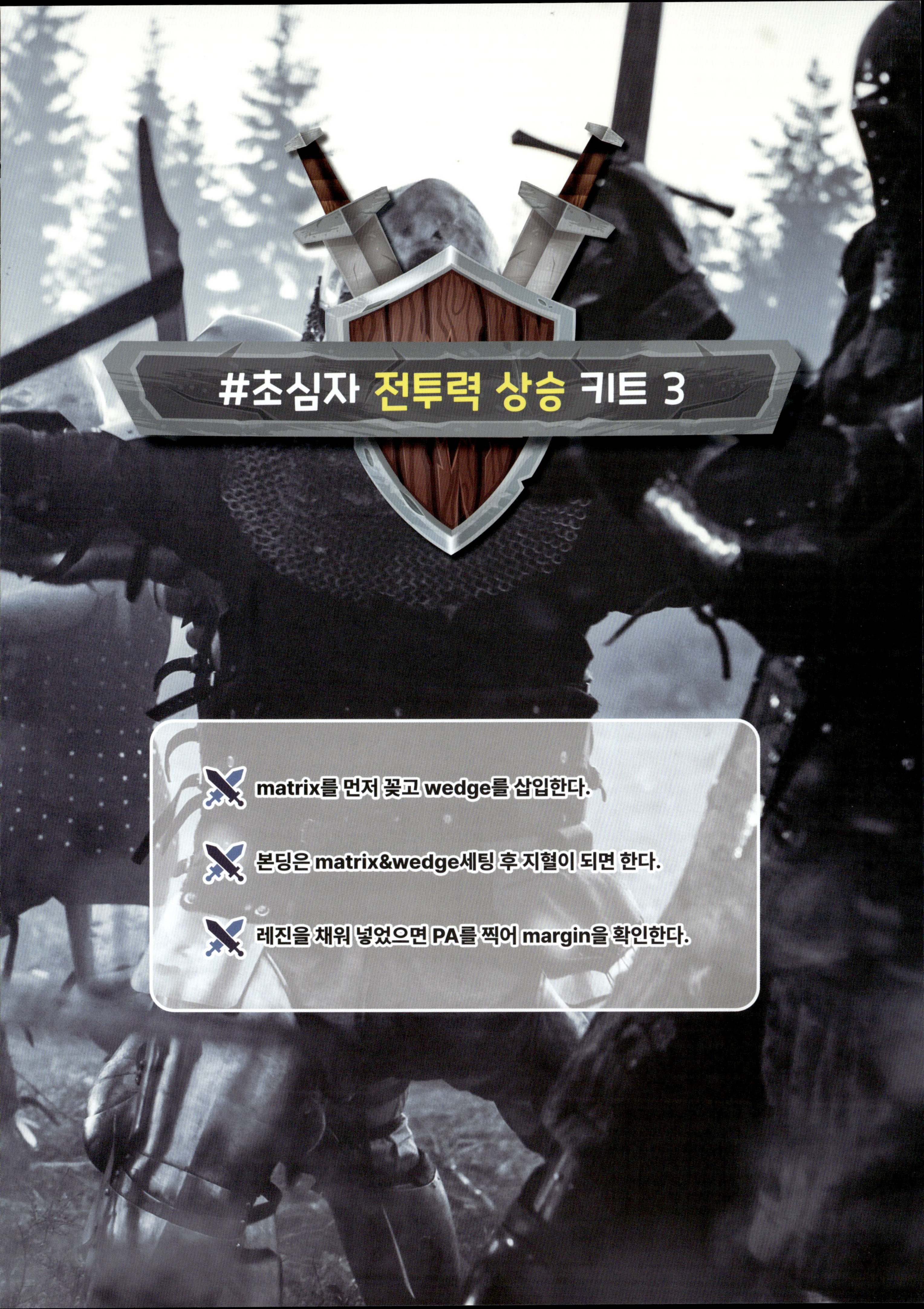

#초심자 전투력 상승 키트 3

- matrix를 먼저 꽂고 wedge를 삽입한다.
- 본딩은 matrix&wedge세팅 후 지혈이 되면 한다.
- 레진을 채워 넣었으면 PA를 찍어 margin을 확인한다.

4) Inlay

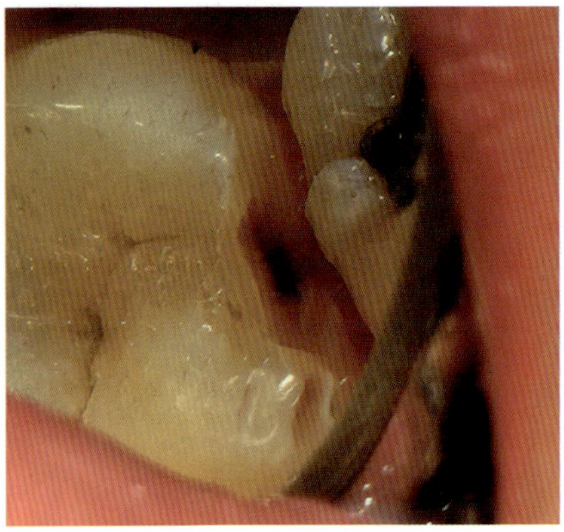

대구치 인접면 인레이프렙 중의 사진. 상아질 안쪽으로 들어갈수록 넓어지는 우식을 볼 수 있다.

인레이의 진단

인접면우식의 경우 실제 우식의 깊이는 PANO에서 보이는 우식의 깊이보다 실제로 prep후에는 약 10%~20%가량 더 크다. 전혀 치수노출이 안 일어날 것 같이 보이는 것도 실제 우식을 제거해 보면 치수각과 0.1mm 간격 정도밖에 없는 경우도 많다.

따라서 애매한 깊이의 인접면우식은 너무 엔도를 안 해도 된다고 자신하면 안된다.

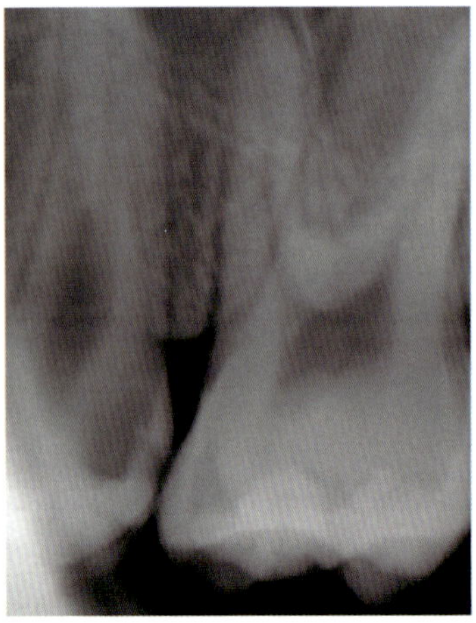

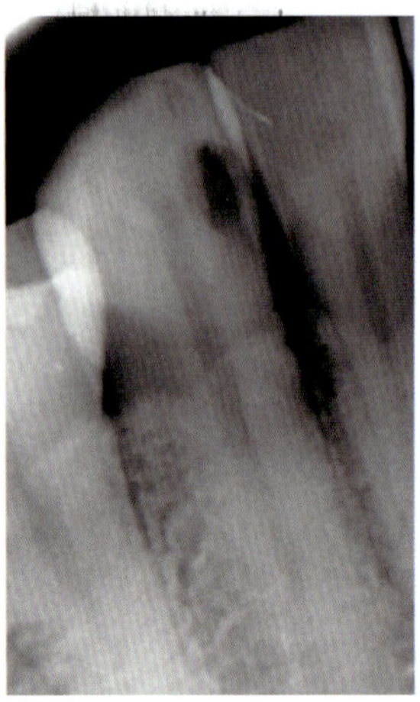

이 경우 치수노출 없이 인레이가 가능하다고 생각하는가? 실제 prep 해보면 거의 대부분 99% 치수가 노출된다.

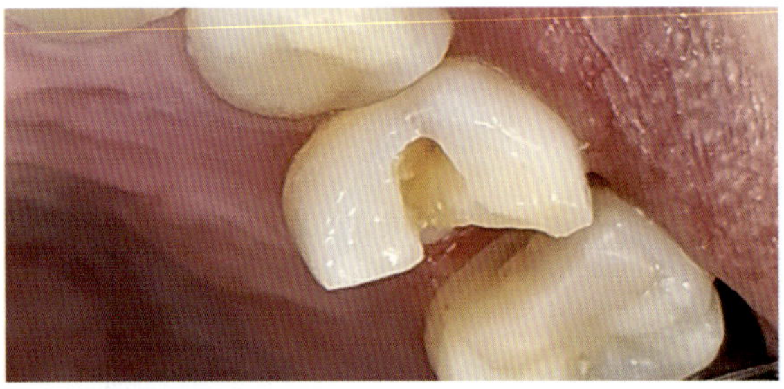

깊은 우식을 무리해서 inlay prep 하면, 치수도 노출되고 치관의 반절이 날라간 저런 어이없는 form이 탄생하게 된다.
저런 경우 대부분 인레이 시적시 칼에 베이는 듯한 통증을 호소한다. 추후에 계속되는 치통과 내원은 덤이다.

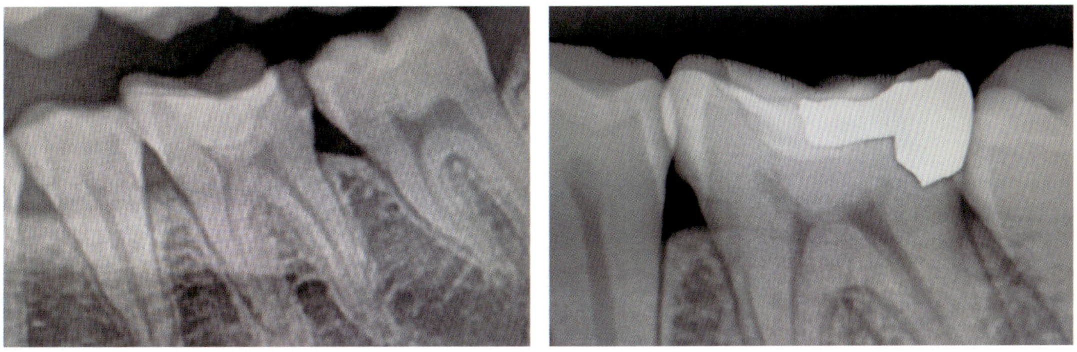

좌) 전혀 무탈할 것 같아 보이는 작은 인접면의 문제도
우) 무심한 inlay prep후엔 pulp horn과 꽤 가까워질 수 있다. proximal box가 상당히 두껍다.
그러면 씹을 때 아파요, 찬물더운물에 좀 불편해요 등의 증상이 생긴다.

얕은 우식도 인레이 prep을 하고 나서는 치수각과 매우 가까워 질수 있는데, 1) 교합면상에서 가까워질 수 있고, 2) 인접면 box상에서 가까워질수 있다.

1) 교합면상에서 가까워지는 것은 젊은 여성/남성의 경우 6,7번 대구치의 mesial pulp horn이 매우 돌출되어 있는 경우가 많기 때문이다. 적절한 깊이로 prep을 했다고 생각하더라도, 인레이 setting을 한 뒤 PA사진을 찍어보면 거의 pulp horn과 닿고 있는 것처럼 보이는 경우도 많다.
pulp horn은 노출되기 직전이나 노출된 후에 특별한 visual sign이 나타나지 않는다. 그냥 주변 상아질과 비슷하게 보인다. 특별히 핑크색도 아니고 모두가 피가 나는 것도 아니다. 그래서 노출되었는지 모르기 때문에 더욱더 위험하다.

필자도 인접면 box prep으로 인하여 pulp horn을 노출시킨 경험이 있으며, 환자는 약 2달 뒤에 이로 인해 endo-lesion 및 fistula가 발생하였으며, 많은 치조골 소실이 일어났다.

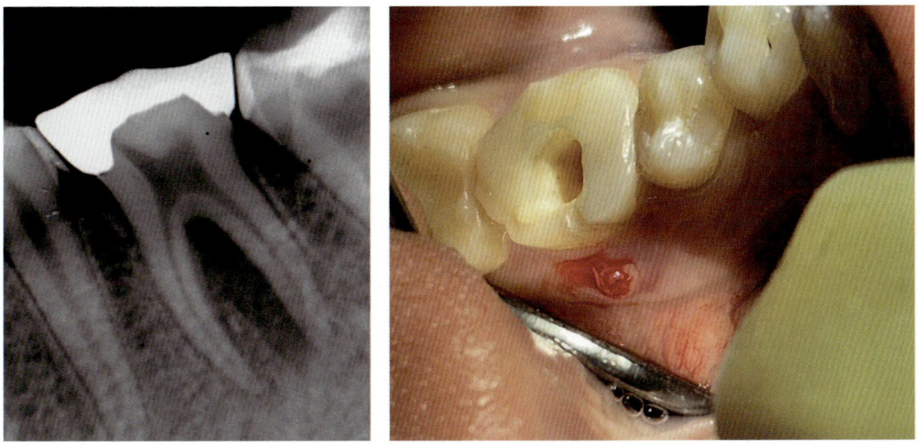

(좌) 튀어나온 mesial pulp horn과 inlay의 침범. Proximal box가 상당히 두껍다.
(우) endo-lesion이 심하게 발생하여 치조골이 다량 소실되었고 pus 및 fistula가 발생하여 endo에 들어갔다.

2) 인접면 box는 inlay의 유지력에 일조하는 것인데, 이 부분을 너무 확실하게 형성하려다가 두껍게 만들어, 오히려 안 좋은 상황을 만들기가 쉽다.
이를 피하기 위해서는 도구가 여러분을 도와줘야 한다.
도구를 잘못 사용하면 여러분의 의지로 절대 극복할 수 없다.

대부분은 너무 굵은 inlay bur를 처음부터 사용하고 있다.
또는 적절한 size의 inlay bur라고 해도, 초심자의 경우 proximal box를 형성할 때 그 bur의 두께 이상으로 이리저리 왔다 갔다하게 된다. 여러 번 왔다 갔다해야 겨우 평탄화가 되기 때문이다.
이렇게 되면 bur의 폭의 1.5배 이상으로 proximal box의 폭이 형성되어, 치수와 매우 가까워지게 된다.
proximal box가 두껍게 나오면 거의 99%의 경우에서, pulp horn과의 거리가 1mm도 안된다고 생각하면 된다.
때문에 필자는 처음에는 얇은 inlay bur를 사용해서 대략적인 모양을 만들고, 그 후에 점차 굵은 inlay bur로 인접면 box의 floor를 평탄화하는 것을 추천한다.

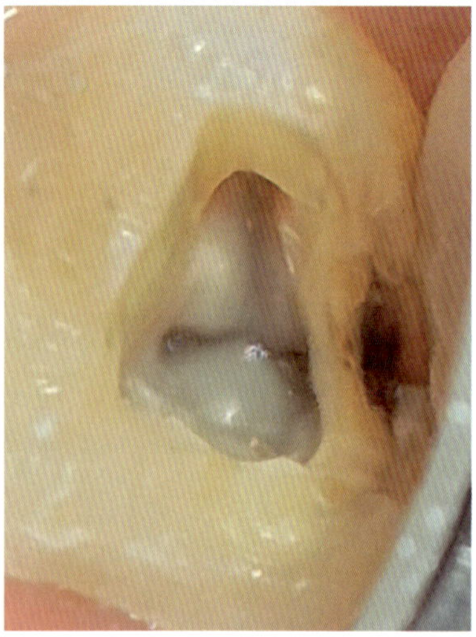
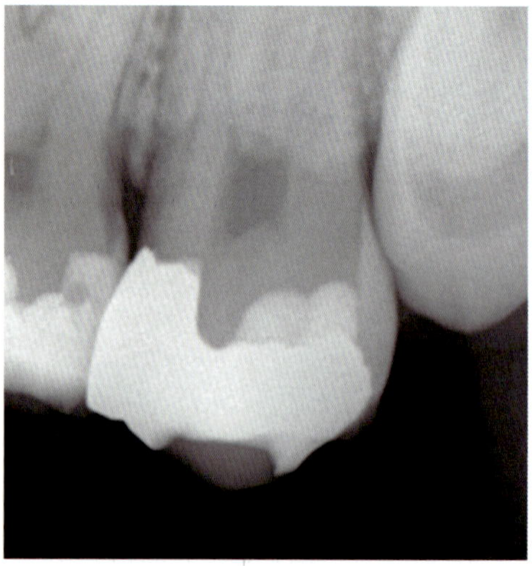

(좌) 치수강내부와 proximal 우식부위 쪽을 한눈에 볼 수 있는 사진. 그 거리를 대략 가늠해 보아라.
(우) proximal box가 너무 두꺼워 pulp horn에 닿은 것 같다.
우식이 너무 깊은 경우에는 치수주위를 충분히 sealing 해주고 수복을 대충이라도 한 뒤에, 다시 인레이를 되깎는게 좋다.

Q) 우식을 거의 다 제거했는데 핑크색이 남아있을 때, 치수가 비쳐 보이는 것인가요?

간혹, 깊은 우식제거를 거의 완료했는데 '핑크색 비슷한'것이 나타나서 아, 혹시 pulp horn이 비쳐보이는게 아닌가? 생각하고 삭제를 중단할 수 있다.
그러나 그것은 그냥 덜 제거된 우식부위일 확률이 높고, 실제로 pulp horn은 노출직전이어도 비쳐보이지도 않고 그냥 삭제 중에 갑자기 튀어나오는 경우가 많다. 우식의 가장 밑바닥부위는 핑크색계열인 경우가 종종 있다.
이런 경우는 깊은 교합면우식을 제거할 때, 그리고 인레이에서 proximal box부분을 prep 할 때 많이 일어난다. 분명히 핑크색~빨간색계열 무언가가 아직도 남아있는데 치수노출이 될려고 비쳐 보이는 건지 아니면 우식이 남아있는데 그렇게 보이는 건지 구분이 잘 안될 때가 있다.
다시 말하지만, 치수노출이 되려고 색이 비쳐보이는 경우는 없다.
prep을 깊이 들어갈수록, '노란색의 상아질-> 핑크색으로 치수가 비쳐보임-> 빨간색으로 치수등장' 하는게 절대 아니라, '노란색의 상아질-> 계속 노란색-> 노란색-> 갑자기 빨간점'으로 치수천정이 개방되면서 치수가 노출되게 된다.
치수노출이 된 다음에야, '일부'케이스에서 빨간 점상으로 bleeding이 되어, 치수노출이 되었음을 알아차릴 수가 있다.

우식이 너무 깊었거나, 치아를 과삭제하여 inlay를 제작할 경우 아래와 같은 컴플레인이 발생할 수 있다.
'인레이하고 나서 찬물에 시려요/뜨거운 물에 아파요/씹을 때 약간씩 아픈 느낌이 들어요'
이때는 환자에게 '엔도가능성'에 대해 설명이 안 되어있는 상태라면 섣불리 엔도에 들어갈 수도 없기 때문에, 교합조정 외에는 특별히 취할 수 있는 조치도 없으며, 몇 달간 환자의 아픈 증세만 지속되게 된다. 그 기간 동안의 여러분이 받을 지속적인 스트레스를 생각해 보라. 환자는 1주일 간격으로 계속 내원한다.

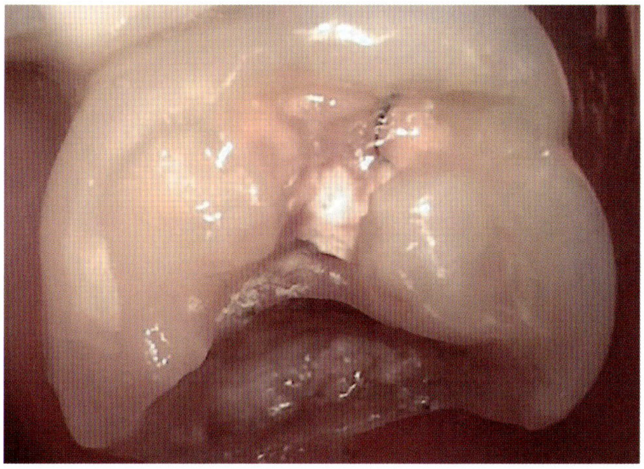

이렇게 깊게 prep이 되면 inlay시적시에도 환자는 칼에 베일정도의 깜짝 놀라는 통증을 느끼며, inlay세팅 후에도 몇 개월간은 치아의 불편감을 호소한다. 후에 엔도를 할 수도 있는 일이다.

<인레이에서 중요한 사항들>

여러분들은 이미 치과의사 국가고시 실기시험을 치르느라 인레이의 모양을 내며 깎는 것은 고수가 되어있을 것이다.(그러나 직접 보면 별로 그렇지도 않지만...)
그러나 임상에서 가장 중요한 것은, 인레이의 모양이 아니며, 과하지 않게(시리지 않게) 프렙해야하고, 시적시 잘 들어가야 하며(언더컷이 없어야), 그 후에도 깨지거나 떨어지지 않아야 한다(너무 얇지 않아야 하고, 마진이 떠서 cement washout이 일어나지 않아야)는 점이다.

구체적인 모양이나 이런것들은 기공소의 능력에 따라 커버가 될 수 있는 점도 많이 있다.
어떤 기공소는 굵게 prep을 하고 모양이 깔끔해야만 제작할 수 있는 반면, 어떤 기공소는 얇게 prep이 되고 모양이 복잡해도 제작이 가능하다.
타원에서 인레이를 한 케이스를 검진때 보면, 심지어는 proximal box가 아예없이 깍둑썰기가 된 경우도 많이 본다. 물론 이 경우는 '일부' 인레이가 탈락하기도 한다.

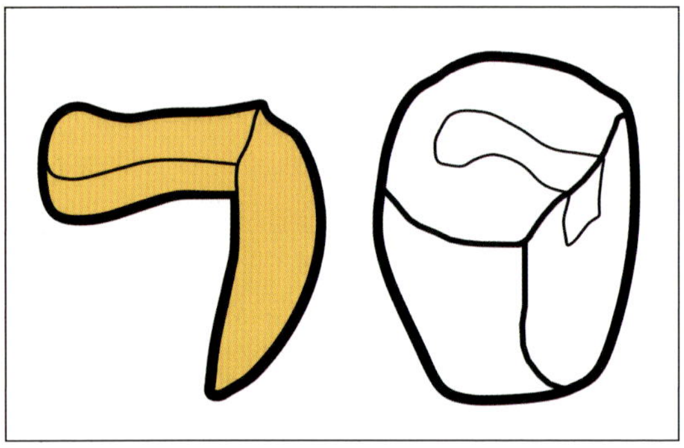

'깍둑썰기'로 prep된 inlay 모식도

인레이에서 가장 중요한 것은, divergent함이다.
인레이가 일단 와동내에 들어가려면, 교합면쪽으로 갈수록 넓어지게 프렙이 되어야 한다.
초심자들은 자신이 잡고 있는 bur가 얼마나 기울어졌는지 객관적으로 인지가 되기 힘들다.
자신이 제대로 divergent하게 prep하고 있다고 생각해도 convergent하게 하고 있을 수 있다. 이러면 언더컷이 생긴다. 언더컷은 반드시 없어야 한다. 모양을 아무리 잘 내어도 언더컷이 한 군데 있으면 그건 재프렙-재기공을 해야 하는 문제이다.
환자는 1주일이 더 소요되고 뭔가 잘못됐다는 고지를 들어 치과에 대한 신뢰가 떨어진다.

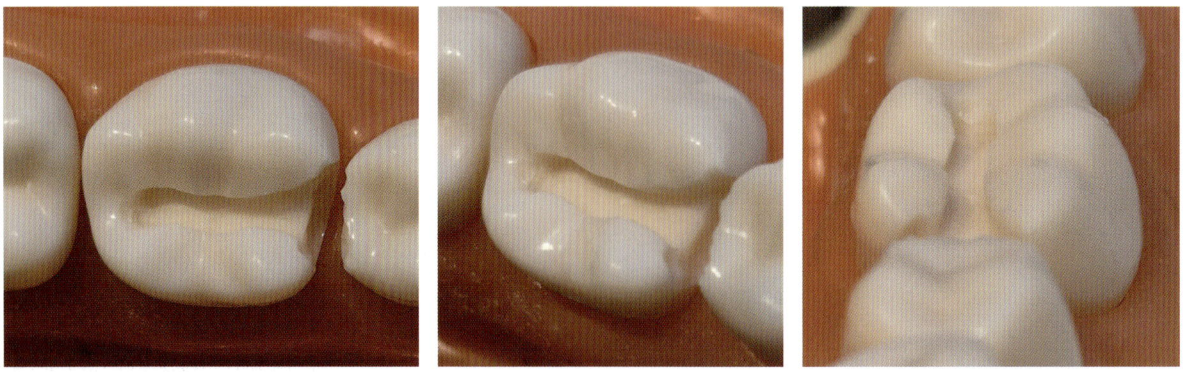

마치 아말감 와동처럼 convergent하게 프렙이 되었다. undercut부위에는 그림자가 진다.
proximal box부위도 언더컷으로 감춰진 부위가 보인다.

과하지 않게, 치질을 너무 많이 삭제하지 말라는 말은 위에서 했으니 넘어가겠다.
특히 proximal box의 폭을 너무 넓게 주지 않길 바란다. 이를 위해선 두꺼운 bur를 처음부터 사용하면 안된다. 얇은 inlay bur부터 사용해야 한다. 특히 M-D폭이 좁은 소구치의 proximal box를 두꺼운 inlay bur로 주었다가는 큰일 난다.

그리고 가끔 인레이 시적시 핀셋으로 누를 때 깨지는 경우가 있다.
그것은 인레이의 proximal box와 교합면 part의 연결부위가 얇아서 그렇다.
사람으로 치자면 '목 부위'인데, 다른 부위의 모양을 내는데 집중하느라, 이 '목 부위'의 두께와 깊이를 제대로 안 만들어주기가 쉽다. 이 부위를 그냥 '연결부위' 정도로만 치부하면, 당연히 신경을 덜 쓰게 되고 bur가 몇 번 밖에 안 지나간다. 이 부위를 특별히 더 신경 써서, 두세 번 정도 바닥의 깊이를 느끼면서 bur가 더 지나가주면 된다.
만일 너무 얇게 형성되었다면, 이미 본이 떠진 후라도 다시 재프렙하여 수정하라.
그것 20~30분 정도 더 걸린다고 그냥 보내면, 1주일 뒤에 기공물 시적할 때 깨져서 또 본뜨는 데의 30분과 기공되는 1주일의 기간이 더 걸리게 된다.

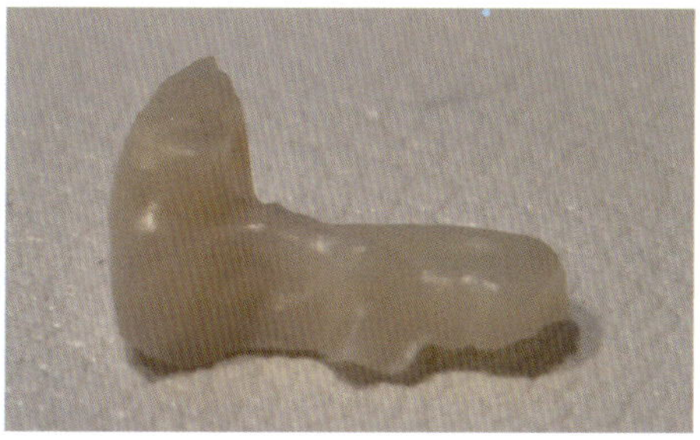

기공물 도착 시 사진. 인레이의 두께가 적절해 보인다.
특히, proximal box와 교합면 part가 이어지는 부분이 얇지 않아야 하는게 핵심이다.
그 부위의 파절이 가장 많이 일어난다.

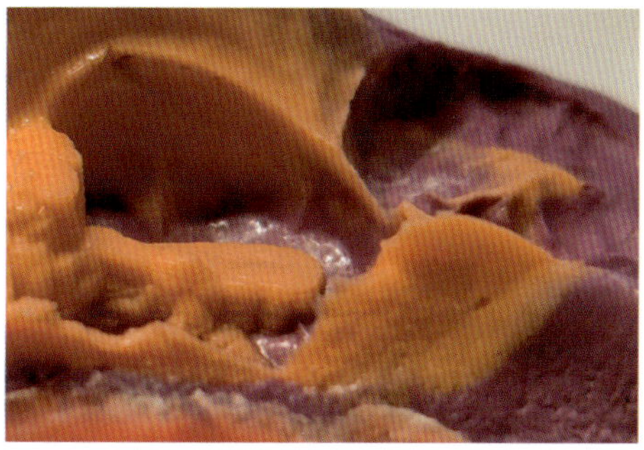

inlay prep후 인상을 떴을 때. 이렇게도 neck부위의 두께를 확인할 수 있다.

교합면의 두께자체가 얇아서 깨지는 경우도 있다. 이는 대합치와의 공간을 고려하지 못한 것으로서, 주로 소와열구부위가 원래 깊다는 것을 고려하지 못한 채 기존 소와열구의 높이와 똑같이 prep하기 때문이다.

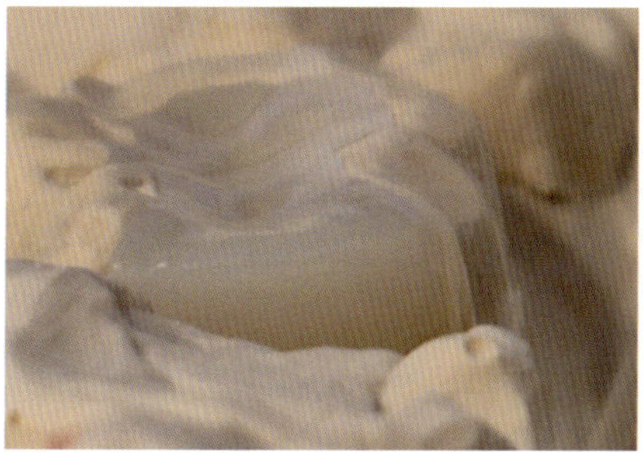

인레이 교합면상의 소와열구높이. 소와열구부위부터도 하방으로 1mm이상 두께가 나와야 한다.
즉, 기존의 소와열구부위보다 더 깊어지게 prep 해야 한다.

나는 적당히 많이 prep 했다고 생각해도, 실제로는 prep 하기전의 교합면 groove와 fossa의 깊이와 동일한 경우가 있다.
이런 경우 높이(공간)이 부족해서 기공소에서 기공을 할 수 없다는 통보를 받게 된다.

따라서 지금까지의 얘기들을 종합해 보면, 너무 깊게 prep하면 치수에 자극을 줄 수 있고, 너무 얇게 prep하면 제작이 안되거나 부러지므로, '적.당.히' 깊게 해야하는데, inlay prep의 가장 난해한 점은 바로 이점이라고 볼 수 있다.

따라서 인레이 prep후에는 wax나 rubber인상재로 bite를 떠보는 것이 좋다.

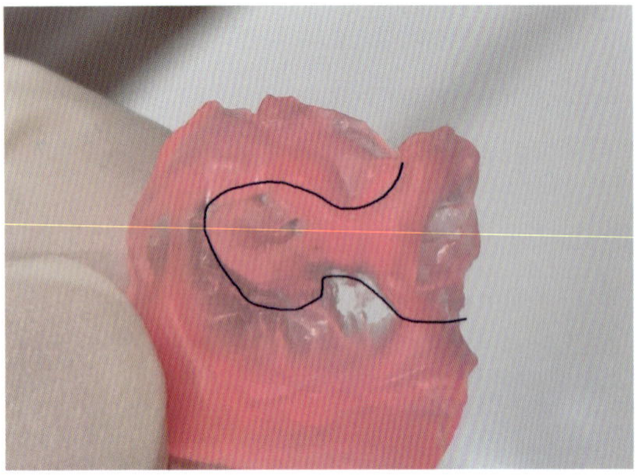

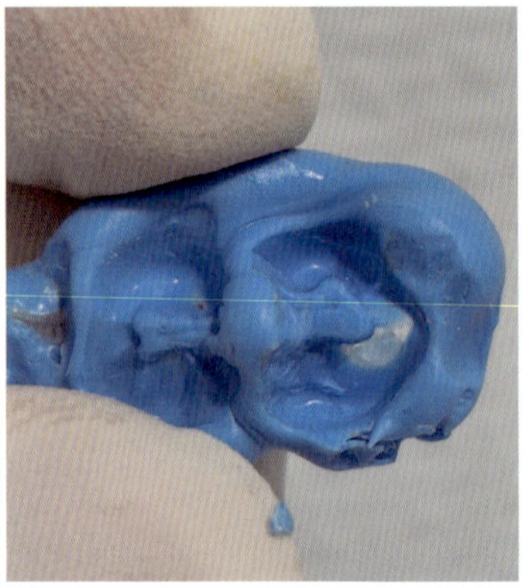

(좌) inlay prep후 wax bite로 대합치와의 공간을 확인해 보았다. 치아 중앙부 쪽에 찍힌 흔적이 있는데, 바로 대합치의 교두가 찍어내려 공간이 나오지 않는 상황이다. 전체적으로 두께가 충분한 것처럼 보여도, 이렇게 대합치의 교두가 비정상적인 위치에서 공간점유를 하고 있을 수 있다.
(우) rubber bite로 확인해 보았다. 찍힌 흔적 없이 두께가 적절해 보인다.

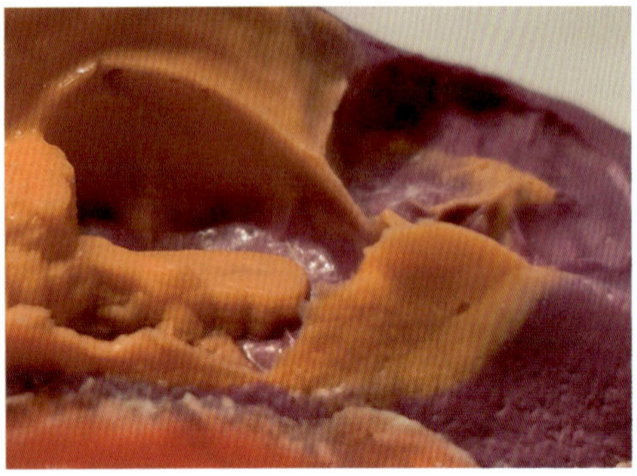

inlay prep후 인상을 떴을 때. 이렇게도 두께를 확인할 수 있다.

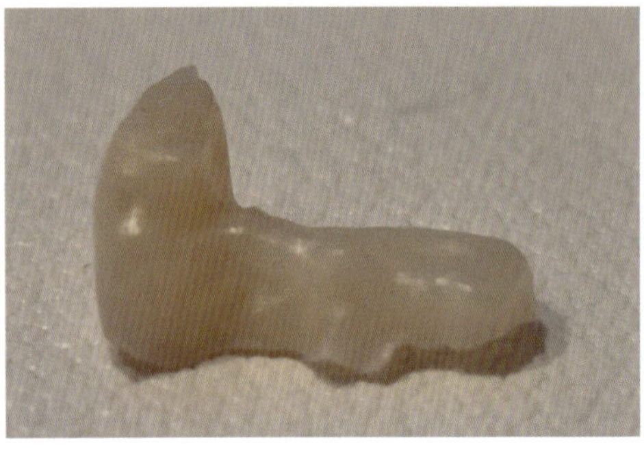

기공물 도착 시 사진. 인레이의 두께가 적절해 보인다. 특히, proximal box와 교합면 part가 이어지는 부분이 얇지 않아야 하는게 핵심이다.
그 부위의 파절이 가장 많이 일어난다.

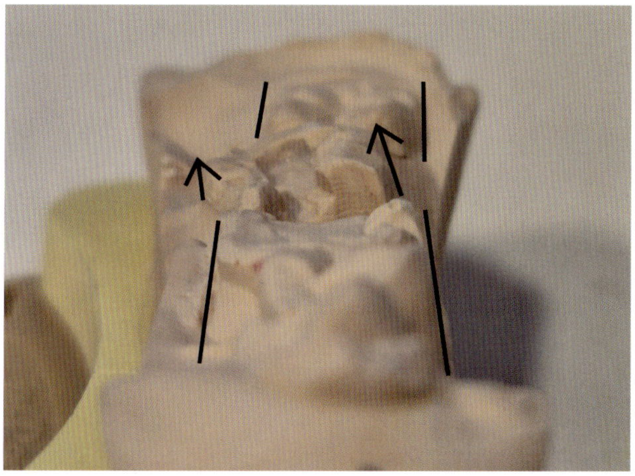

이런 경우 해당치아의 장축이 다른 치아들과 다르다. 설측경사되어 있는 치아로서, 이 경우 prep을 할 때,
와동의 바닥면도 설측으로 경사되도록 prep 해야 한다. 얼마나 어렵겠는가? 사람의 실제 치아는 항상 이상적이지 않다.

다른 상황으로는, 인레이를 제작해 왔는데, 세팅시 걸려서 들어가지가 않는 경우가 있다.
원인으로는 임시충전재(퀵스 등)가 옆치아와 contact이 안 일어나게 느슨하게 충전되어 있어서 인접치가 공간을 폐쇄하는 쪽으로 1주일간 이동하였을 수가 있고,
치아 이동문제가 아니라면, inlay prep을 할 때 margin부분이 날카롭고 울퉁불퉁하여 삽입-철거 시 이 부분이 장애물로 작용했을 수가 있다.

필자의 경우 주로 MO inlay보다는, 모양이 복잡한 MOD 또는 MODB/MODL inlay를 제작하였을 때 그런 경우가 더 많았다.
기공소에서 이 부분을 잘 보완하지 못한 채로 기공이 나왔을 수도 있는데, 일단은 기공소 만을 탓하지 말고, 원인이 다양하다는 것을 알고 분석해볼 필요가 있다.

인레이가 치아에 삽입이 안될 경우, 걸리는 부위가 인접면인지, 아니면 내면인지 확인하여 몇 번 bur로 조정을 시도해 볼 수 있지만, 어떤 경우는 bur로 조정해서는 수십 번 조정하여도 맞추는 것이 거의 불가능하고, 프렙시 와동의 모든 모서리 부분을 부드럽게 grinding하여 다시 impression하고 재기공을 해와야 한다.

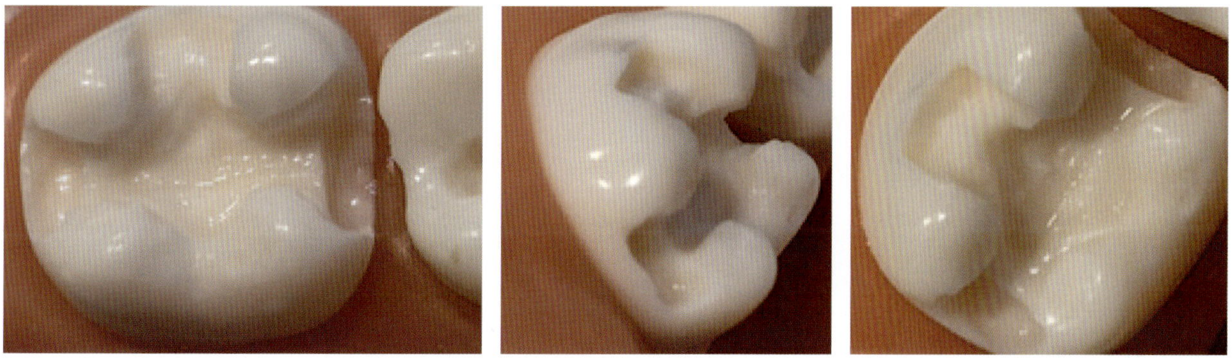

와동의 외연이 군데군데 날카롭고, 언더컷도 일부 있는 것이 보이는가?
이런 경우에서 세팅 시 걸려서 안 들어가는 경우가 많다.

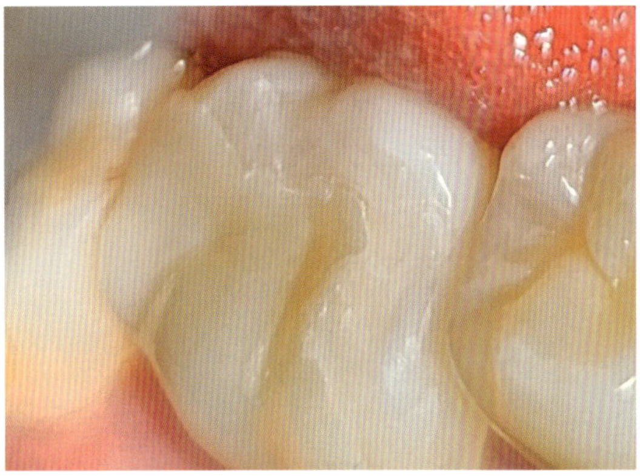

모양이 이상할수록, 그리고 zirconia inlay를 할수록 세팅 시 걸려서 안들어가는 경우가 많았다.
어떻게든 당일에 맞춰보려고 30분 넘게 조정을 하며 비슷하게 맞춰보아도 margin이 치아랑 딱 맞지 않는 모습이다.
margin이 안 맞으면 그 사이로 cement leakage가 일어난다.
이후 환자는 3개월뒤에 inlay가 떨어져서 재부착을 하였으며, 그 3일 뒤에 다시 떨어져서 재프렙-재기공을 하였다.

인레이에 관련된 추가 사항들

맞닿고 있는 치아에도 우식이 있을 수 있다. 이 부분은 레진으로 수복해 줄 수 있다.

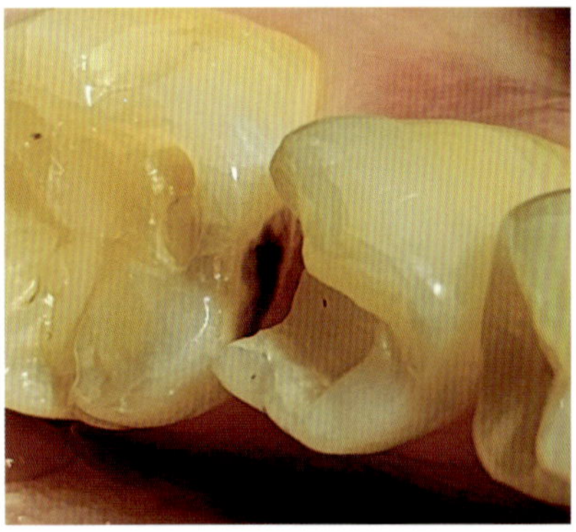

인레이프렙을 위해 인접면을 열어놓으니 그제서야 맞닿는면의 우식이 확인된다.
인접면을 열지 않았을 때 저 우식이 눈으로 보일지, 얼마만큼 보일 지를 한번 상상해보는게 좋다.

이렇게 생긴 인접면우식은 얼마나 깊을까? 또는 아예 깊이가 없을까?

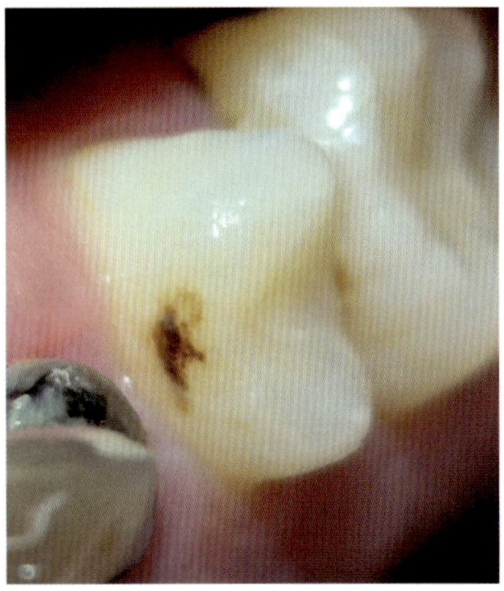

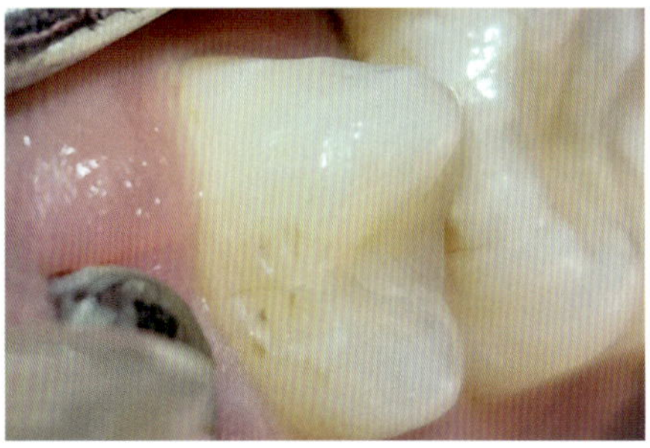

(좌) prep전 사진
(우) prep후 사진 – 거의 깊이가 없는 것을 볼 수 있다.

인레이 탈락 및 재부착 프로토콜

1) 내부 우식상태를 평가한다

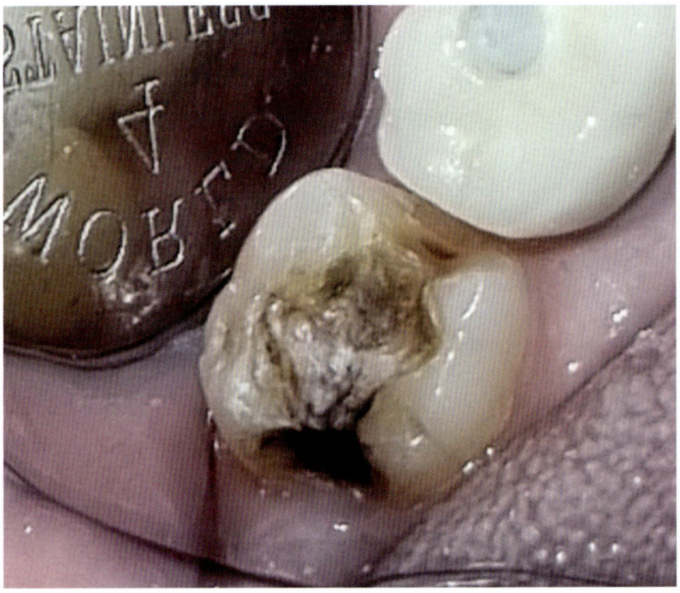

교합면 쪽은 그나마 괜찮아 보이지만, 인접면박스 쪽은 우식이 심해 보인다.

2) 우식이 있으면 환자가 그냥 붙이기를 원하는 경우, 후에 엔도가능성을 고지하고 붙인다.

2-1) 우식이 있으면 환자가 우식제거를 원하는 경우, inlay를 재프렙하든가 엔도 한다.

3) 우식이 없으면 보철물이 들어가는지 시적해 본다

4) 마진이 딱 맞으면 붙인다. 재탈락 가능성 고지하고 붙인다.
한번 떨어진 인레이는 계속 떨어진다(cement washout)

날짜	치아	기록
	5	진료 **보철물재부착** - *Z46.3 치과보철 장치의 부착 및 조..
		- 보철물재부착 with Luting Cement
2023-03-09	5	진료 **보철물재부착** - *Z46.3 치과보철 장치의 부착 및 조..
		- 보철물재부착
2023-02-03		진료 **처방전 발급** - *K04.7 동이 없는 근단주위농양../R12속쓰림
		< 원외 처방 :: 로도질 3일분 > - K04.7 동이 없는 근단주위농양, 치..
		- 로도질정_(1정) 외 2개 항목
2022-09-22		보철물 변형으로 탈락 가능성 설명드렸으나, 재부착 원하심
		진료 **보철물 변형으로 탈락 가능성..**
		메모 보철물 변형으로 탈락 가능성 설명드렸으나, 재부착 원하심
	5	진료 **보철물재부착** - *Z46.3 치과보철 장치의 부착 및 조..
		- 보철물재부착

한번떨어진 inlay는 주기적으로 다시 떨어진다. cement washout이 더 잘 발생한다.

4-1) 마진이 안맞는 경우가 있다. inlay를 재프렙한다.

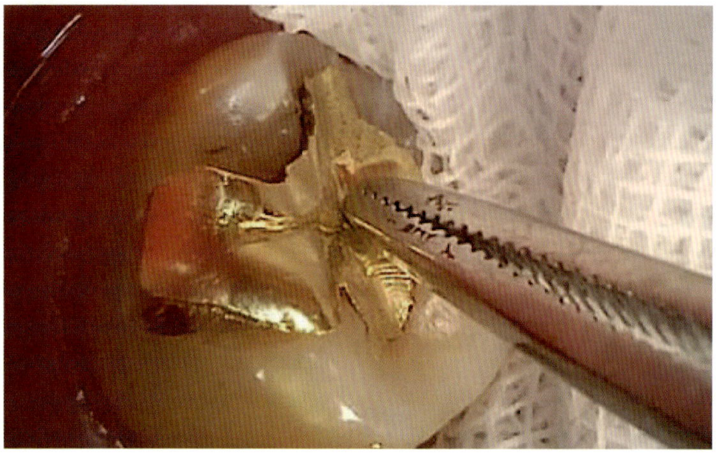

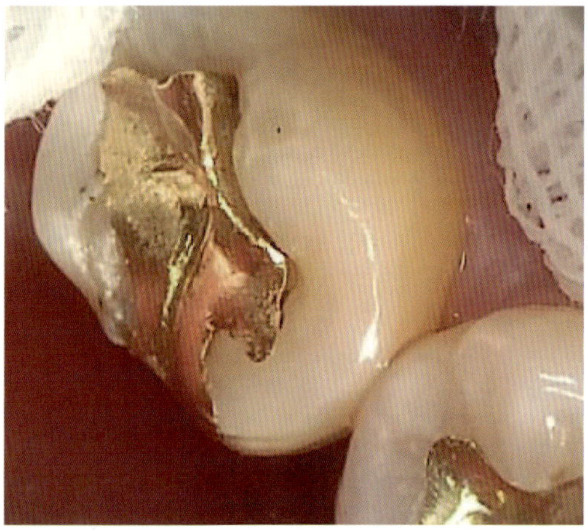

gold inlay가 휘어서 margin이 안 맞는 모습이다.

#초심자 전투력 상승 키트 4

- 애매하게 깊은 인접면우식은 엔도가능성을 언급하기
- 전체적으로 divergent하게 prep하기
- 교합면은 추후 인레이가 부러지지 않게
  적당한 깊이로 prep하기
- prep한 다음에 깊이가 적절한지 bite 떠서 확인해 보기
- 인접면 box를 두껍게 만들지 않기
  (얇은 bur에서 적당한 두께의 bur로 나아가기)

5) Buccal pit

이 부위는 방사선사진에서 마치 깊은 교합면 부위처럼 나타난다.
가끔 너무 깊은 수복물이 있는 것이 아닌가 깜짝 놀랄 때가 있는데, 그런 경우는 대부분 buccal pit의 수복물이 투영된 것에 불과하다.

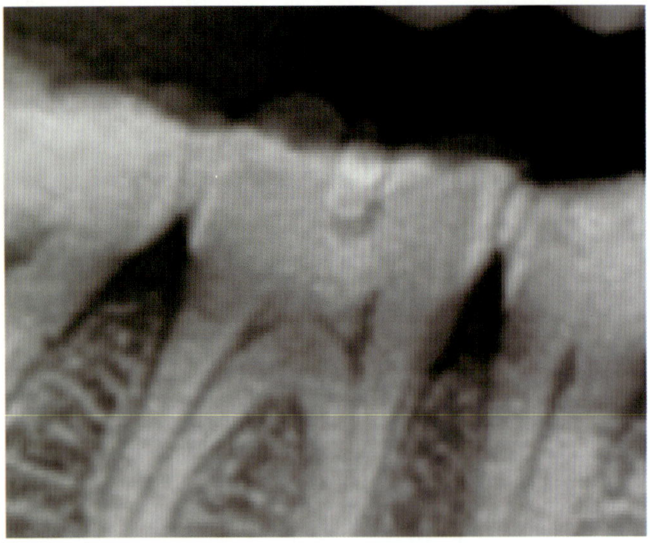

buccal pit 어딘가에 공극이 있는 모습이 저렇게 나타난다.

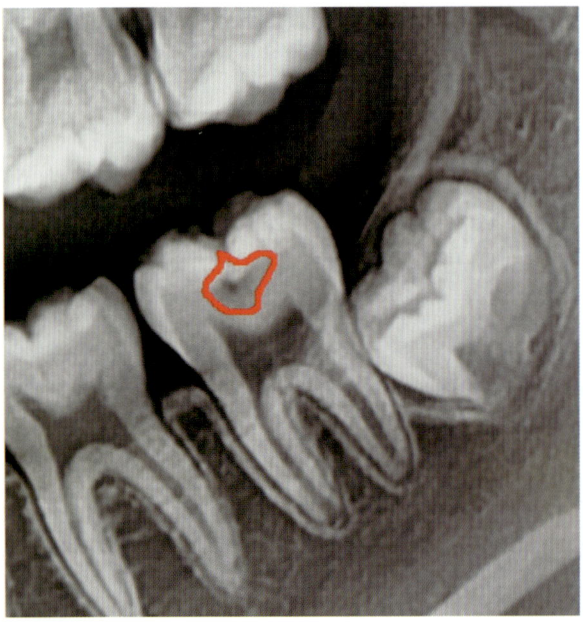

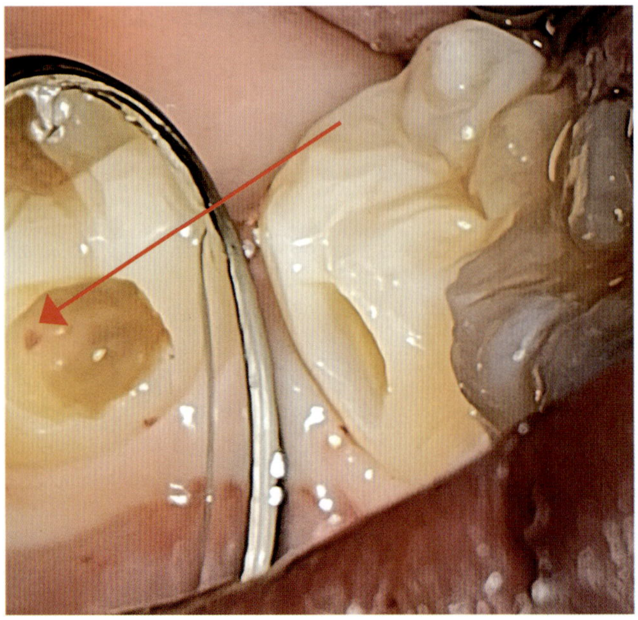

(좌) 빨간색 부위에 주목하라.
(우) 같은 부위이다. 저 부위에 우식이 있었고, 우식 제거 후 치수노출되었다(화살표)

이 부위의 우식은 양치를 잘 안 하는 초~중학생에게 종종 나타난다.
가끔은 교합면에는 실런트로 인해 우식이 없는데, buccal pit부위의 우식만으로도 치수노출이 되어 엔도를 하는 케이스가 생기기도 한다.

6) Cervical

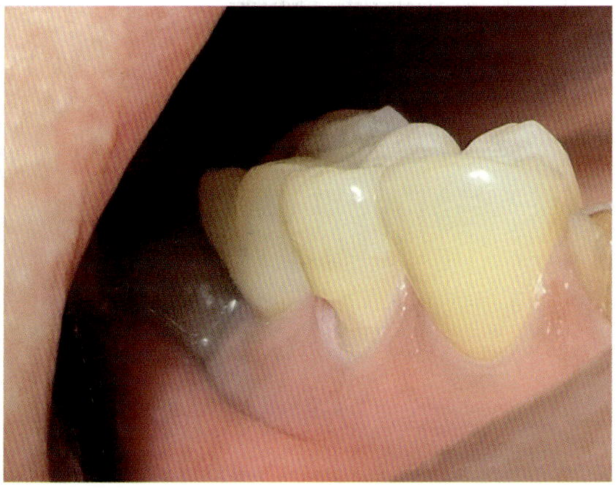
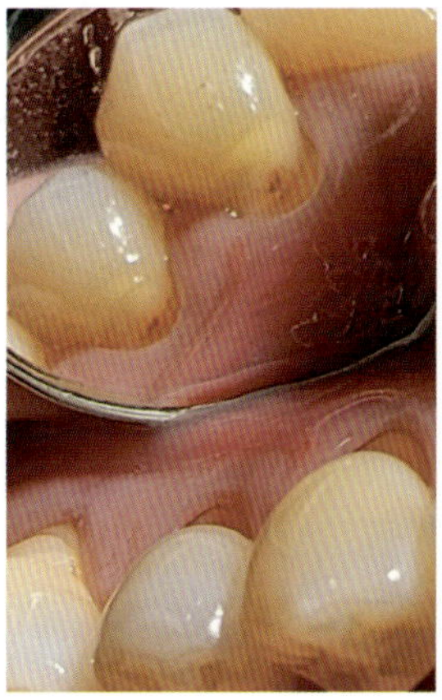
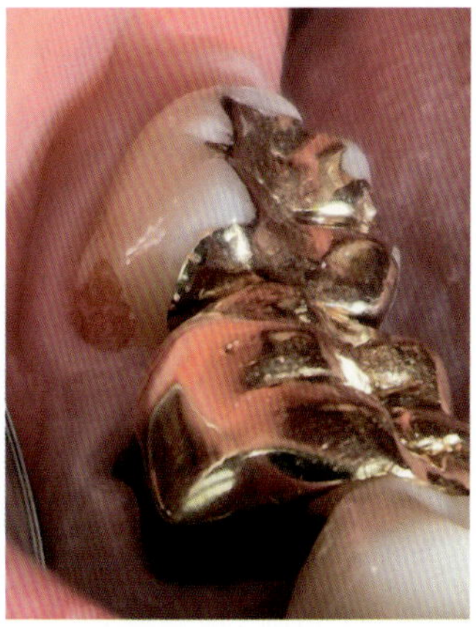

(좌) 일반적인 CA사진
(중) CA가 너무 심하여 치수가 드러난 사진
(우) 활발히 진행 중인 '푸석푸석한' 치경부 우식의 사진

CA의 경우 호발하는 컴플레인은 'CA를 했는데 떨어졌어요'이고, 치과의사면 누구나 안 떨어지게 하고 싶고, 환자면 누구나 잘 떨어진다고 생각하고 있을 것이다.
본인은 감사하게도, CA술식후 떨어졌다는 사례가 아직 없고, 주변 원장님들이 하신 것도 떨어진 것을 잘 보지 못했는데 observation하면서 다음과 같은 공통점을 발견하였다.

안 떨어지게 하는 CA술식

low speed bur로 석회화된 cervical 표면부위의 grinding을 잘해야 하며,
cervical부위에서 gingival bleeding이 날 경우 지혈을 잘 시키고 해야 한다.
bonding을 충분히 도포후 물기(용매-알콜성분)가 없이 완전히 건조시켜야 한다.
(본딩 후 피가닿거나 물기가 닿으면 얼마나 레진이 잘 떨어지는지 한번 확인해 볼 필요도 있다.
익스플로러로 찍으면 똑 떨어지고, Rubber로 폴리싱을 하면 똑 떨어진다. 그러면 전과정을 처음부터 다시 해야 한다. 지혈이 안되면 시간이 무한대로 걸릴 수 있다.)

그리고 처음 본 술식을 해보는 상황인 경우, 처음에는 flowable resin이 양옆으로 줄줄 흘러내릴 것이다. 이는 아직 flowable resin의 물성에 익숙해지지 않아 다룰 줄 모르기 때문이다.
끈끈해서 원하지 않는 곳에 들러붙는 동시에, 원하는 곳에서는 또 흘러내리는 이 '양면성'을 보이는 flowable resin에 이제 막, 익숙해져야 하는 단계인 것이다.
너무 상심하지 말고, 천천히 flowable resin과 친해지도록 하자. 가장 친해지기 좋은 기회가 바로 이 CA수복이다. 몇 번만 친하게 지내다 보면 금방 서로 마음의 문을 열 것이다.
치과의 모든 술식이 다 그렇다. 이것은 외과적이고, 항상 어떤 '재료'를 다뤄야하고, 짜야하고, 닦아야 하고, 쓸어내야 하고, 쪼개야 하고 벌려야 하고 그런 것이다. 마치 어린아이가 세상의 물건들을 처음만져보면서 '물질'이란 것을 배워가듯이 여러분들은 그 단계에 서있다.
마치 탕후루가게에 처음 취직하여, 과일주위에 그 끈끈한 설탕녹인 것을 처음 발라보는 것과 같다. 치과는 물성과의 싸움이다.

flowable resin을 짤 때, 너무 전체적인 모양을 한 번에 만들려고 하면 체류시간이 길어져서 그동안 쌓아올린 resin이 그대로 줄줄 흘러내린다.
그러나 몇 번만 해보면 flowable resin으로도 흘러내리지 않고 잘 만들어낼 수 있을 것이다.
처음 짜기 시작한지 늦어도 한 10초 정도부터는 큐어링이 시작되어야 한다. 그 이상은 계속 놔둘수록 줄줄 흘러내릴 것이다. 그러기 위해서는 처음엔 조금조금씩 짜면서 만들어가야 한다.
또한, cervical의 정 가운데 부위부터 도포하면 레진시린지에서 짜서 나오는 압력으로 인해 알아서 좌우로 퍼진다.

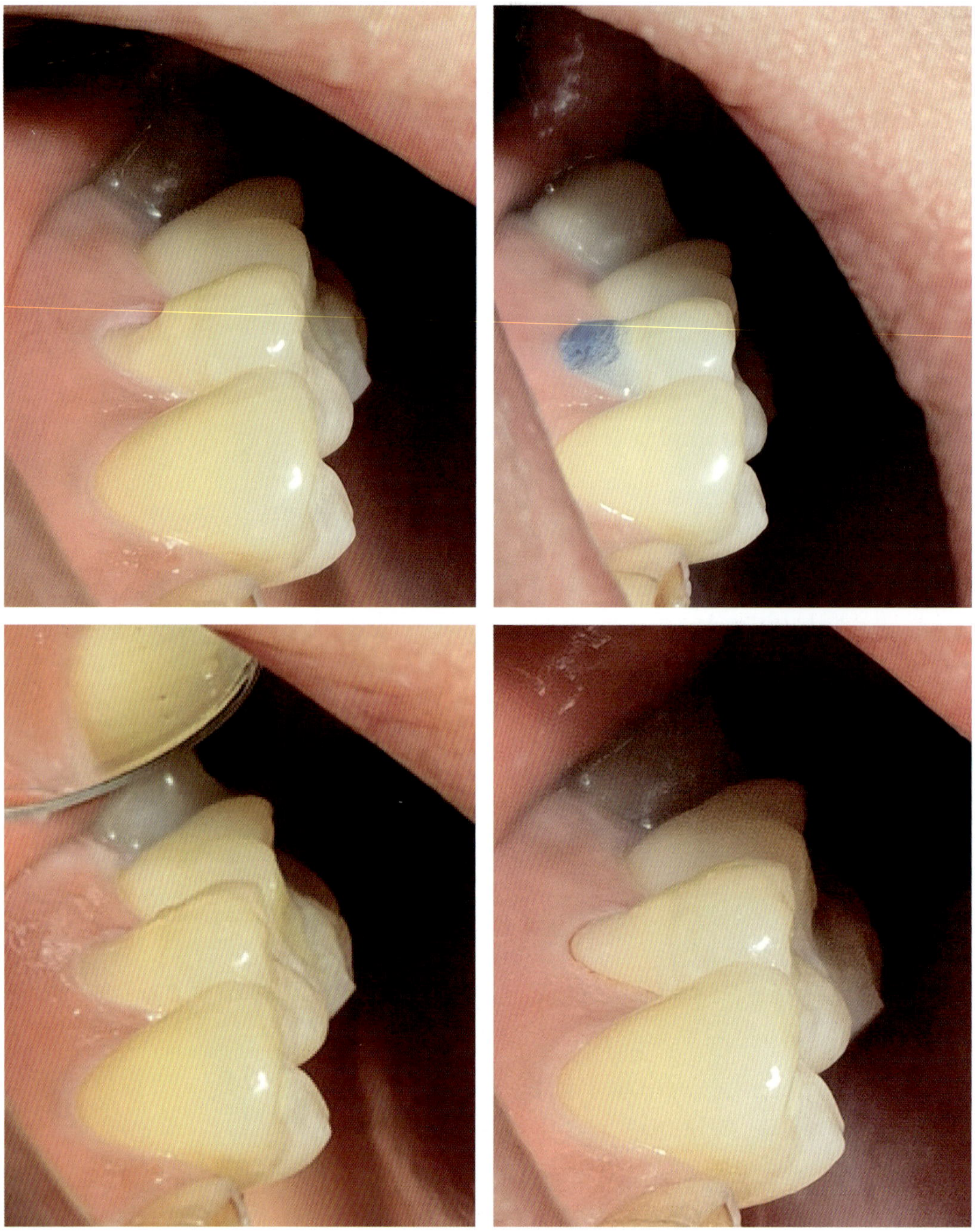

(좌측 위) 초기 상태의 사진
(우측 위) low speed round bur로 표면 grinding후, 에칭하고 있는 상태
(좌측 아래) flowable resin을 도포하고 중합한 상태(치은열구에 미세하게 레진이 덮여져 있다)
(우측 아래) 치은열구 주위로 resin을 trimming하고, 전체적인 polishing까지 마무리한 상태
(치은열구 주위로 아주 약간의 출혈이 보이는 것에 주목하라.)

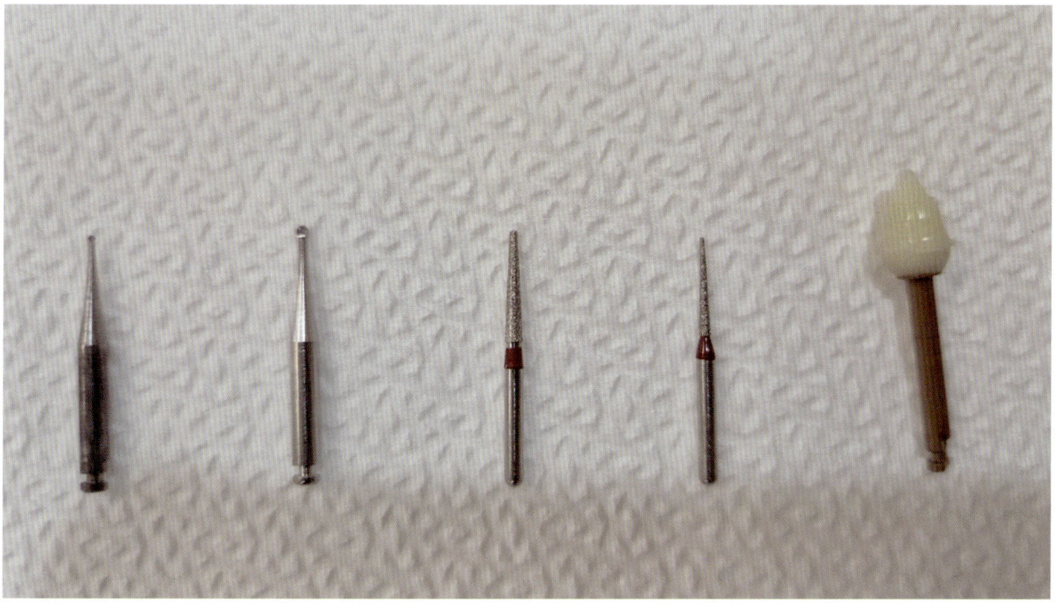

좌측부터 순서대로,
low speed round-bur(작은사이즈), low speed round-bur(중간사이즈), 다소 매끈한 빨간색 chamfer bur, 뾰족한 bur, 최종 polishing하는 rubber 재질의 point bur이다. 주로 이 순서대로 사용하며, 첫 번째와 두 번째 round bur 중에서는 적절한 사이즈 한 개정도만 사용하며, 웬만하면 작은 사이즈를 쓰는 게 치질을 덜 삭제하여 좋다.

polishing할 때는 대부분 뾰족한 bur로 마진을 한번 정리해 주는것에서 끝낼 텐데, 이렇게하면 뾰족 bur의 특성상 레진부위에 쉽게 박혀버린다.
또한 이 bur는 끝이 날카롭고 본래 목적이 절개하는 것이므로 환자가 턱을 조금만 움직이면 의도치 않게 치은을 잘라 버릴 수가 있다.
레진이 bur로 인해 파였다면 다시 레진을 올리지 않으면 방법이 없다. 뾰족 bur가 레진에 자주 박히고 조작이 미숙하다면, 빨간색 띠를 두르고 있는 조금 두껍고 매끈한 chamfer bur로 먼저 polishing 해 주는 것이 좋다. 이 버는 모양내기가 아주 좋고, 중요한 것은 레진에 박히지 않는다는 점이다.

*CA는 방사선사진상에서 보일까?

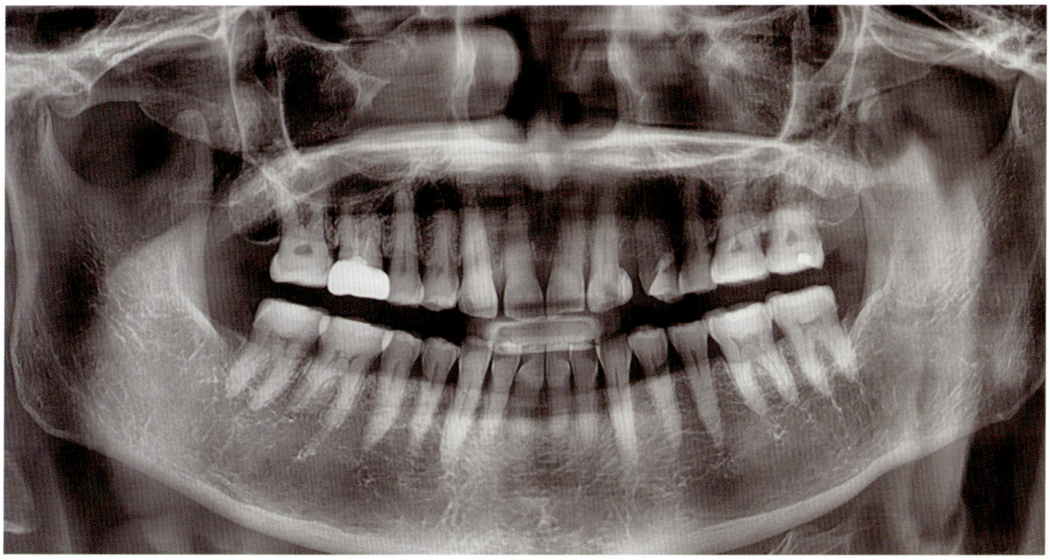

보인다. #34 치아의 경우 CA가 있는 치아이다.

*치수가 비춰 보일 정도로 깊게 파인 CA는 타진반응등을 통해 치수상태를 평가해 보고, 엔도를 해야 할 가능성이 있다. 타진반응이 없어도 엔도가능성을 고지하지 않고서는 수복하지 않는다.

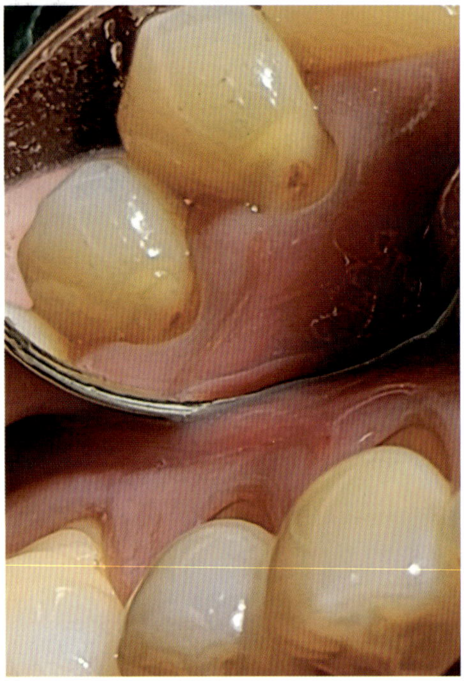

*CA수복물의 경우 많은 세미나들에서 가로양치질, 이악물기, 이갈이로 인해 소실되기가 쉽다고 말하고 있다.

*CA가 심하거나 치은퇴축이 심하면 모두가 시려할까?

아니다. 전혀 시려하지 않는 사람이 더 많다. 그런 사람들은 ca수복의 필요성을 잘 못 느끼고, 또 워낙 잘 떨어지는 부위다 보니 한번 수복하고 떨어져서 다시는 안 한다는 사람들이 꽤 많다.
환자가 실제로 시려하는 부위는 오히려 많이 파인 부위가 아니라, 최근의 잇몸 염증 및 치은퇴축으로 아주 약간 내려가 백악질이 드러난 부분인 경우가 많다. 이는 시린이치약 사용및 표면변화로 인해 후에 저절로 둔감해지기도 한다.
필자는 졸업 후 훈련소에서 제공하는 다소 빡빡한 칫솔모를 쓰자마자 일부치아에 치은퇴축이 온적이 있는데, 살짝 드러났을뿐인데도 양치 시 정말 저릿저릿하게 시렸던 경험이 있다.
치경부에 파인 것이 없고, 치은퇴축만으로 시린부위는 굳이 버로 prep하여 ca수복을 하지 말고, 지각과민처치제를 도포하면 된다. 단, 지각과민처치제 도포 후 경험상 약 6개월후면 그 효력이 떨어지는 경우를 많이 보긴 하였다.

*ca 수복후에 스케일링을 받은 환자는, 치경부가 다시 시리다.

검진을 위해 첫 내원 시. ca수복과 스케일링 치료계획이 나온 경우, 스케일링을 하면 피가나서 ca수복을 못하니까 ca수복 먼저하고 스케일링하고 집에 가는 경우가 있다.
그런데, 치석이 많고 치주가 안 좋은 경우 스케일링만으로 치은퇴축이 꽤 심하게 오는 경우가 있다. 이 경우 ca를 수복한 부위 이하로 치은이 퇴축되기 때문에 노출된 백악질의 부위만큼 다시 시리게 된다.

이런 복잡한 상황 속에서 환자는 다시 내원하여 '때웠는데 왜 시려요?'라고 물을 수 있고, 치과의료진도 지식이 없으면 내가 뭘 잘못 때웠나? 하고 수복한 부위를 다시 갈아내고 떼우는 등 쓸데없는 행위를 할 수가 있다. 치은퇴축된 부위만큼 지각과민 처치를 하면 끝날일이다.
이런 복잡한 상황을 안 만들기 위하여, 스케일링을 시행하고 다음 내원 시 CA수복을 하는 것이 좋다. ca의 하방마진도 분명하게 보이고, 술식시 염증치은으로인한 치은출혈도 덜하며, 부은잇몸이 없어서 cord를 꽂지 않아도 되고, 본딩을 도포할 때 치은퇴축된 부위까지 일부 확산되기 때문에 자연스레 코팅이 동시에 된다.
적어도 다음내원 시 '떼웠는데 시려요'라고 할 가능성은 거의 0%에 가깝다.

#초심자 전투력 상승 키트 5

- low speed round bur를 살살 사용하여 석회화된 cervical 표면을 grinding하기
- 피가 나면 보스민을 묻힌 코튼펠렛 등으로 지혈 잘 시키기
- 본딩을 발랐으면 air로 확실하게 건조시키기
- flowable resin을 짤 때 정 가운데 부위부터 짜서 좌우로 자연스레 퍼지게 하기
- 뾰족한 bur를 쓰기 전에 빨간색 띠의 매끈한 chamfer버로 첫 polishing 해보기

7) ETC...

입술 음영 하악 4-5번

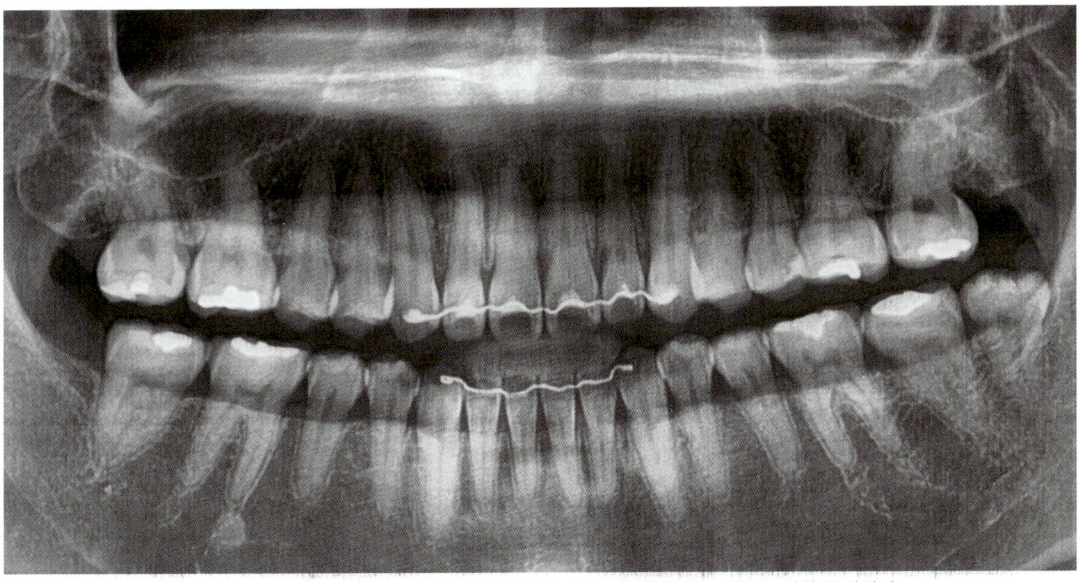

여기서의 #44번 치아의 mesial의 경우 우식이 아니다. 입을 벌리고 있는 상태의 '입구멍'으로 인한 음영이다.

약간 각진 방사선투과상들 – 파절일 가능성이 높다

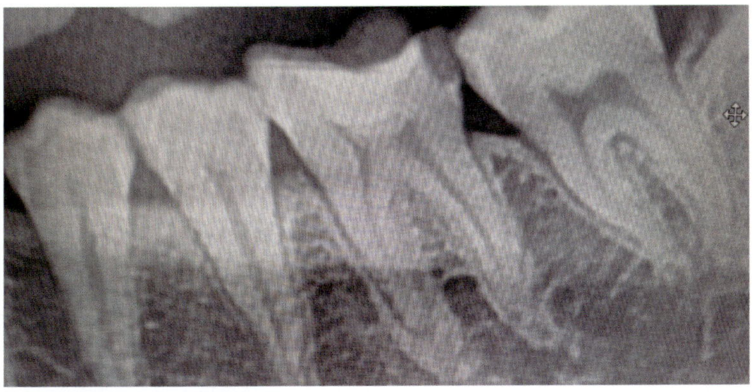

우식이 아니라 치아가 파절된 모습이다

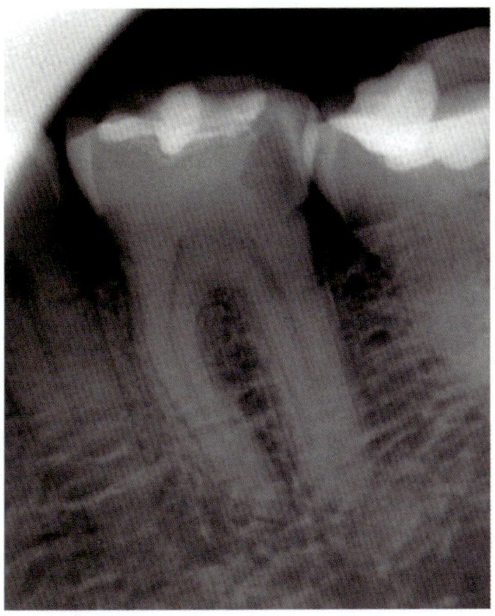

치아의 한쪽면이 사선으로 깨져나간 모습이다

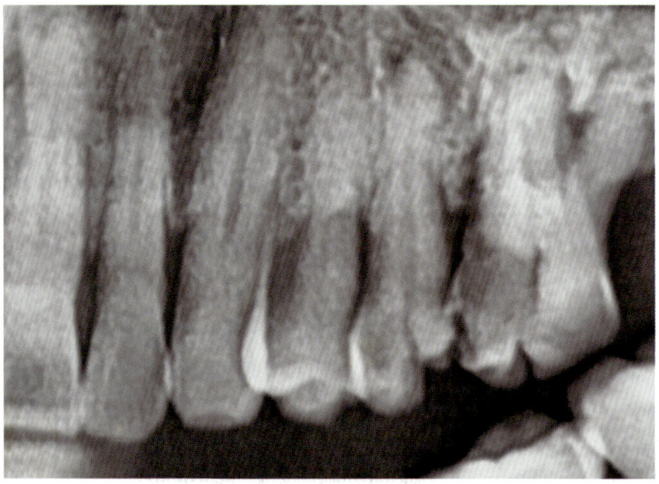

이 파노라마에서 #25, 26 치아는 치질이 소실되거나 우식이 있어 보인다. 아래 사진을 보자.

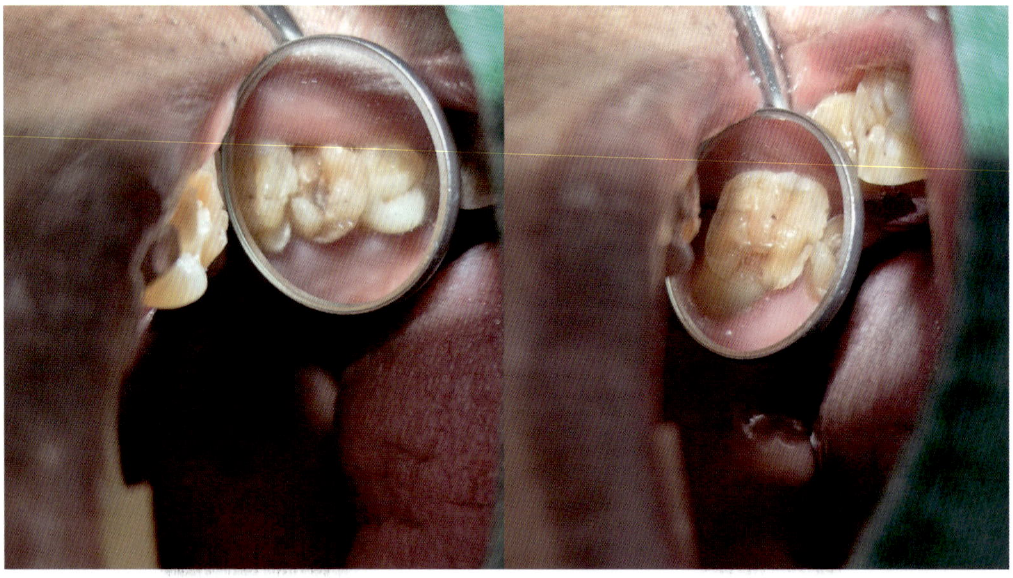

육안검사결과 파절부위였음을 알 수 있다.
(좌)#25번 치아의 distal쪽과 palatal쪽 면이 깨져나가 있고, 틈새로 약간의 우식이 침투하여 있다.
(우) #26번 치아의 mesial쪽과 palatal쪽 면이 깨져나가 있다.

크라운내부가 삭은모습

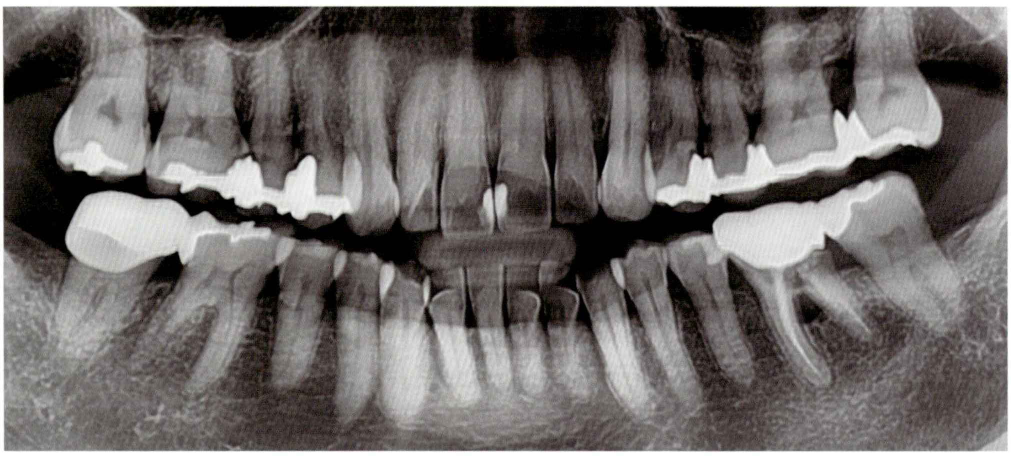

#36 치아의 치근부위가 뭔가 반투명하게 비쳐 보이면서 약간 더 어둡게 보인다. 치근전체가 삭아있다.
distal치근단 주위에 lesion도 잡혀있다. 이 치아를 발치할 때는 포셉으로 잡기만 하면 으스러진다.

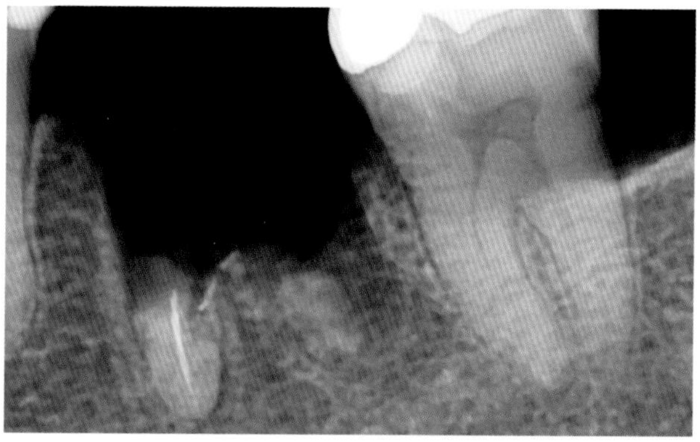

난발치중의 사진. 포셉이나 엘리베이터를 갖다 대면 치관부위가 바스라져 버렸다.
septum 쪽의 뼈를 갈아내려 가면서 발치를 완료하였다. 발치 완료 후 pus가 많이 흘러나왔다.

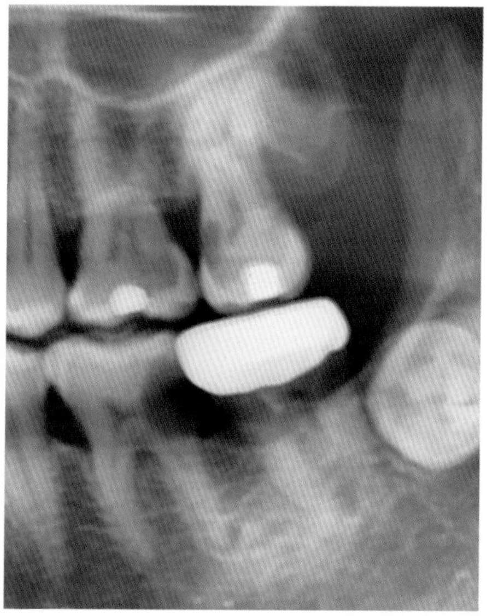

이 환자의 #47 치아도 완전히 삭아있었다. 거의 투명한 지경이다.
치질 전체가 우식에 이환된 것이다. 색감은 마치 절인 무와 같고, 질감은 마치 머핀 같은 질감이다.
어느 날 갑자기 밥 먹을 때 치관이 뚝 부러지며 으스러져 버릴 수 있는 치아이다.

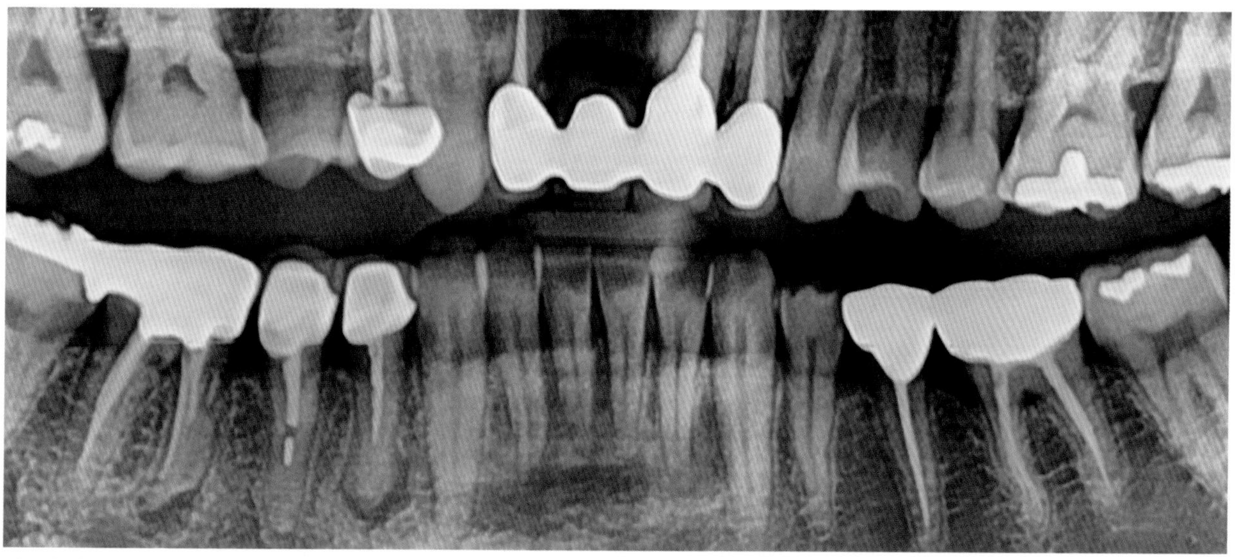

다음의 사진을 보자. #46 치아의 크라운 직하방 치근부위가 좀 반투명하고 새카맣게 보인다.
혹시나 잘못 봤을까 봐 반대쪽에 있는 #36치아와 비교하였더니 더 어두운 것이 맞는 것 같다.

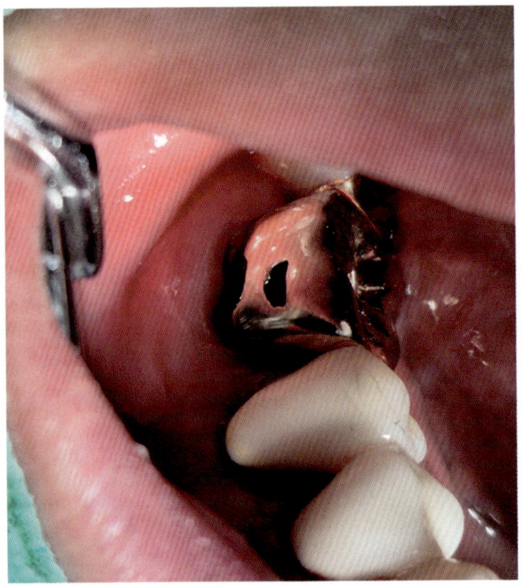

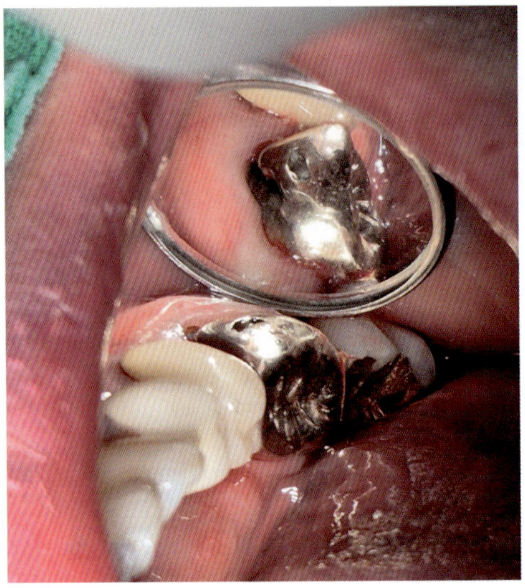

구내 확인결과 크라운 하방은 심하게 썩어있었다. 크라운에 구멍도 나있었다.
이런 경우, 크라운 내부로 음식이 끼기 때문에 우식은 더욱더 촉발된다.

양치질이 안 되는 치매환자의 우식진행속도

개인이 건강이 취약하고 양치질이 안될 때, 얼마나 빨리 치아가 썩을 수 있는지 보여주는 사진이다.

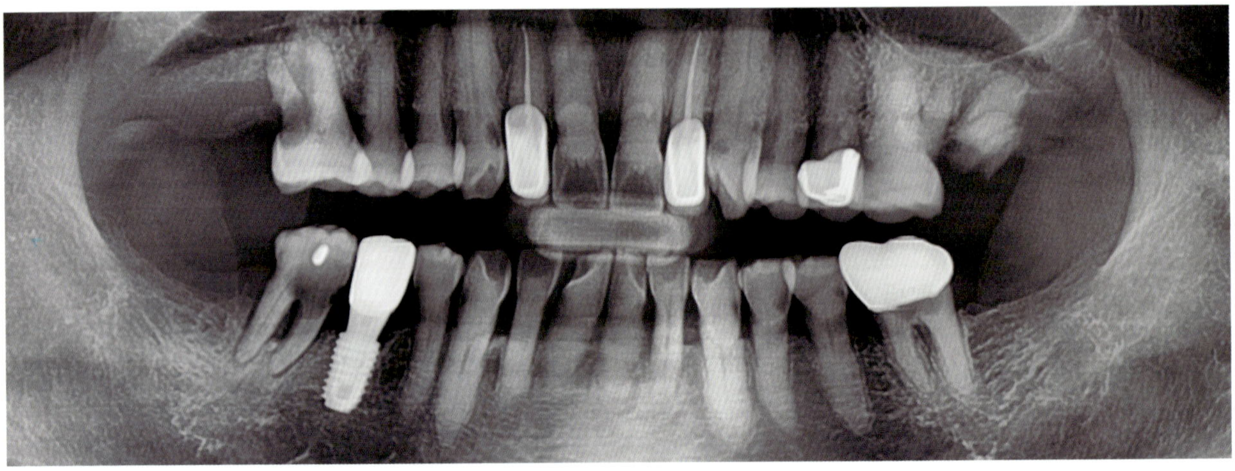

2년전의 사진이다.

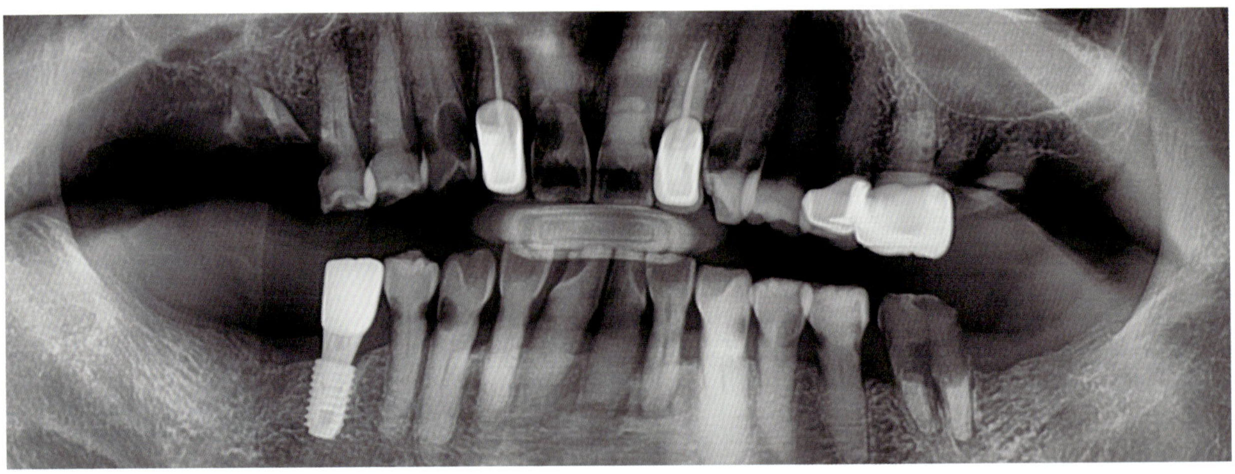

1년전의 사진이다.

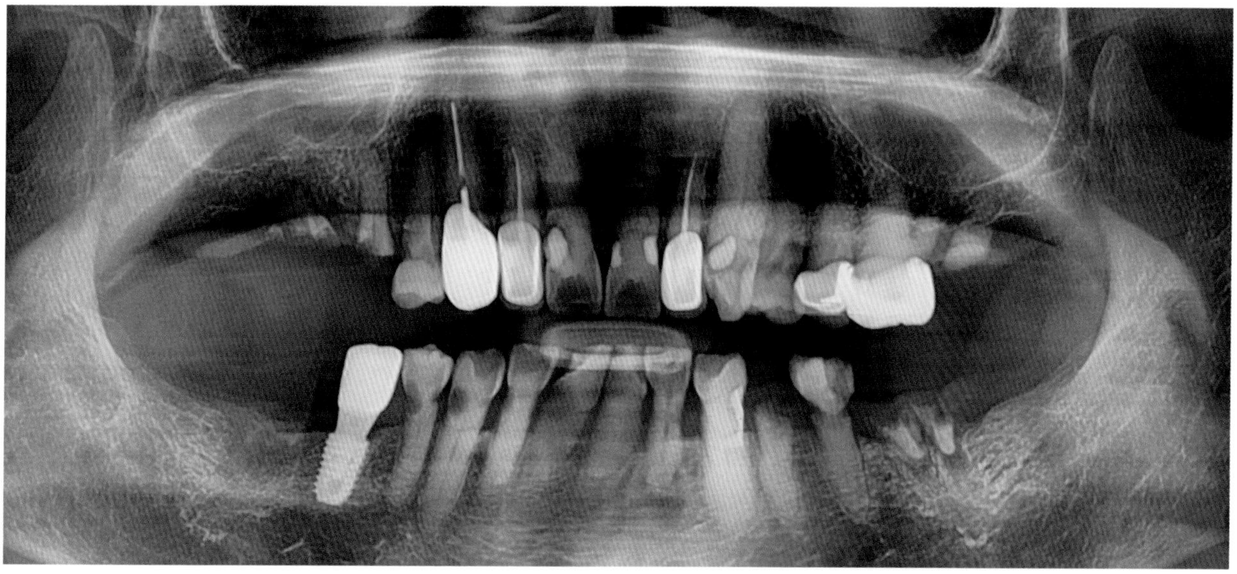

내원당시의 사진이다. 치과의사라면 잔존치근은 발치하고, 하악 우측 소구치부위의 저 큰 우식들을 어떻게 할 것인가 고민할 텐데,
환자 본인께서는 "다른 건 아프지도 않고 모르겠는데, #35 치아가 부러져서 때울 수(?) 없냐"고 내원하였다.
파노라마를 보고 진단하는 치과의사와, 자신이 느낄 수 있는 것은 '통증과 불편함'밖에 없는 환자의 인식은 이렇게도 차이가 심할 수 밖에 없다.

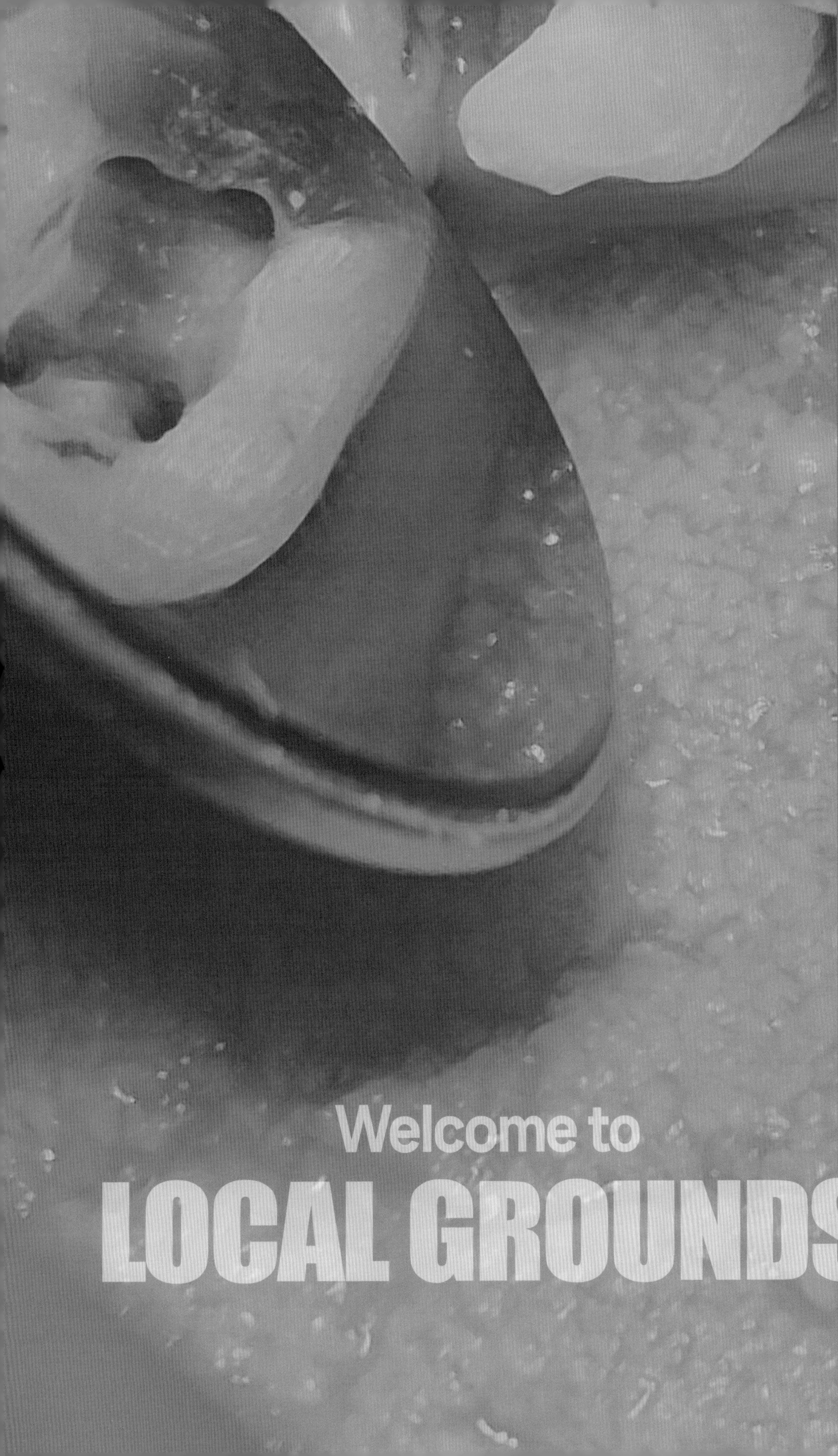

2편

Volume 2

Welcome to LOCAL GROUNDS

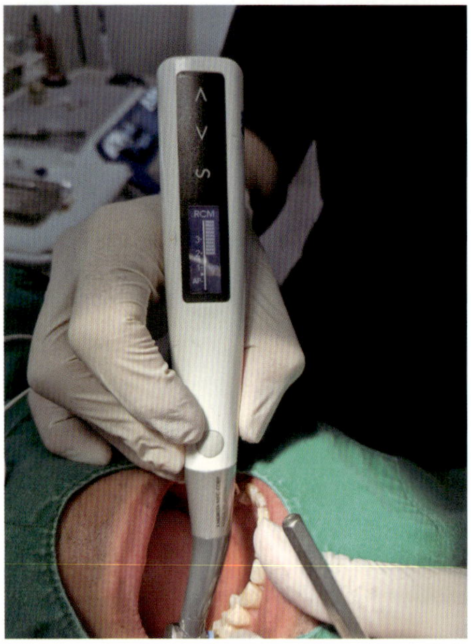

엔도를 어느 정도 할 줄 알게 된다는 것은 임상가로서 '중수'정도의 레벨로 들어가게 되는 것이다.
그전까지 치아의 법랑질, 상아질등 겉면에서만 우식을 제거하고, 레진으로 떼워보는 '치아의 겉면의 물성'에 익숙해져 있었다면, 이제는 '치아의 내부의 물성'에 익숙해지는 단계이다.
다시 말해 머리위주의 숙달보다는, 정말 손으로 느끼고 눈으로 보면서 숙달시키는 그런 'physical'한 영역이다.
치수천정-치수강-근관입구-근관내부-치근단 및 그 외부 까지를 촉각으로 익혀나가는, 완전히 새로운 영역이다.
다시 말해 육지에서 F1레이싱을 하던 사람이, 심해에서 잠수정끼리의 전투에 투입되었다고 봐도 될 상황이다.

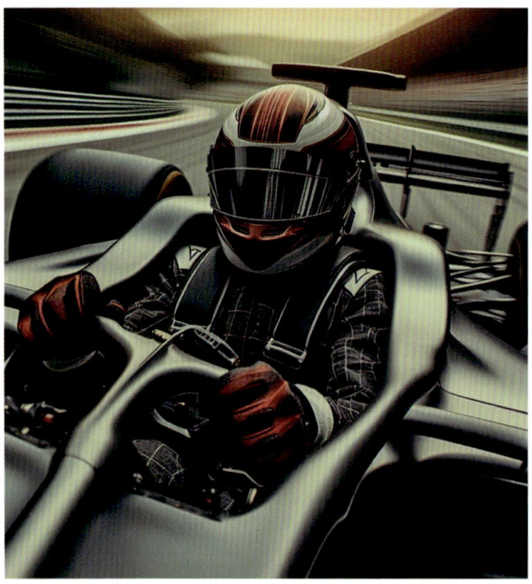

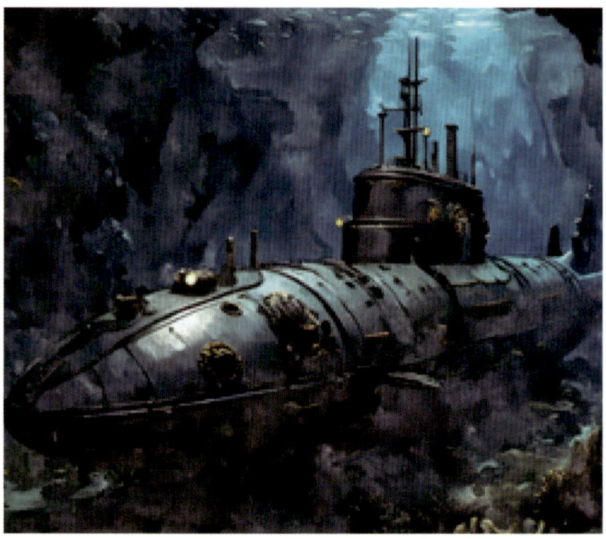

단시간 내에는 절대 숙달될 수 없는 영역이며, 보존과에서는 그것을 위해 3년이나 수련과정을 거치지 않는가? 임상경력이 10년이 넘으신 분들도 엔도로 인해 맨날 고민하시고 있다.
그러나, 다들하는 것이지 않는가? 아무리 초년차라도, 내가 할 수 있는 영역은 반드시 있게 마련이다.
일단은 발치된 치아들로 몇 번 연습하여 시각적인 공부와 촉각적인 공부를 해봐야 된다.

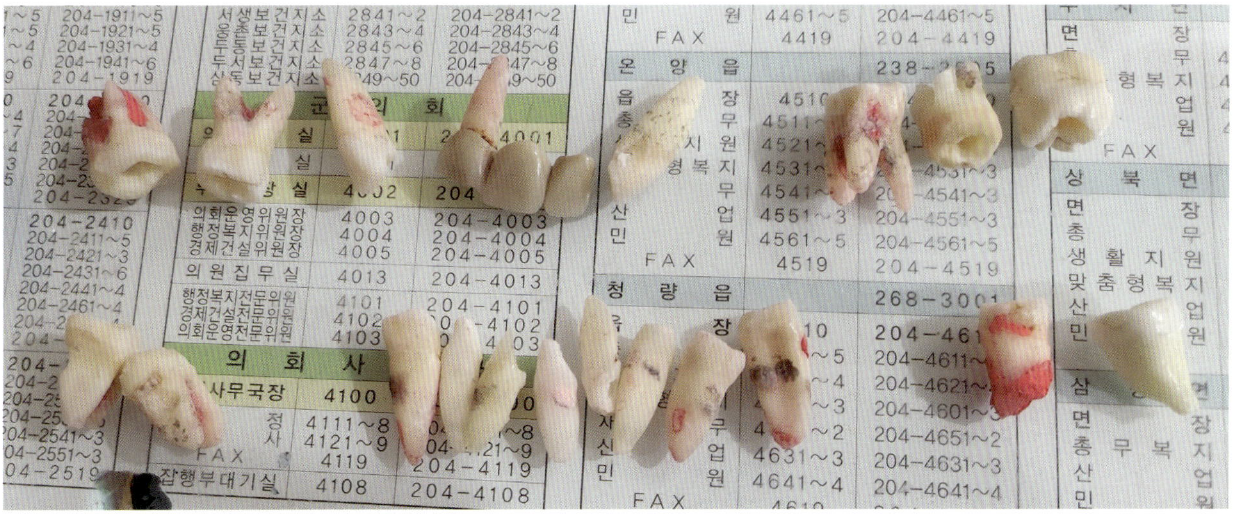

필자가 공보의시절 발거된 자연치아로 엔도를 연습해 봤던 것을 파노라마형식으로 모아보았다.

세미나는 핸즈온이 포함된 세미나로 최대한 많이 들어보길 권장한다. 최소 3개 이상은 들어볼 것을 권장드린다.
엔도라는 영역의 지식이 너무 방대하므로, 한가지 세미나로는 채울 수 없기 마련이다. 강사마다 추구하는 스타일도 천차만별이다. 그런 것들을 서로 비교대조하면서, 그중에서 공통적으로 강조되는 면을 찾아낸다면 그것이 바로 엔도의 최고 핵심내용이 될 것이다.
그리고 여러분들이 앞으로 계속 엔도를 하게 될 것이고 엔도로 평가를 받을 것이기 때문에 그 모든 세미나에 들어간 비용은 충분히 건지고도 남는다.

1)엔도를 해야하는가에 대한 진단

우식이 치수에 닿아있거나, 근접하게 깊다면 그 자체로 엔도 진단을 함에 큰 무리가 없다.

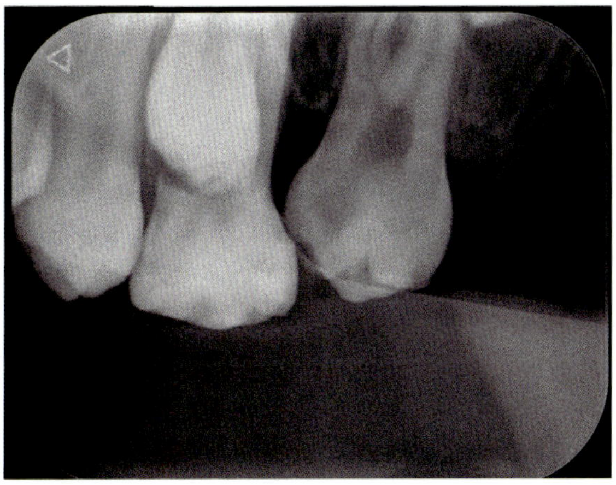

위의 최후방 치아의 경우 엔도로 진단해도 무리가 없다.

이것을 pulp capping을 하고 때운다든가, pulpotomy를 한다든가 하여 전체 발수를 하지 않고도 살릴 수 있는 방법이 있을 수도 있지만, 그것은 진단능력이 세분화되고 체계화된 임상가들이 정확한 진단과 예후에 대한 충분한 설명을 바탕으로 할 수 있는 영역이지, 초심자가 할 수 있는 것은 아니다.
초심자가 섣불리 그런 진단을 하여 치료를 할 경우, 후에 치수염이 발생하여, 환자로부터 극심하고도 정당한 컴플레인에 휘말릴 수 있다.

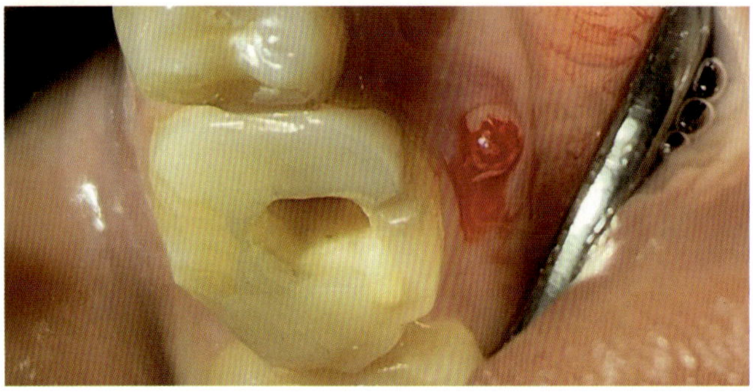
후에 endo-origin lesion이 잡혀올 수 있다

방사선사진상 우식의 깊이만으로도 엔도진단을 내리는데 무리가 없긴 하지만, 엔도진단에 확신을 더하기 위하여 몇가지 검사와 질문을 더 해봐야한다.

일단, 타진검사를 해본다. 타진 시 양성반응을 확인해 본다.
이때, 필자는 옆에 있는 멀쩡한 치아를 미리 한번 타진한 다음, 아무 불편감이 없는 그 상태를 기준점으로 삼는다. 처음부터 아픈 치아를 타진하면 그것이 얼마나 아픈 것인지 알 길이 없다.
타진은 세기가 중요한데, 약간 힘주어 두드리면 안 아플 치아가 없고, 특히 이갈이나 이 악물기 등에 의해 혹사된 치아는 치수가 과민해져 있는 상태기 때문에, 타진에 심한 반응을 나타낸다.
정말 치아가 아플 때는 일상적인 mirror로 하는 타진의 세기만으로도 망치로 때리는 정도의 통증을 느낄 수 있으므로 조심한다. 보통의 평균적인 치수감염상태에서는 옆 치아와는 다른 약간의 불편감 정도를 호소한다.
그래서 EPT검사가 추천되기는 하나, 치수괴사와 그렇지 않은 상태를 감별하는데 주로 도움이 될 뿐, 치수염의 상태를 진단하는 데에는 초심자에게 오히려 더 어렵다.

또한, 자발적인 통증이 있었는지 질문을 해본다. 필자가 경험한 바로는 치수염으로 인해 자발통을 느끼는 분들은 극히 드물다. 필자의 생각으로는 자발통은 감염의 후기에 나타나며, 일시적으로 나타나다가 치수가 괴사하는 것 같다. 대부분의 엔도 환자는 자발통이 나타나기 전, 찬/더운 자극에 의한 통증이 들 때 내원한다. 뭔가 이상하기 시작할 때 바로 내원을 하니까 그런듯하다.
그런데 어떤 경우는 찬/더운 자극에 통증이 그다지 뚜렷하지 않은데 단순히 씹을 때 아프다는 케이스도 있고 각양각색이다.

여러분들은 이미 찬물에 시림(자극에 의한 통증)-> 더운물에 아픔(자극에 의한 통증)-> 자발통이 일어남-> 치수괴사하여 통증이 없어짐 이라는 치수염의 대략적인 진행단계를 배운바 있다.
우식이 크기적으로 치수를 삼켜버릴만큼 크고, 와동이 이미 폭탄을 맞은 것처럼 개방되었는데도 타진검사에 반응이 없고 안 아프다는 분들도 있다. 이런 환자분들은 과거에 아픈적이 있으시냐고 물어보면 기억은 잘 안나는데 아픈 적이 있다고 한다. 바로 치수가 괴사되어 현재 통증이 없는 케이스이다.

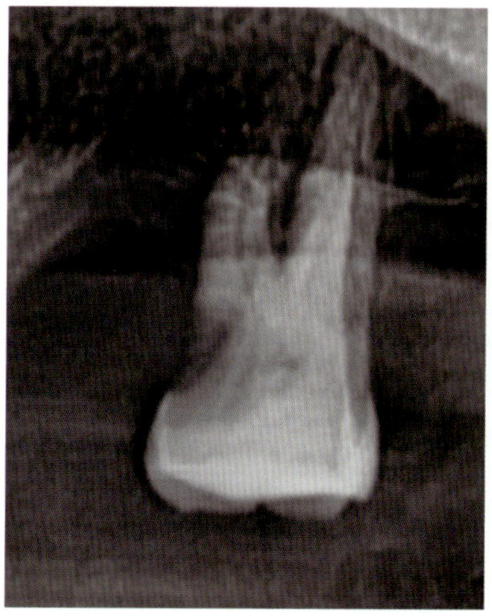
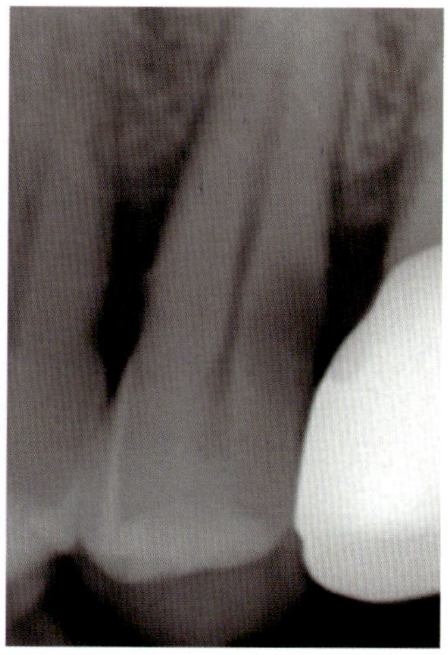

(좌) 환자는 이 상태에서도 통증이 없었다.
(우) 완전히 치수침범을 하진 않아보이지만, 환자는 '뭔가 이상한 느낌'을 호소하며 내원하였다.

엔도를 하지 않고 발치를 해야하는 경우도 있다.

이런 경우 우식이 너무 커서 치관이 거의 소실되었거나, 골 높이 까지 치은연하로 우식이 많이 진행되어 치근의 furcation근처까지 침범하였거나, apical lesion이 너무크고 심하여 endo-perio 복합병소의 지경까지 이르렀을 때 엔도보다는 발치를 진단해야 한다.

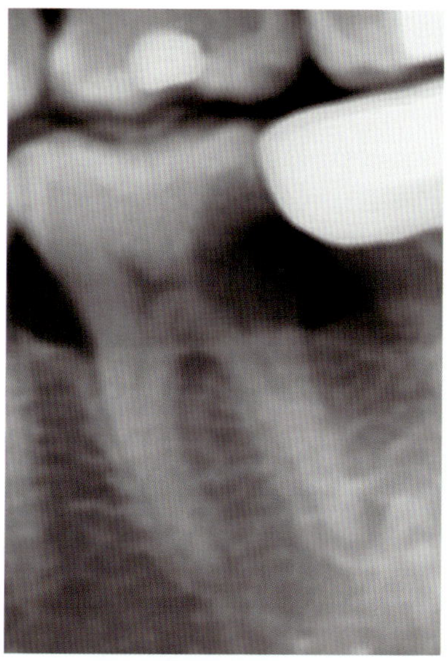
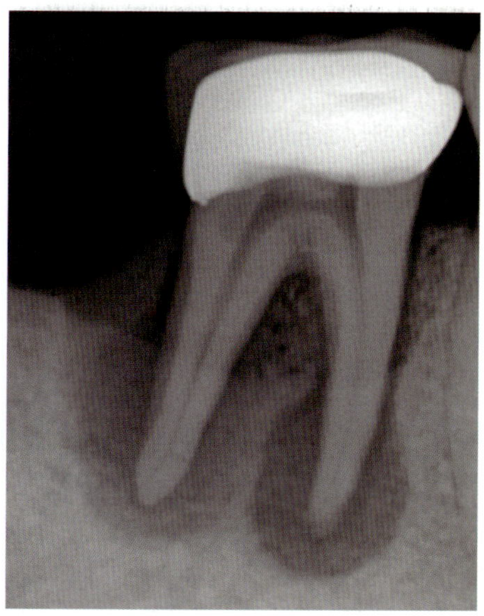

(좌) 이 치아의 예후를 100% 보장하기 위하여는 엔도보다는 발치를 해야 한다.
(우) 이 치아는 엔도보다 발치하는게 좋다.

또는 '내가 치아를 살리기는 무리다'라고 생각되면 대학병원으로 진단을 위해 refer를 보내는 것도 좋다. '발치 가능성'을 고지하지 않고, 치아를 살릴 수 있다고 섣불리 엔도-크라운을 진행하였다가, 크라운이 부러져버리는 경우, 우식이 재발하여 치아가 붕괴되는 경우, apical lesion이 줄어들지 않는 경우, 추후 치주로 인한 통증이 생기고 발치를 해야하는데, 임플란트를 식립해 주고 그 비용에서 차감할 수 없는 경우, '이 치아에 왜 엔도-크라운을 했느냐'라는 심각한 컴플레인에 휘말릴 수 있다.

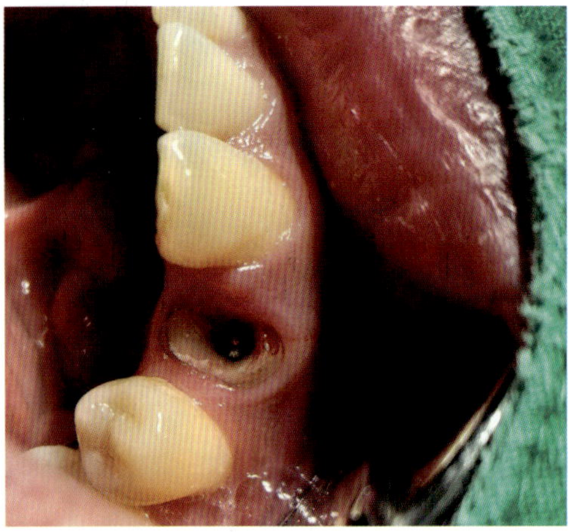

잔존치질이 부족하여 엔도-크라운 후 부러진 치아

아니, 컴플레인 정도가 아니라 심지어는 멀쩡한 치아를 신경치료 해서 못쓰게 해놨다는 소리까지 들을 수 있다.
'발치 가능성'을 고지하고, 환자가 살리기를 원해서 살리는 것이면 문제 될 일이 없다.
그런데 '발치 가능성'을 본인도 모르고, 고지도 하지않고, 환자가 살리기를 딱히 원하지도 않는데 살리라고 권고하여 에너지와 시간을 마구 쓴 뒤에 발치해야 되는 상황은 정말 최악의 경우이다.
이렇게 된 데에는 두가지 원인이 있다.
첫 번째는 치과의사가 위험요인을 발견하지 못하고, 그로 인해 예후를 예측하지 못하고 치료를 진행해서 그럴 수 있고, 두 번째는 환자의 의사를 묻지 않고, 치아를 살려주겠다는 본인의 마음의 소리에 이끌려 치료를 진행한 경우이다.
이는 '착하고 소통능력이 부족한' 치과의사에서 일어나기 쉬운 일인데, 대부분의 치과의사는 착실하고 대부분의 시간을 혼자서 공부하며 살아왔으므로, 주의를 기울여야 한다.

또한 애초에 크랙이 치근에 깊게 진행된 케이스를 엔도-크라운 했을 경우, 크랙은 차차 apical부위까지 퍼져 치주염과 통증을 불러와 금방 발치를 해야 할 수 있다.

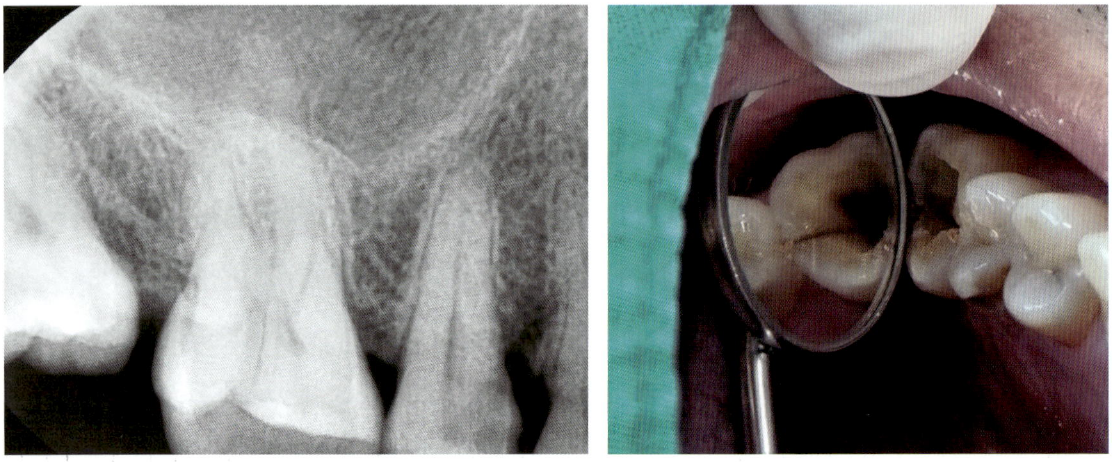

#16 치아가 반으로 금간 것을 보라. 이 치아는 다음 내원 시에 이미 파절되어 두동강이 나 심하게 흔들렸다.

크랙으로 파절된 치아는 발치할 때도 난발치가 된다.

크랙은 얕을 경우에만 엔도-크라운으로 치료를 해야 하며, ppd나 방사선검사를 해보아 apical

가까이 깊이 금이 가있는 경우는 발치를 해야지 엔도-크라운을 하면 안될 것이다.

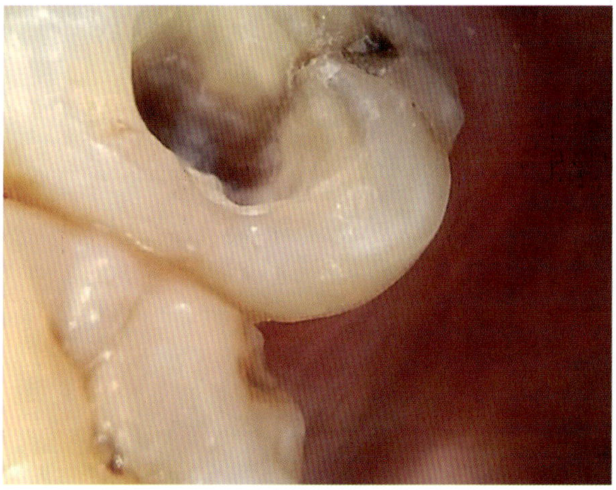
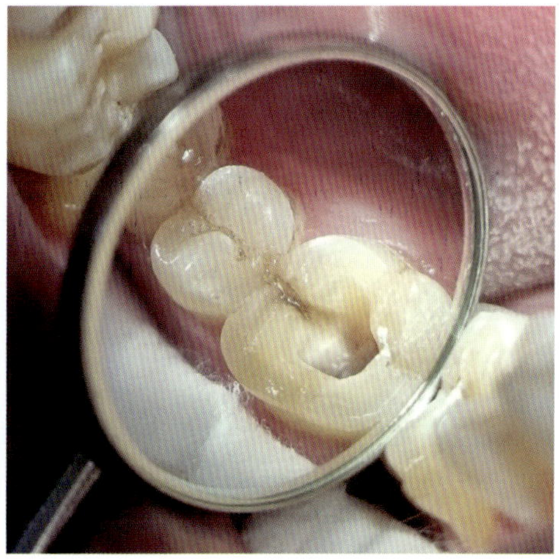

이 정도 크랙은 필자도 환자와 충분한 소통을 거쳐, 엔도-크라운으로 살려보는 시도를 한다.

겉으로 교합면만 봐도 쪼개져 있거나 금이 뚜렷하게 가서 벌어져 보이는 경우는 그 즉시 발치 진단을 내려야 한다.

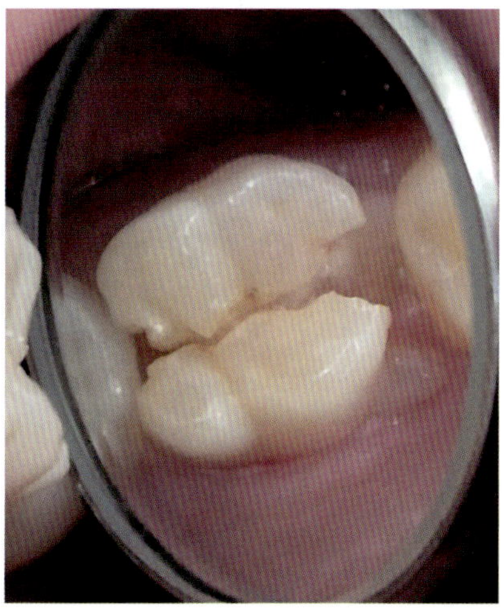

이 정도는 당연히 즉시 발치한다. 발치가 오래 걸릴 수 있음을 설명하고 진행한다.

내가 엔도를 할 수 없는 경우도 있다.

70대 이상 노인에서 근관이 보이지 않을 정도로 석회화되었을 때, 또는 수복물이 있고, 그 하방에 반응성 경화성 상아질이 침착되어 치수강 및 근관이 많이 석회화되었을 경우, 대학병원이나 보존과 선생님 중에서는 할 수 있는 분이 계시지만, 그것은 초심자가 건드리면 안 될 케이스이다.

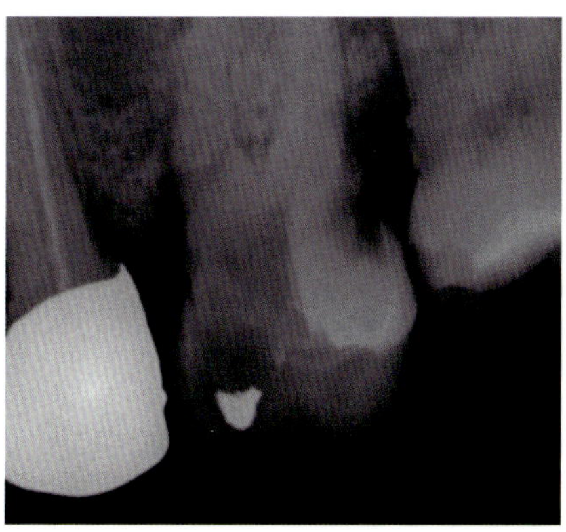

치수강 자체가 소실되어 있으며, orifice를 찾기 힘들다.

석회화가 심한 치아를 엔도하게 되면 다음과 같은 상황이 발생한다.

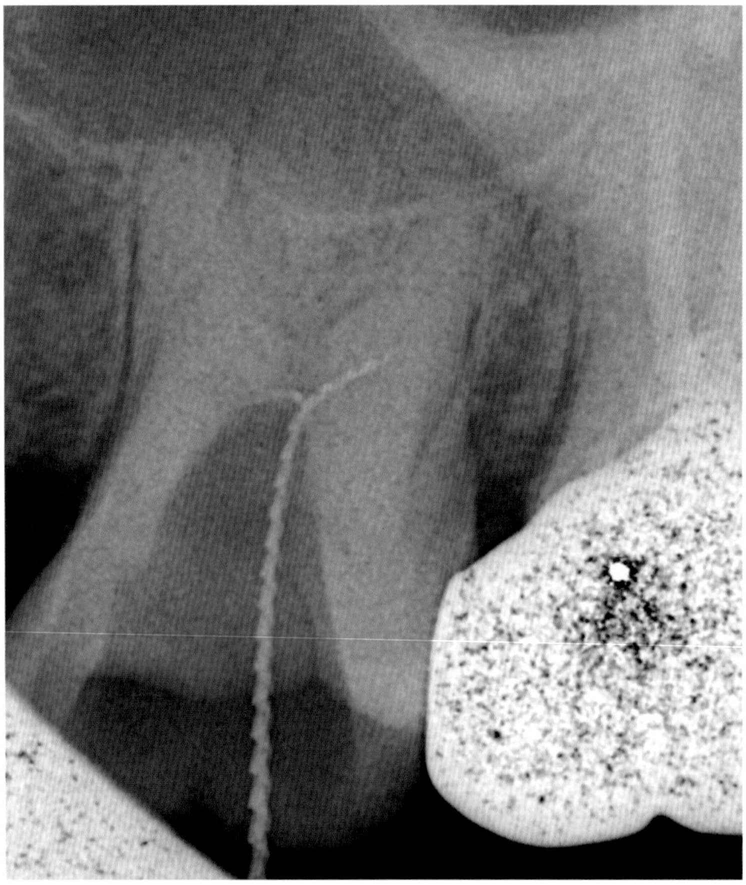
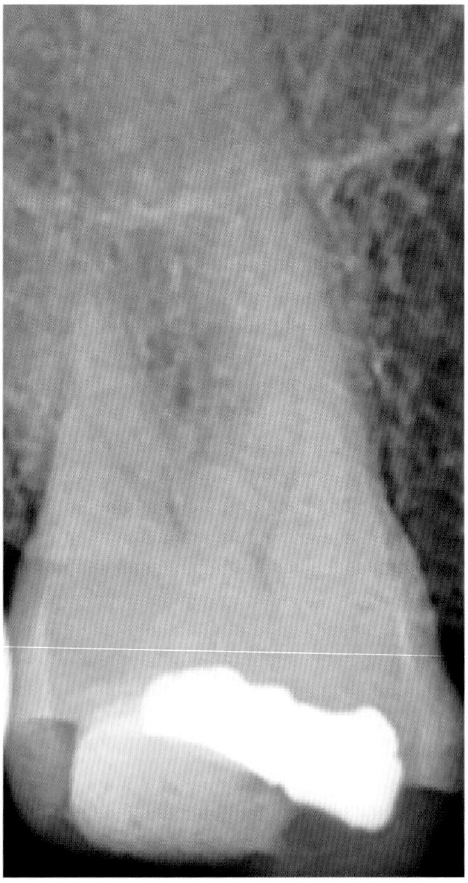

(좌) niti의 진입이 되지 않고, hand file중에서도 일부만 진입되어, 근관 위의 일부치질을 bur로 더 삭제해야 되는 경우
(우) 개별근관을 어렵게 찾을 수는 있으나, 치수강을 찾기 자체가 불가능한 경우

-치수강 높이가 1mm 미만밖에 안 되어, Access opening을 해도해도 치수강이 인지가 안되며, endo-z bur나 round bur로 '치수강이 명확히 인지될 때까지' furcation부위를 삭제할 수도 있다.

-Access opening에 성공하고 orifice부위까지 어찌저찌 찾았다고 해도, 그 orifice는 석회질로 막혀 있어서 scaler로 아무리 긁어내도 뚫리지 않을 수 있으며, 심지어는 low-speed round bur로 시도해도 뚫리지 않는 경우도 있다. 이때 gg-drill을 잘못 사용하면 orifice에 박혀서 부러져 후속조치까지 불가능해 져버리는 수가 있다.

-orifice를 뚫어내고 파일진입이 가능해져도, Niti-file로 파일링을 하는 순간 근관 안에서 부러져 버려서 나중에 수백만원의 배상위험까지도 안을 수가 있다. hand파일로 몇십분 이상 길을 내주지 않으면 Niti-파일은 진입도 못할뿐더러, 진입 후 근관에 niti file이 binding되면 안 부러지는게 이상한 것이라고 장담한다.

이것은 마치 선인장의 밭에 제 발로 들어가면서 가시에 안 찔리려고 노력하는 상황과 같다.
언제 어떤 식으로 bur, drill이나 file이 부러질지를 촉각적으로 알고 있는 내공 있는 임상가만이, 환자에게 높은 실패확률을 고지하고서 이런 케이스를 시도하는 것이다.

#초심자 전투력 상승 키트 6

- 엔도 진단을 내릴 때, 타진반응을 살펴보고, 찬물/더운물에 통증 또는 자발적인 통증이 발생했는지 물어본다.
- 크랙이 있는 치아의 경우, 발치가능성을 고지한다.
- 70대 이상 환자 중에서 근관이 보이지도 않게 석회화되어 위축된 경우 원내에 엔도가 가능한 원장님이 안계시면 발치진단을 하든가, 엔도 전문 병원으로 refer를 보낸다.

2)Access opening

Access opening은 개인적인 의견으로는 전체 엔도의 75%이다.
이 과정만 잘해놓으면 파일이 미끄러지듯 orifice에 들어가서 파일링도 문제없고, 근관장 측정도 잘되며, 자연스레 모든 과정이 술술 잘 풀린다.

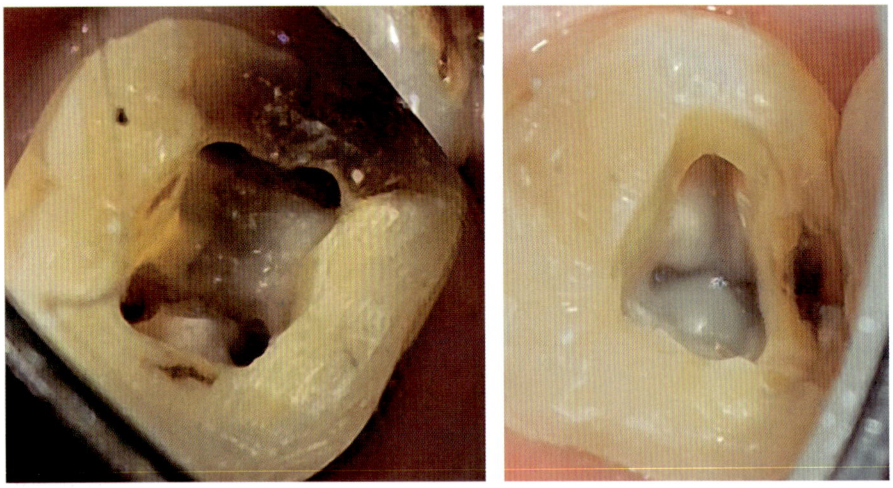

부족한 실력이나, 필자가 한 Access opening이다. 이렇게 orifice가 한눈에 다 들어오게끔 하려고 하는 편이다.

먼저, 한 가지 매우 유익한 경고를 하나 하고자 한다.
엔도에서 가장 부담스러운 일이 바로 잘못된 방향으로 파들어가 치아를 천공하는 것이다.
그것은 바로 구내에서, 그것도 겉으로는 치관만 보이고 속으로는 치근이 치조골내에 박혀있는 상황에서, 우리가 치아의 장축방향을 인지하기가 매우 어렵기 때문이다.
access opening hole을 만들다가 천공이 나면 애매한 치관-치근 경계 부위쯤에 생기고, 치수천정을 개방하고 치수강내부에서 뭔가 bur조작을 하다가 천공이 나면 치수저, 즉 furcation상방부위에 천공을 낼 수 있다.
이는 모두 치주인대의 손상 및 염증, 치주염을 일으켜 적절한 대처 없이는 발치에 이르는 상황까지도 올 수 있게 한다.

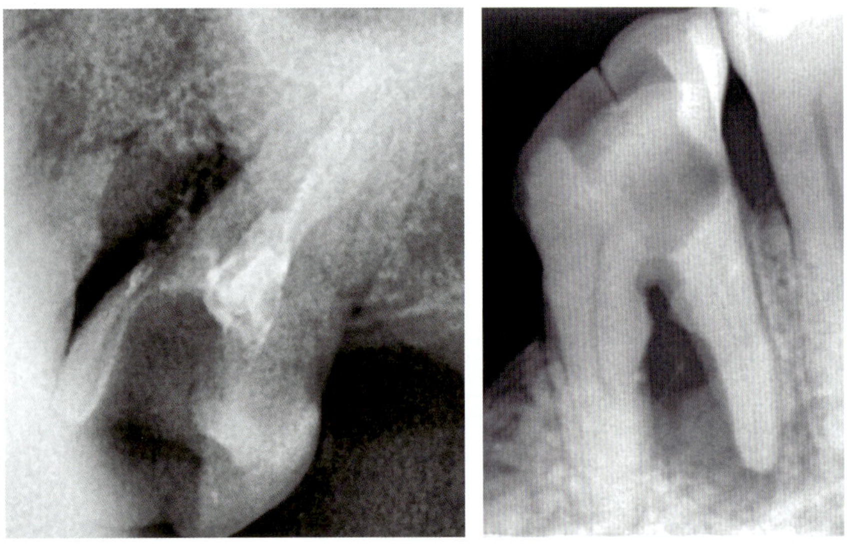

치아가 천공된 상황. 대부분 교합면의 경사에 의한 착시에서 비롯된다. 이미 골이 파괴된 부위에 천공이 나면 그나마 다행이다.

우리가 발거된 치아 또는 모형상에서 실습할 때의 상황과, 사람의 구내에서 목구멍쪽으로 급격하게 좁아지는 상황에서 Access opening을 하는 난이도는 완전히 다르다.
그리고 우리가 부여해야 하는 방향도 상당히 달라진다.

intra-oral은 우리가 치아의 장축을 제대로 파악할 수 없도록, 또 그리하여 장축방향으로 구멍을 뚫기 힘들게 각종 착시현상이 일어나는 곳이다.
그것은 환자가 누워있는 체어의 부적절한 각도, 누웠을 때 너무 앞으로 숙인다든지 뒤로 젖힌다든지 하는 고개의 경사, 그리고 환자의 적은 개구량(가장 주된 요인임), classII/III 악간관계가 너무 심한 것이 요인이 되며, 우리가 치아의 축을 파악하기에 절대적으로 불리한 상황을 만들어낸다.
따라서 모든 치과술식, 특히 장축방향으로 치아를 삭제하는 치과술식을 할 때에는 항상 치과체어의 각도, 환자의 고개경사조절, 그리고 개구기를 사용하면서 환자의 TMJ상태에 대한 평가를 하는 것이 필수 전제조건이다.
 이 또한 초심자가 떠올리기는 어려운데, 왜냐하면 엔도 자체가 너무 어렵게 생각되어 '각도가 주는 어려움'에 대해서는 별로 체감하기 어려우며, 엔도의 어려움을 '부적절한 각도'에 귀인하려는 생각이 안 들기 때문이다.

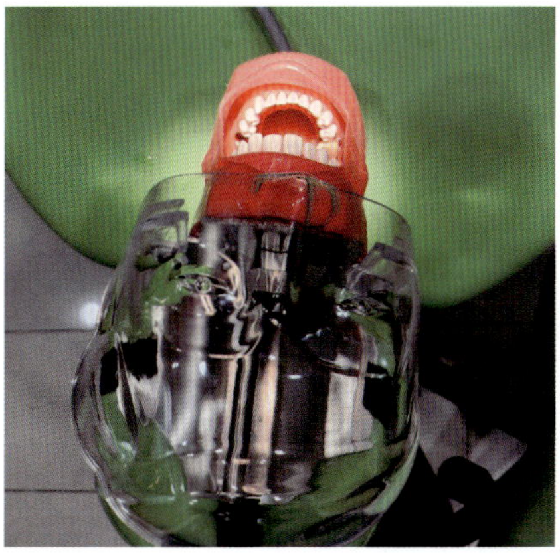
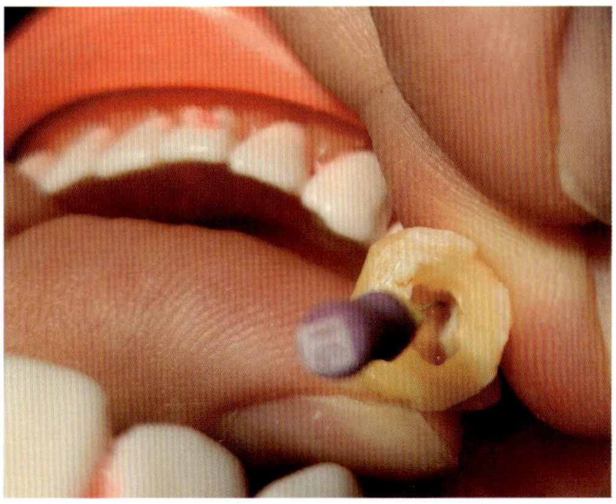

발거된 치아에서 엔도하는 것과, 토머스 모형에서 엔도하는 것은 각도의 문제 때문에 천지차이이다.

우리가 상악을 진료할 때는 체어를 보다 더 눕히고, 하악을 진료할 때는 체어등받이를 보다 더 세워야 한다. 그래야 치아를 보다 더 치과 바닥에 수직으로 서있는 상태로 만들 수 있다.
당연히 그런 조건에서 치아의 장축이 더 잘 파악되지 않겠는가.
이것을 어시스트가 해줄 것이라 생각하지 마라. 아무도 그렇게 해주지 않는다.
그저 치과체어의 '1번' 버튼을 누르는 것 뿐이다. 경사는 여러분이 조절해야 한다.
엔도도 일종의 수술이다.

어린 아동의 경우에는 키가 작아 치과체어의 헤드레스트 부분까지 목이 올라오지 못하기 때문에 고개가 앞으로 푹 꼬꾸라져 있으며, 노년층으로 갈수록 치과경험이 많아 고개가 뒤로 꺾어져 있는 경향이 있다.

치과체어의 각도와, 고개의 경사를 올바르게 셋팅해도, 치축을 파악하기 어려운 대표적인 4분악은 #20번대(상악), 그리고 #30번대(하악)이다.

#20번대 상악에서는 각 치아의 distal부위가 술자의 시야에서 철저히 가려져, M-D 축을 파악하기 힘들게 만들고, 그 부위에 DO inlay를 prep 한다든지, Distal부위에 II급레진/코어를 한다든지 하는 것은 놀라울 정도로 방향이 잘 빗나가는 경향이 있다.
술자가 환자의 10시 방향에서 직접시야로 보면 맞는 방향인데, 거울로 보거나 PA를 찍으면 완전히 이상한 방향으로 엇나가는 것을 종종 확인할 수 있다.
치아의 mesial 쪽 절반은 술자에게 엄청 크게 보이면서, 치아의 distal 쪽 절반은 술자에게 굉장히 좁은 면적으로 보이기 때문이다.

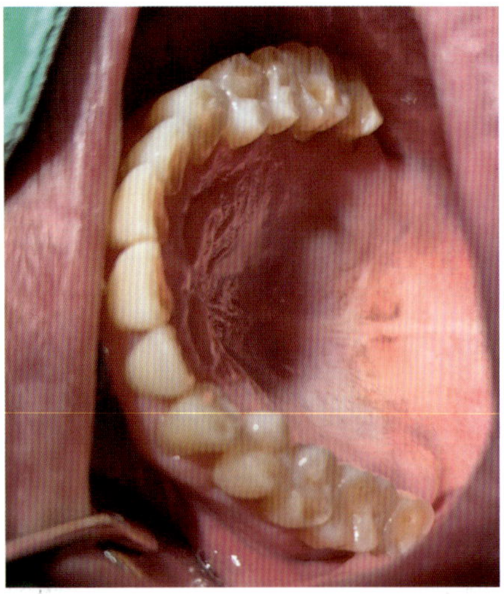
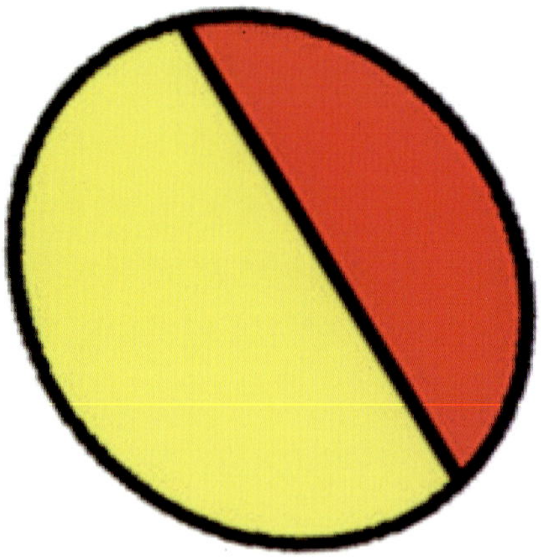

#20번대 치아를 술자가 직접시야로 보았을 때 보여지는 착시.
mesial절반은 노란색면적으로 보이고, distal절반은 빨간색면적으로 보인다.

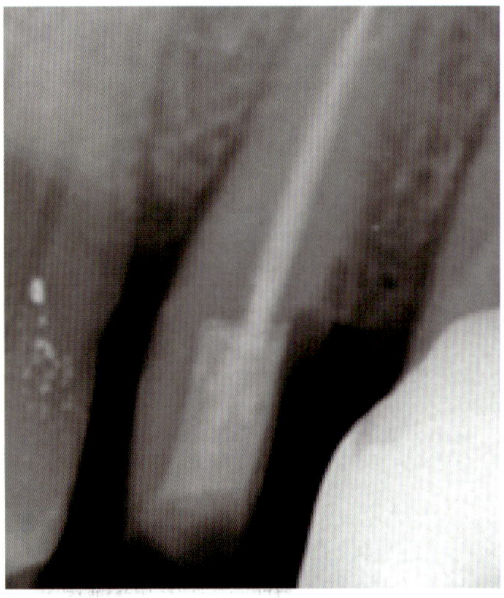
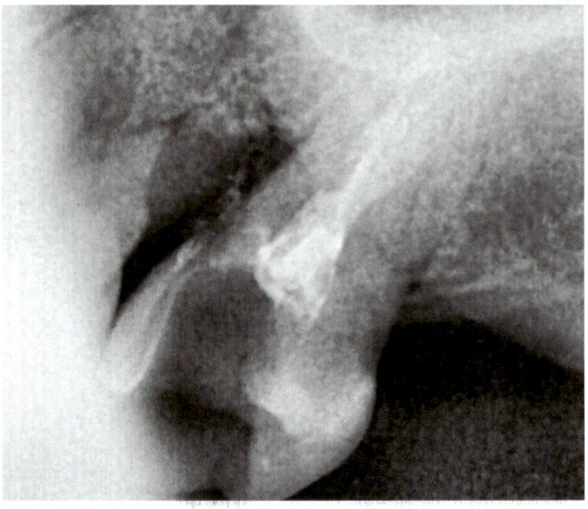

(좌) #25 충전 후 사진. 큰 문제는 없으나 AO 할 때 약간 path가 빗나간 흔적이 남아있다.
(우) #27 치아의 천공직전의 사진. 치주염으로 인해 골연상부위라 그나마 다행이었다.

이런 특성으로 인해 #20번대 치아를 AO 할 때 주기적인 path의 확인과정 없이는, 방향이 엇나갈 확률이 높다.
그것은 1년차의사도, 10년차 의사도, 30년차 의사도 그렇다.
이렇게 AO path가 빗나갈 경우 그 hole의 밑바닥면에는 아무리 파일로 찔러봐도 벽치는 느낌만 나고(거기가 실제로 치근벽이기 때문에), mirror로 자세히 들여다보면 오히려 hole의 이상한 측면 wall쪽에 좁고 길쭉한 검은빛이 보이게 된다.

거기에 파일을 넣어보면 파일이 꽂히게 되고 '왜 이렇게 이상한 lateral 쪽에 근관이 있지?'라고 하지만 실상은 AO path가 치아의 장축과 빗나간 경우가 많다.

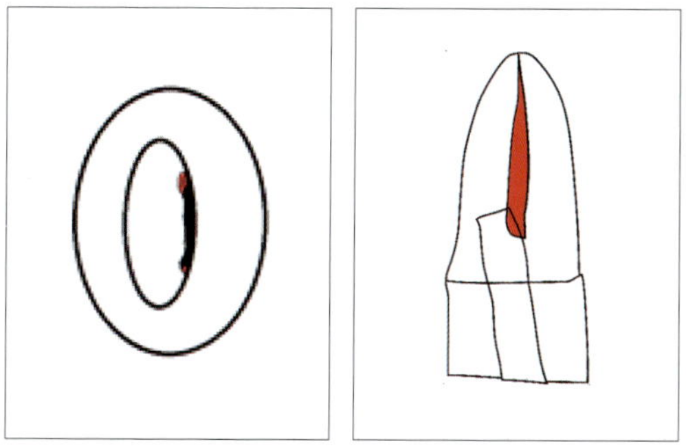

(좌) AO 할 때 교합면에서 육안으로 본 view, 한쪽 끝에서 근관 같은 빛이 보이게 된다.
(우) 이 상황을 PA촬영했을 때의 모식도.

하악 대구치에서는 우리가 M-D 축을 확인할 수는 있으나, 그것을 핸드피스나 엔도엔진을 들고 적절한 방향으로 손으로 구현해 내기가 매우 어렵다.
마치 환자의 목구멍에서 내 손이 '출아(?)'한 느낌으로 방향을 가해야 한다.
처음에는 거의 불가능에 가깝다고 생각이 들 수 있다. 그러나 연습하면 할수록 점차 잘 된다.

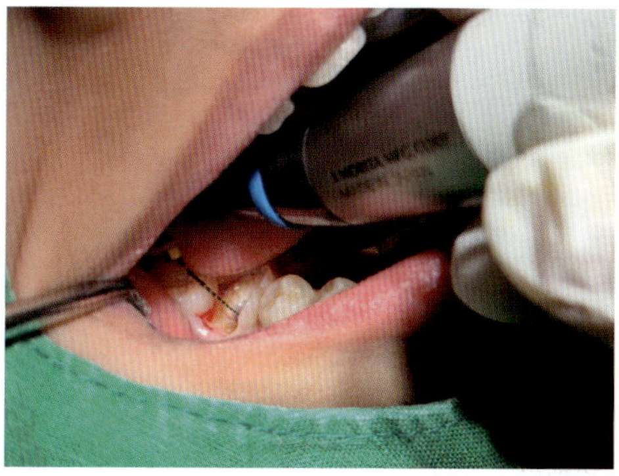

따라서 하악 대구치부위에서, 발치를 위해 치아를 반으로 섹셔닝하거나, 또 Access opening을 위해 구멍을 뚫어나가면 거의 다 distal로 빗겨가는 경향이 있다. 정말로 mesial로 최대한 틀어서 삭제를 해도 알고 보면 치아의 mesial에 도달하지 않고 중앙부위 어디쯤에 도달할 뿐이다. 참으로 귀신이 곡할 노릇이다.

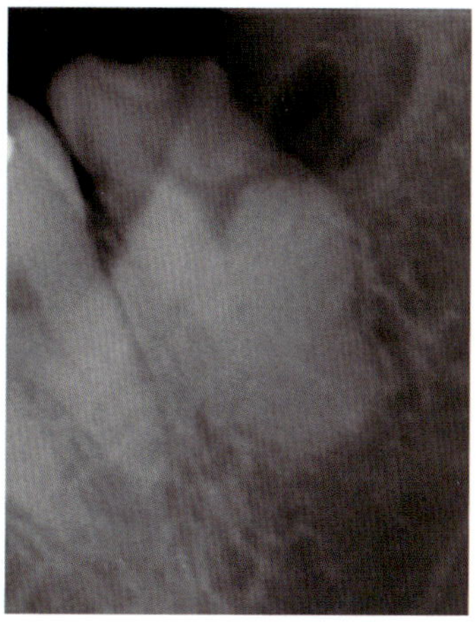

#38 사랑니 섹셔닝 중에.
본인은 아무리 봐도 치아의 장축방향으로 섹셔닝을 했다고 생각했는데 알고 보니 distal방향으로 빗나가 있었다.

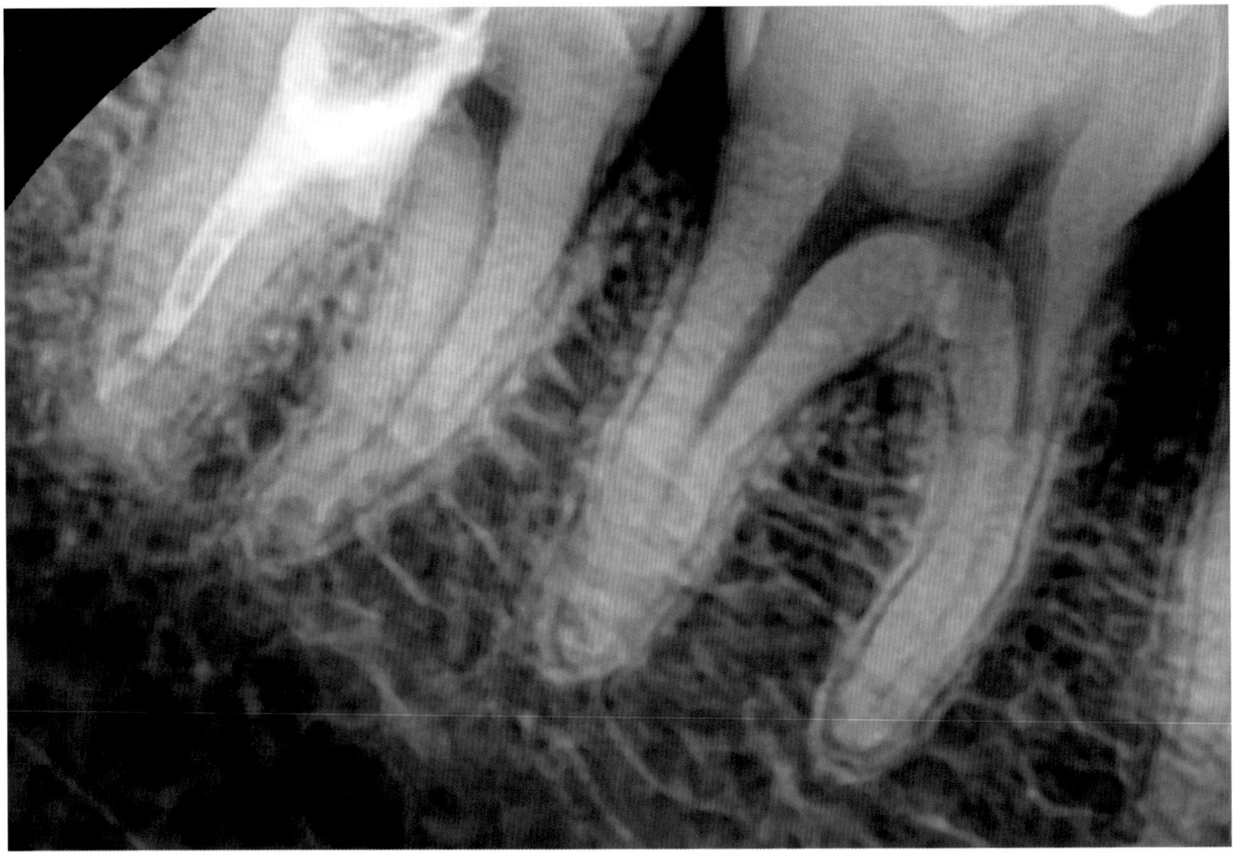

#47 본인의 첫 천공 케이스.
본인은 아무리봐도 치아의 정가운데에 AO를 했다고 생각했는데 알고 보니 distal~center부위에 AO를 하였고, 중앙의 furcation부분이 뚫릴 때 그것을 치아의 mesial orifice라고 착각하였다.

그래서 약간 과잉으로 사고의 전환을 하여, 완전히 distal에서 mesial방향으로 수평적으로 접근해보자고 생각하면 mesial 쪽으로 잘 경사져서 가는 것을 볼 수 있다.
이러한 '착시현상'과 '착시를 극복하는 방법'은 사람마다 다를 수도 있다.
그러나 모두, 알맞은 path를 내 손으로 구현해 내기까지는 일정기간의 시행착오를 겪고 '사고방식을 조정'하는 과정이 필요하다.

본격! AO하는법

상하악 전치/소구치/대구치의 Access opening외형(직선, 삼각형, 사각형등)은 수많은 모형실습을 통해 익히 알고 있을 것이다. 여기서는 그런 따분하고 와닿지도 않는 '공식' 같은 것을 나열하지 않겠다. 그게 중요하지도 않다. 그걸 무작정 외우게 하지 않고, 왜 그렇게 해야 하는지를 알려주려고 한다. 단, 상악 대구치 근관와동외형(삼각형)은 조금 특이하므로 그것 하나만 대강 외워두기 바란다.

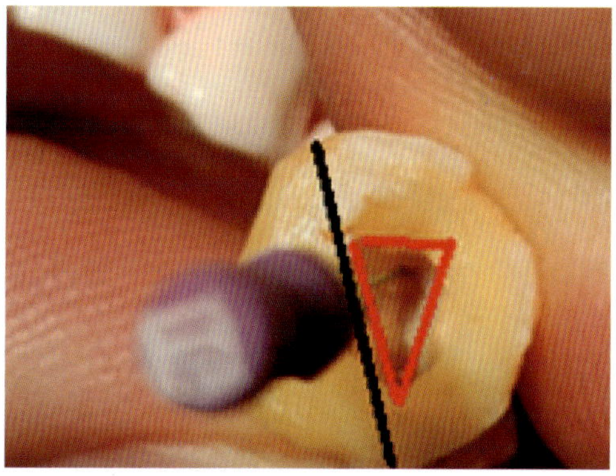

부족한 실력이나, 필자가 한 Access opening이다.
이렇게 orifice가 한눈에 다 들어오게끔 하려고 하는 편이다.
이미 학부때부터 몇 번 이런 모형실습을 한 적이 있을 것이다.
상악대구치는 근관이 mesial쪽에 모여있는 경향이 있다.
사주융선보다 distal 측으로 넘어서는 근관이 없다.
사주융선 외측은 그냥 치아에 붙여놓은 '보너스'같은 부분 이라고 생각하면 된다.

치아는 다양하고 그 파괴된 양상도 다양하다. 사주융선이 소실되었을 수 있고 우식으로 인해 교합면 반쪽이 없을 수도 있다. 그래서, 너무 해부학적 reference를 따라가며 AO를 하려고 할 필요는 없다. 그렇게 할 수도 없다. 그보다는 치근이 어디에 위치하고, orifice가 어느 지점에 있는지를 차라리 방사선 사진에서 확인하라. 그게 더 근본이다.
여기서는 모든 치아에 공통적으로 통하는 본질적 원리&기술을 알려주고자 한다.

Access opening을 하기 전 모든 치아는 교합면을 1~2mm가량 깎는데서부터 시작한다.
한 가지 팁을 방출하자면, 교합면을 많이 깎으면 깎을수록 근관 내부가 더 잘보이고, AO 할 때 bur로 삭제해야 되는 양이 적어진다. 이는 Crown prep을 할 때도 마찬가지다. 교합면 삭제를 많이 해놓을수록 측면이나 다른 부분의 삭제해야 될 양이 적어지고, 직접시야로도 알아보기가 쉬워진다.
그러나 많이 깎는 것은 치질의 소실 및 구조적 약화를 가져오기 때문에 잘 타협해서 적당히 깎아야 할 것이다.

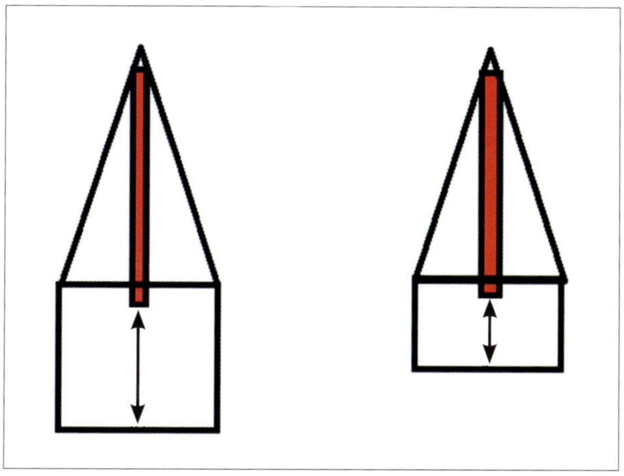

(좌) 파고 들어가야 하는 양이 매우 많다. 파도파도 치수강개방이 안될 수 있다.
방향도 굉장히 올곧아야 치수강으로 진입될 것이다.
(우) 파고 들어가야 하는 양이 매우 적다.
방향이 조금 엇나가더라도 금방 치수강개방이 된다.

그다음으로는, 근관와동외형(삼각형, 사각형 등)의 '중점부분'에서부터 #330 bur로 파내려가기 시작한다.
#330 bur가 좋은점은, 치수천정을 뚫고 치수강에 진입했을 때 빈 공간으로 푹 떨어지는 'sinking sensation'을 느끼기가 좋다는 것이다. 그리고 삭제력이 좋아 빠르게 치질을 삭제할 수 있다.
high speed의 부드러운 느낌, 그리고 #330 bur의 매끄럽고 일정하게 치아를 파고들어가는 느낌.
차를 좋아하는 사람은 알겠지만, 마치 부드러운 6기통 가솔린엔진에서 페달을 밟아 가속할 때 핸들을 붙잡은 손으로 그 가속감이 잘 전해지는 것과 비슷하다.
(본인은 high speed engine은 가솔린엔진, low speed engine은 디젤엔진, #330 bur는 6기통 자동차, Round bur는 4기통 자동차와 같다고 생각한다)
가장 최악의 촉감을 주는 것은 큰 사이즈의 low speed round bur로 AO를 하는 것이다.
그것은 마치 공사장에서 쓰는 기구로 치아에 불꽃을 튀기며 갉아내면서 들어가는 것과 같다.
설마 그렇게 AO를 하는사람은 없겠지 생각한다.
건전치질에다가 너무 큰 round bur를 사용하면 bur-핸드피스 복합체가 급작스럽게 어딘가로 튀어 나갈수도 있다.

그런데, 많은 분들이 high speed round bur로 AO를 하는 것을 추천하시는 것 같다. 그것이 #330 bur를 쓸때보다 더 안전한 것은 맞는 것 같다.
#330 bur가 좀 더 수직적으로 푹 파고 들어가는 힘이 강한 반면, round bur는 마치 고고학자들이 유물을 발굴할 때 쓰는 붓과도 같다고 할까? 서서히 훑으며 차분히 들어가기에는 좋다. 그러나 #330 bur도 shank가 짧기 때문에, furcation에 잘 닿지도 않고, 그걸로 천공을 내는 경우는 거의 없다. 오히려 천공은 치수강내에서 round-bur를 쓰다가 거의 일어난다.
필자는 round bur를 사용할 때 삭제력이 너무 약하고, 동시에 거친 질감이 들어, 그 느낌이 마음에 들지않아서 사용하지 않는다.
여러분들은 한번 둘 다 사용해 보고, 평가를 하는 것이 좋을 것 같다. 개인마다 느끼는 바가 다를 수 있다.

근관와동은 교합면쪽으로 divergent하게 taper가 생성되어야 한다.
그래야 치경부쪽 치질이 손상을 받지 않으며, 교합면쪽의 치관부분은 삭제를 하여도 치아의 구조적으로 별 상관이 없는 부분이기 때문이다.

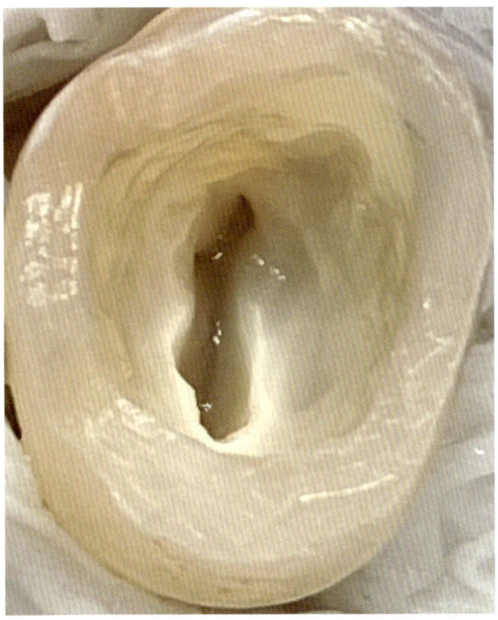

어떤 초심자가 상악대구치의 AO를 한 모형이다. 이건 좀 많이 과장된 사례기는 하지만, 그래도 이렇게 교합면 쪽으로 divergent하게 파고 들어가는 것이 현명한 것이다.
시야도 좋거니와, 교합면쪽의 치질을 삭제하는 것은, 깊숙한 부위에 있는 치경부 치질 삭제와는 반대되는 개념이기 때문이다.

#330 bur로 치질을 파고 내려갈 때는, 근관와동외형의 중점에서 시작하되, 한 point만 점으로 뚫지 말고, 다른 부분으로도 조금씩 퍼지듯이 삭제하면서, 근관와동외형의 형태(삼각형, 사각형 등)를 만들어준다. 그러나 가장 깊은 쪽은 언제나 와동의 중점 부분이어야 한다.

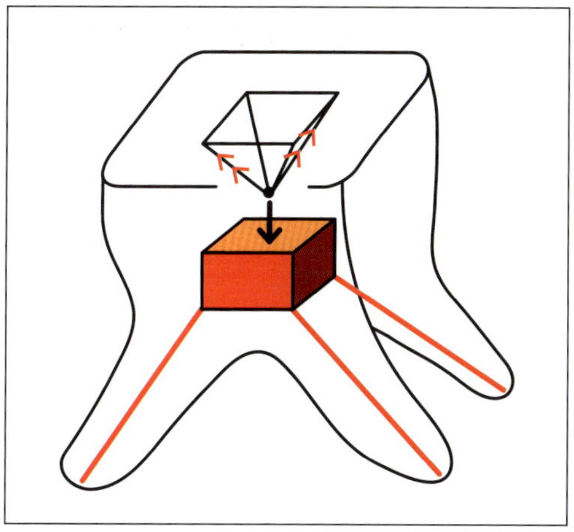

하악 대구치 AO를 할 때의 모식도. 필자는 #330 bur를 사용하여 이런 식으로 와동을 형성하며 치아를 삭제해 들어간다.

예를 들어 하악 대구치를 AO 할 때, 근관와동외형인 사각형을 밑면으로 하고, 치수천정의 정중앙 부위를 높이로하는 사각뿔 내지는 원뿔을 그리면 된다. 이 form이 가장 안전한 form이라고 생각한다.

중심부위를 가장 깊게 삭제하는 이유는, 그래야 방향이 다소 틀어지더라도 치수강 내부에 도달할 확률이 가장 높기 때문이다.
Access opening hole을 편평한 평면으로 점점 깊어지게 삭제하면, 조금만 방향이 틀어지면 꼭지점부근에서 천공이 될 우려가 있다. 천공이 되지 않더라도 외측으로 불필요한 삭제가 일어날 확률이 높다.

상악 대구치를 할 때도 근관와동을 형성할 때, 삼각형 평면의 중점부근이 가장 깊어지도록 삼각뿔내지는 원뿔을 그리면 된다. 원칙은 다 같은 것이다. palatal근관의 직상방을 먼저 개방하는 것은 개인적으로는 천공위험이 있는 방법이라고 본다. 해부학적-reference인 사주융선(oblique ridge)이 안보이는 사람도 많다. 치수강을 일단 개방한 후에, 그 안에서 palatal근관을 찾는게 낫지 않을까 싶다.

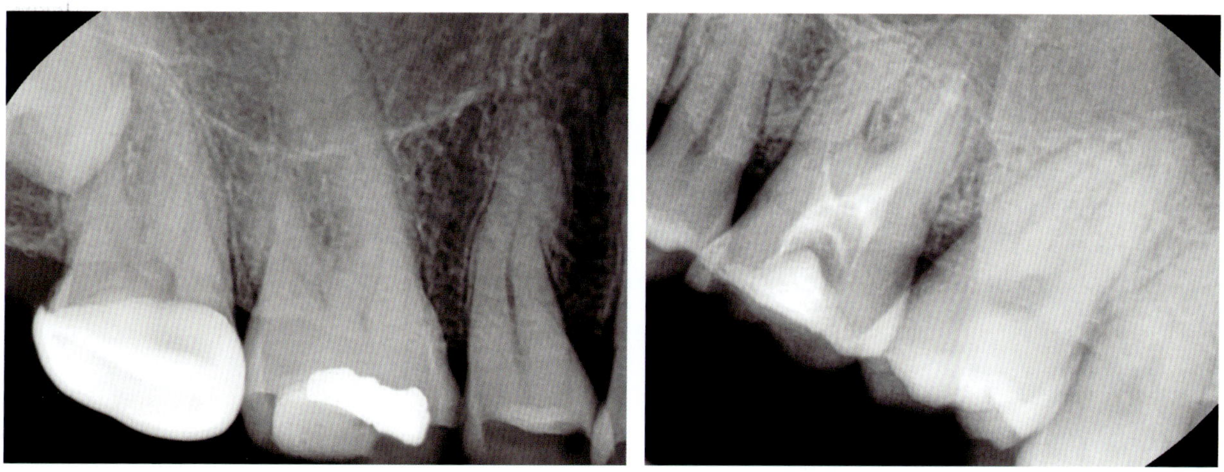

다양한 palatal의 위치

#330 bur가 마침내 치수천정에 도달하면, bur가 치수강내로 몇 mm가량 '푹 떨어지는' sinking sensation이 느껴질 것이다.
이 'sinking sensation'은 'AO가 잘되고 있다'라고 치아가 보내는 첫 메시지이다. 이 메시지를 수신하면 마치 배틀그라운드에서, 비행기에서 내리자마자 첫 파밍을 우수하게 해낸 것과 같다. 앞으로도 순조로울 것이라는 암시이며, 아무리 강조해도 지나침이 없다.

다만, sinking sensation은 매번 느낄 수 있는 것은 아니다.
치수강이 커서 '푹' 떨어질 때나 잘 느낄 수 있는것이지, 아래 사진과 같이 치수강이 심하게 위축된 경우에는 자기도 모르는 새에 치수강을 금방 통과하여 치수바닥의 치질부분에 바로 박혀버린다.

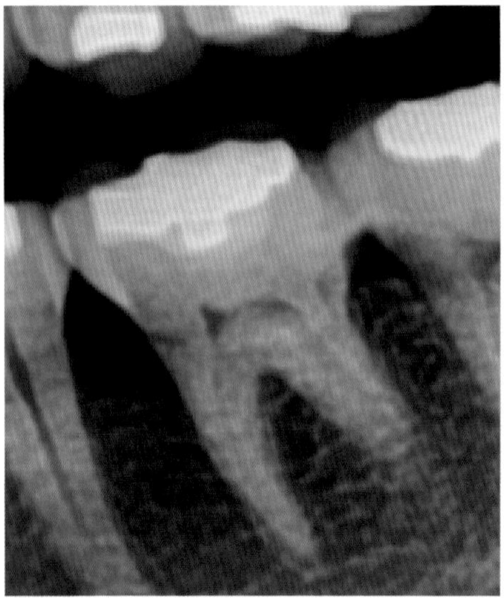

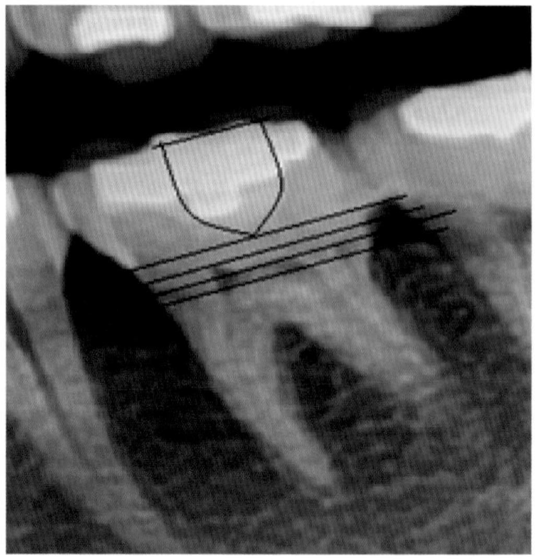

(좌) 이 치아에서 sinking sensation을 느낄 수 있겠는가? 치수강을 발견하기나 하면 다행이다.
(우) 이런 치아를 파고 들어갈때는, 다음과 같이 CT를 찍듯이 치아의 높이별로 잘라서 시뮬레이션 해봐야 한다.
치수강도 일정하게 드러나지 않을 것이다. 어떤 '빨간 점' 정도만 랜덤한 위치에 '뿅' 튀어나왔다가 버에 갈리는 순간 사라지고 할 것이다.

여러분들이 첫 취직을 하고 초년차라고 하더라도, 어떤 친절한 '트레이너 쌤'이 단계적으로 쉬운 케이스를 골라주는 것이 아니다. 그냥 엔도면 엔도, 대구치면 대구치, 아무 케이스나 랜덤으로 주어지게 된다. 대표원장님께서 사려 깊으셔서 치수강 개방하기 쉬운 케이스를 골라주지 않는다. 그래서 '임상그라운드'이다. 비행기에서 낙하하고 첫 파밍을 하고 나서 항상 쉬운 상대부터 나와 결투하지 않는다. 그 중에서는 랭커도 있을 것이고 배린이도 있을 것이고 누군가가 랜덤으로 나와 첫 결투를 하게 된다.

위의 케이스에서는 sinking sensation이 거의 느껴지지 않는다. sinking sensation을 느끼는 것을 포기해야 하고 기대하지도 말아야 한다.
반드시 PA사진을 찍어서 지금 치수강 깊이까지 들어갔는지, 덜 갔는지, 더 들어갔는지를 판별해야 한다. PA사진을 찍어도 깊이를 판단하기 힘들수도 있다.
이때는 calcipex를 근관와동의 바닥에 깔고 PA를 찍으면, calcipex의 방사선-불투과상으로 인해 방사선사진상에 나타나게 되고, 깊이를 판별하는 데에 유용하다.

초심자들이 이 책을 보고 즉시 배워야 할 것은, 위 케이스와 같이 치수강이 위축된 경우에는 미리 'sinking sensation'이 느껴지지 않겠구나, 어렵겠구나, 자칫하다간 furcation부위로 천공을 할 수 있겠구나, 도중에 PA촬영을 몇 번 해야겠구나 라고 미리 예상하고 들어가야 한다.

이런 케이스에서 두 가지 Tip을 주자면, 첫 번째는, bur로 상아질을 삭제해 들어가다가 '색깔이 확 달라지는 부분'이 있으면 치수에 도달한 것이므로, 즉시 수직방향의 삭제를 멈추고 한번 PA를 찍고, 맞는지 확인을 한 다음, endo-z bur로 치아의 외측으로만 훑으며 수평으로만 넓혀가야 한다. 그러나, 어떤 경우는 전혀 색깔이 달라지지 않았는데 이미 치수개방이 되어있고 치근분지부를 마주치게 된다.
두 번째는, 방사선사진상에서 잇몸의 높이 및 치조골의 높이와 치수천정의 높이를 비교하며 대략적으로 몇mm 들어가야 치수가 개방될지 계산하고 들어가야 한다. 대부분의 치수천정은 gingival level정도에 존재한다. 그러나 필자의 경험상 아무리 파노라마상에서 계산을 하고 들어가도 3~4mm이상 더 들어가야 비로소 치수강 개방이 되는 경우가 꽤 많아, 참고만 하되 크게 신뢰하지 않는다.

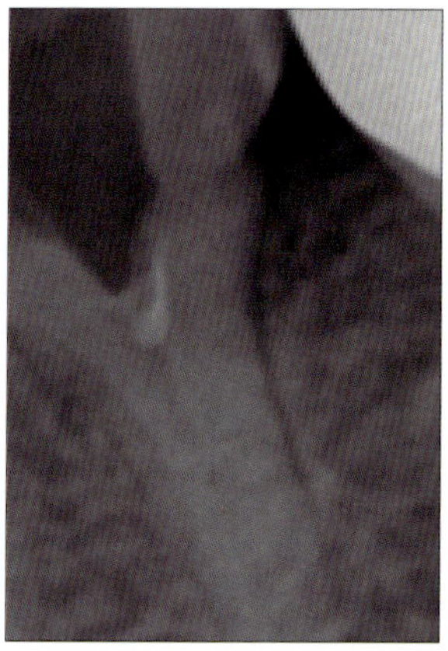

심하게 석회화된 치아에서, 근관의 위치를 확인하기 위해
calcipex를 예상지점에 올리고 찍은 PA사진

sinking sensation이 느껴졌으면, 이제 이 이후가 중요하다.
몇몇 고급세미나에서는 치수강 내부를 여러 가지 bur로 다듬고 손질하는 것을 강조하는데, 이는 경력이 어느 정도 있는 사람들에게 알맞은 행위이지, 초심자에게는 천공사고 및 ledge를 만들 수 있는 지름길이다.
초심자 여러분들은 항상, Access opening은 '뚜껑만 따고, 내부는 건들지 않는다'라는 마인드로 접근하는 것이 핵심이다. 여기서 뚜껑이란 치수천정 윗부분을 말하고, 내부란 치수천정 아래의 치수강 전체 부분을 말한다.

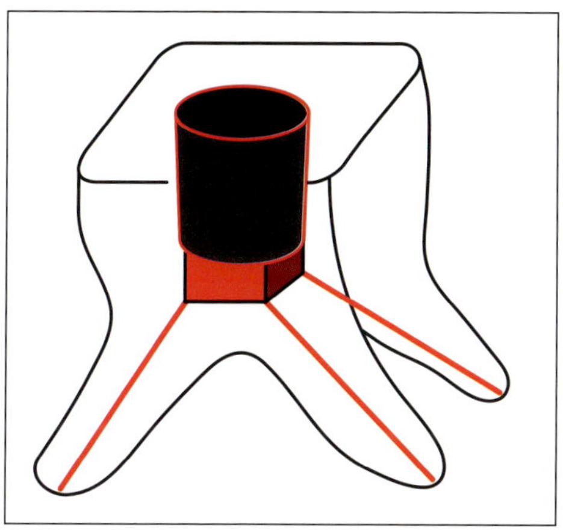

'뚜껑'-검은색 부분만 따고, '내부(치수강안쪽)'-빨간색부위 벽과 바닥은
하나도 건드리지 말자. 마치 와인병에서 코르크마개를 따듯이.

정 치수강 내부를 다듬고 싶으면, endo-z bur를 사용하여, 치수강의 구멍이 뚫린 중심부위에 넣고, bur가 바닥에 닿지 않게 살살 돌려서 근관와동외형을 그려간다.

(그런데 만약 그 '구멍'이 치수강 내부가 아니라 치수바닥을 천공시킨 구멍이면... 그러면 천공이 더욱 심화되는 비극을 맞이하게 된다. 형성된 구멍이 치수강내부가 확실할 경우에만 바로 endo-z bur를 넣어서 넓혀라. 번거롭겠지만 PA를 한번 찍어보는 것을 권장한다.)
언제나 확실한 답을 주는것은 PA촬영밖에 없다.

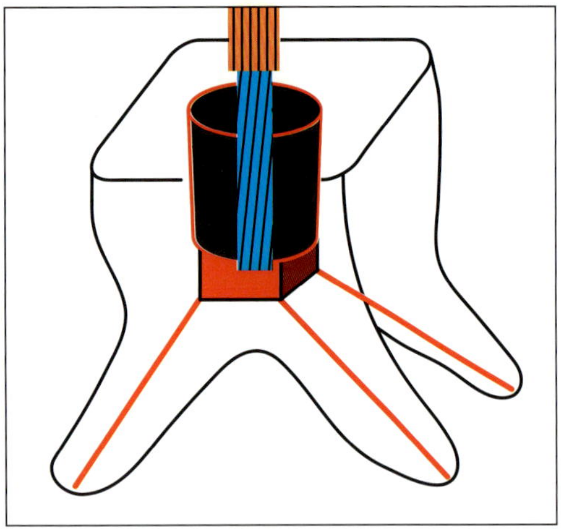

Endo-z bur의 적절한 깊이. 치수바닥에 닿지 않는 것이 좋고, 치수강의 내벽은 건드리지 않는게 좋다.

Endo-z bur를 쓸때는, 삭제날의 일부는 치아외부에 있고 일부는 치아내부에 있으며 치수강내로는 '아주 조금만 들어간 상태'로 사용하라.
바닥에 닿으면 안 좋다. endo-z bur가 바닥자체를 수직으로 뚫는 능력은 없지만, endo-z bur의 옆날로 인하여 가뜩이나 좁은 치수강 내부의 벽 중의 일부가 심각한 손상을 입을 수 있고, 이는 천공사고 및 치아의 구조적 약화를 가져올 수 있다.

Q) endo-z bur는 끝이 safe-end여서 바닥에 닿아도 된다고 하지 않았나? 왜 바닥에 닿으면 안 좋다는 것인가?

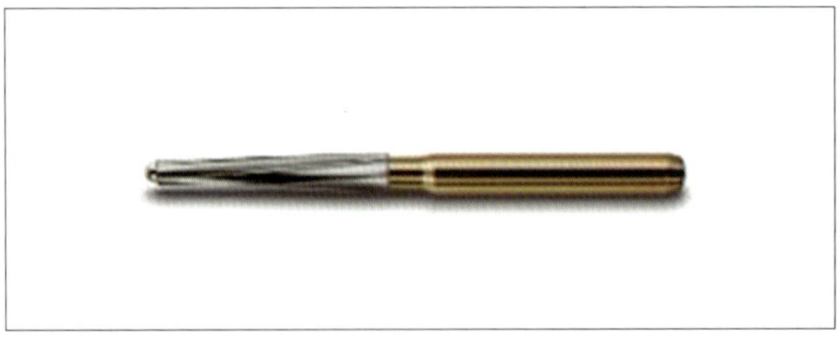

그렇다. bur의 끝단에서는 치아가 갈리지 않는다. 그러나 측면 날은 삭제력이 엄청 강력하다.
깊은 곳에서 bur를 놀리지 말고, 얕은 곳에서 놀리라고 필자는 말하고 있는 것이다. 바닥에 닿을 정도의 깊은 곳이면 그곳에서 측면의 날이 수평적으로 마구마구 치질(치수강 내벽)을 깎으니까 말이다.
그리고 또 하나, endo-z bur를 치수바닥에 대고 여기저기 휘저으면 바닥도 천공된다.
왜냐하면 pulpal floor는 단순히 편평한 모양이 아니다. 조금 아치형의 모양을 가지고 있다. furcation의 모양을 보면 알 것이다.

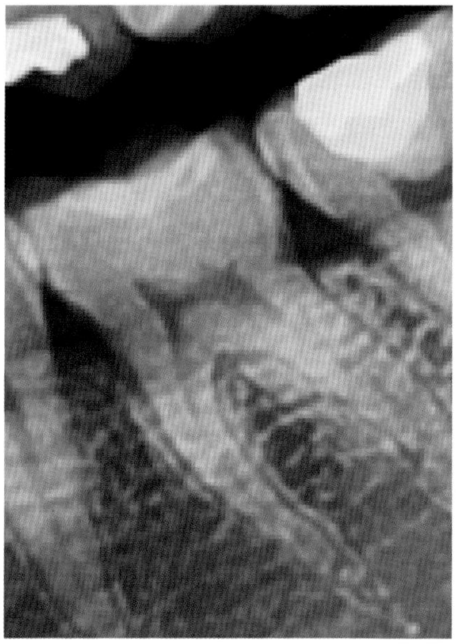

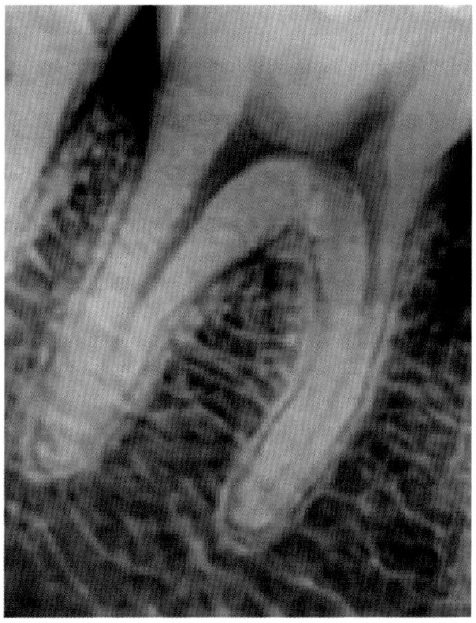

이 대구치들의 pulpal floor를 관찰해 보라. 그것이 편평한가?
endo-z bur가 orifice부위에 꽂혀있는 경우, 그 어떤 순간이라도 측면날은 furcation부위를 향해 치수바닥을 삭제하고 있다.
그로 인한 천공사례가 바로 아래의 케이스이다.

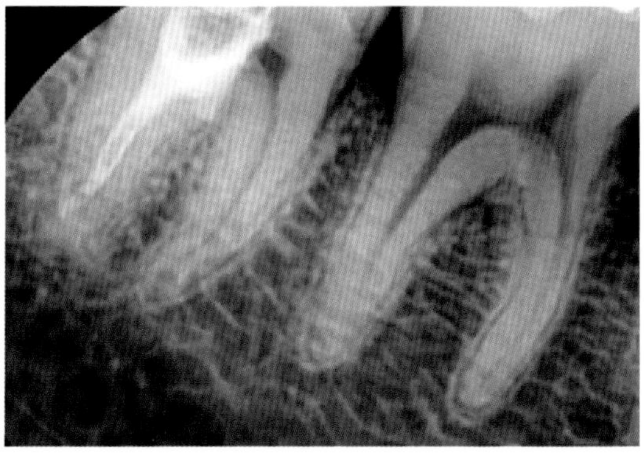

필자가 첫 하악 대구치 엔도를 할 때, bur가 distal orifice에 꽂힌 상태인데 꽂힌 줄도 모르고, 그저 endo-z bur는 바닥삭제력이 없다는 선입견에 사로잡혀, 바닥에 대고 사방으로 확장삭제한 뒤에 나타난 천공이다. '치수강 내부를 endo-z bur로 다듬고 삭제해야 한다'는 말을 어디서 들었는지는 모르겠는데, 그걸 그대로 따라하면 저런 결과가 나타날 수 있다.
endo-z bur의 측면날이 furcation을 파고들어 천공을 낸것임을 알 수 있다.

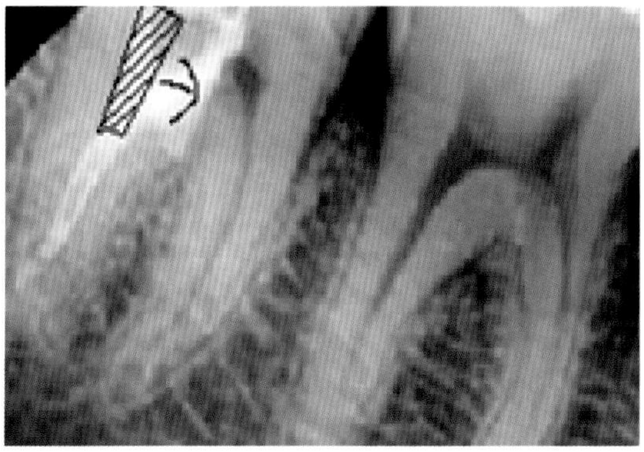

bur로 긁었을 때, 수평적으로 이동했음에도 불구하고 측면의 날로 인해 furcation부위가 갈렸다.

이런 부분에 대하여 말해주는 사례를 그동안 필자는 단 한 번도 본적이 없다. 안타까운 실정이다. 그리고 여러분도 같은 실수를 저지르지 않기를 바란다.
endo-z bur를 바닥에 닿은 상태에서 측면으로 확장하는것보다는 차라리 Access opening을 하던 bur로 위에서 아래로 비가 떨어지듯이 구멍을 내어 치수천정을 개방하는 것이 나을 정도이다. 필자도 endo-z bur가 치수강이 크고 넓으면 많이 사용하지만, 치수강이 좁고 어디가 치근분지부인지 모르겠으면 endo-z bur는 측면날이 위험해서 잘 사용하지 않는다.

소구치 Access Opening의 경우에는 그냥 B-L방향으로 길쭉한 직선 내지 타원형을 그어주면 된다.
중요한 것은 교합면 중앙에 '조그맣고 동그란 점 하나'만 뚫어놓으면 안된다는 것이다.
2근관을 가지고 있는 소구치일 경우 B-L방향으로 존재하기 때문에, 그렇게 조그만 구멍을 뚫어놓으면 1근관 밖에 못찾기 때문이다.
그런데 절대로 M-D방향으로는 많이 넓히지 말아야 한다. 그렇게 되면 소구치는 측면천공이 잦다. 그러기 위해서는 소구치에서는 endo-z bur를 아예쓰지 않는게 좋다.

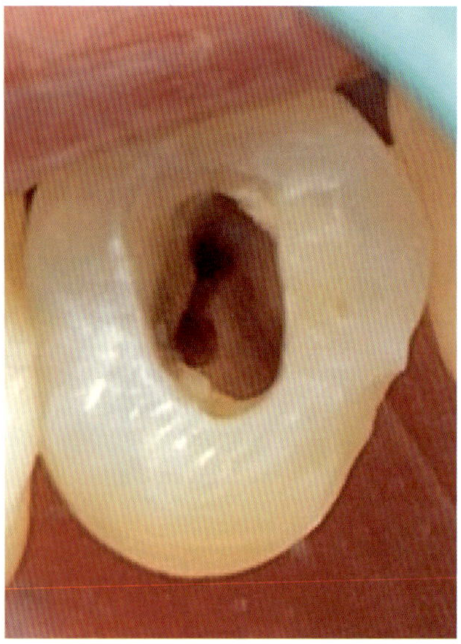

치수강 내부를 깨끗이 정리하고, 근관을 파일로 어느정도 확장한 뒤의 사진.
소구치는 M-D방향으로 path를 잘못 잡기가 쉽다. 여기서도 한쪽으로 치질삭제가 조금 더 되었다. 근관의 모양은 아령모양이며, isthmus 부분으로 이어져 있음을 볼 수 있다.
저런 경우 한쪽 근관입구에다가만 calcipex를 짜도 다른 근관입구로 나오게 된다. 그걸 통해 근관이 연결되있음을 재차 느낀다.

모든 소구치중에서 상악 제1소구치는 그 혼자서만 루틴하게 B, L의 2근관을 가진다.
한근관만 찾았다가는 펄포토미를 한것이나 마찬가지 상황이며, 만약 못찾은 근관에 감염이 존재하였을 경우, 엔도는 실패한다.
나머지 소구치는 위의 사진처럼 거의다 근관 1개(B-L방향으로 긴 아령모양이 대부분)만을 가지고 있다.
그러나 예상치못하게 2근관이 존재할 수도 있고 그것은 사람마다 랜덤성을 가지고 있다.

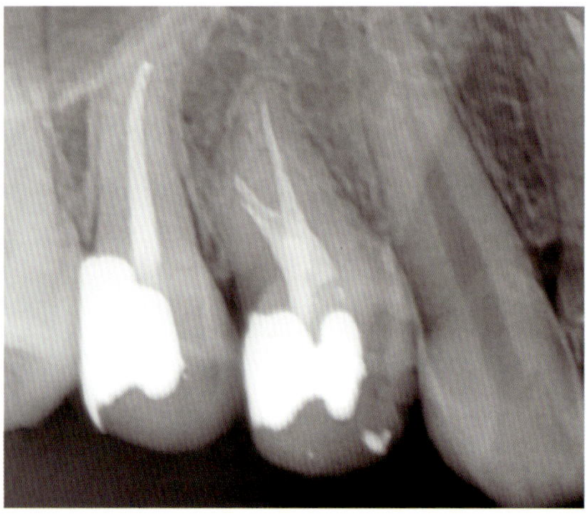

1근관인척 하다가 저렇게 깊은 곳에서 2근관으로 분지되는 경우도 있다.

전치부의 경우에는 교합면이 없고 절단연과, 그 아래에 경사진 치관 부분 밖에 없어서 근관와동외형을 설정하기가 참 애매하다.
또한 상악의 경우에는, 치축이 치근 쪽으로 깊이 들어갈수록 구개측으로 휘는데, 외부에서 볼 때는 이 같은 면이 전혀 드러나지 않아, 이 점이 바로 전치부 AO를 어렵게 하는 요인이 된다.

전치부의 치수천정부위는, 교합면 view로 볼때 상당히 설측에 있어서, 중앙쯤으로 뚫고 들어가다가는 그 Access opening hole이 점점 협측으로 엇나가기 때문에, 치근의 협측 어딘가에 천공을 내면서 orifice 자체를 못찾는 경우가 많다.

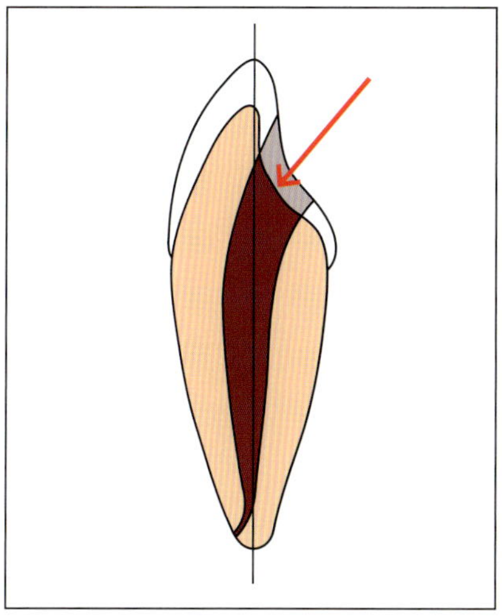

이에 필자는 많은 임상 고수들의 노하우를 참고하여, 절단연 보다 더 설측치면에서 접근하여, 치관의 Buccal-Lingual상 중앙을 향하는 방향으로 근관와동형성을 하고 있고, 잘 되어가고 있다.
그러나 그렇게 해도 협측으로 천공이 일어나거나 ledge가 생겨 근관입구를 못찾을 수 있다. 항상 유념해야 할것은, 약간 작정하고 설측으로 진입해야 근관입구가 있다는 것이다.

*전치부의 경우 우식으로 인해 근관 중간이 자주 '막혀'있기도 하다.

이는 CA나 인접면우식으로부터 방어벽을 형성하는 상아질에 의해 석회화가 되는 것으로, Niti-파일링으로는 막힌 벽을 뚫어낼 수가 없다. 때문에 우식을 '완전히' 제거하고, 약간은 근관이 있는 쪽으로 더 삭제하여, 근관이 막힌 부위까지 뚫어내는 것을 추천한다.
우식에 대한 방어벽으로 근관 중간이 막혀버린 상황으로 인해, 우식이 덜 제거되었을 경우 근관이 어딨는지 갈피를 못잡고 치아를 천공낼 수 있기 때문이다.

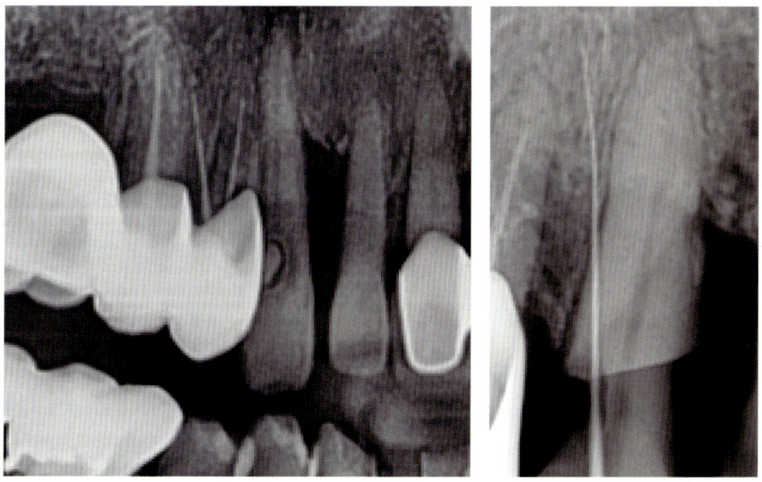

#13 치아의 저 석회화장벽을 뚫지 않고 그냥 파일링하여, 파일이 밖으로 새어나가 버렸다.

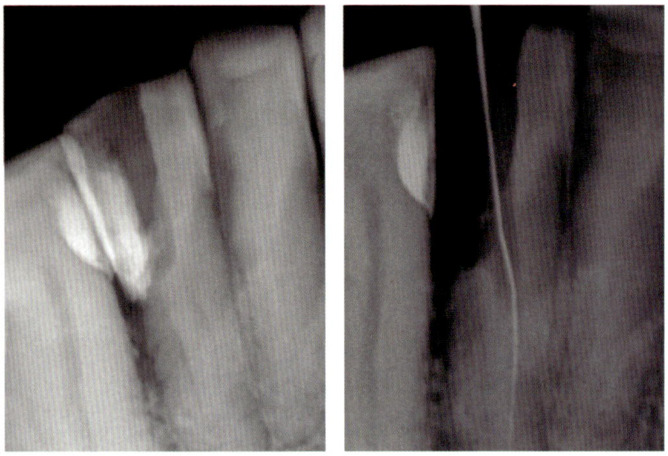

(좌) 아무리 파고 내려가도 근관이 어딨는지 탐지되지 않는다.
(우) 우식부위와 석회화된 부위를 시원하게 날려버린후, 파일로 근관을 찾기는 너무 용이하다.

일단 치수강 개방에 성공하였다면, 여러분들은 치수강의 내부를 눈으로 식별이 가능할 것이라고 생각하는가? 각 근관의 orifice가 바로 보일 것이라고 생각하는가?
절대 그렇지 않다. 아니, 아예 식별할 생각조차 하지 말아야 한다.

모형치아나 발거된 치아로 실습할 때는 치수강 부위에 거의 아무것도 없고, 출혈도 없고, orifice가 바로 눈으로 보이겠지만 실제 사람의 치아에서는 그런 일이 절대 일어나지 않는다.
그 안속은 치수잔사 및 각종 오염물질로 빨간색, 갈색, 검은색, 하얀색 들로 '난리'가 나 있을 것이다. 그것은 핏덩이 같기도 하고 계란을 싸고 있는 반투막 같기도 하고 심지어 유리파편 같기도 한 모양이고 다양한 모양이다. 거기서 심지어 bleeding까지 지속적으로 올라올 것이다.

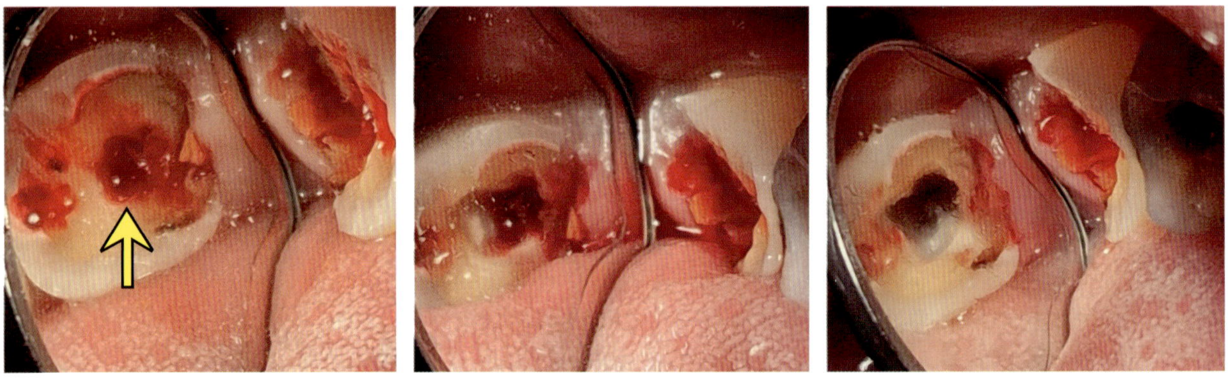

좌측부터 순차적으로, 치수강의 정중앙부분을 개방한 모습, endo-z bur를 살짝 넣어 조금더 외측으로 확장한 모습, 그리고 scaler로 어느정도 잔사를 제거하여 지혈을 시킨 모습이다.

어느 정도 지혈이 되도, orifice를 눈으로 확인해 내기는 매우 힘들다. 웬만하면 눈으로 확인할 생각은 거의 하지 않았으면 좋겠다. 오히려 엉뚱한 곳을 찾아들어갈 수도 있다.
이 시점에서는 촉감이 더 정확하다. 촉각을 곤두세우고, 치수강 내부의 벽이 어느 선상에 위치하는지 느껴보고, orifice를 찾을 때는 niti-file이 빨려들어가는 방향을 찾으면 된다.
다만, 모든 케이스에서 이렇게 bleeding이 올라오는 것은 아니고, 치수의 염증상태에 따라 다르다. 드문 경우지만 출혈도 없고, scaler로 몇 번만 왔다갔다하면 orifice도 눈으로 뚜렷하게 보이는경우도 있다.

대부분은, 스케일러로 한 30초이상 청소하기 전에는 절대로 pulpal floor가 보이지도 않고, 치수잔사들로 인해 지혈도 되지 않는다. 스케일러로 청소를 많이 한 후에도, 석회화되어 달라붙은 딱딱한 물질들은 low-speed round bur를 쓰기 전에는 없어지지 않기도 한다.

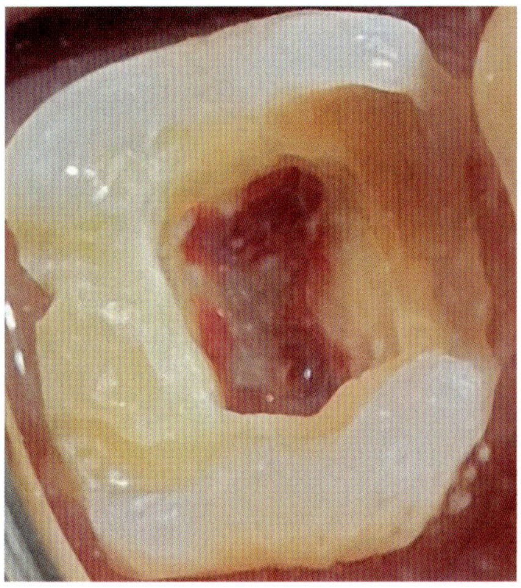

치수강이 석회화된 경우, 수많은 장애물들이 orifice를 막고 있다.

그렇지만 대부분의 깔끔한 치수강의 경우, 스케일러로 30초 정도 깨끗이 청소한 후에는, 정말 여러분들이 원했던 바로 그 깨끗하고 매끈한 회색타일을 발라놓은 듯한 공간에서 orifice 3~4개가 숨구멍처럼 뽕뽕 뚫려있는 광경을 볼 수 있을 것이다. 이렇게 되면 AO의 99%는 성공적으로 끝난 것이다.

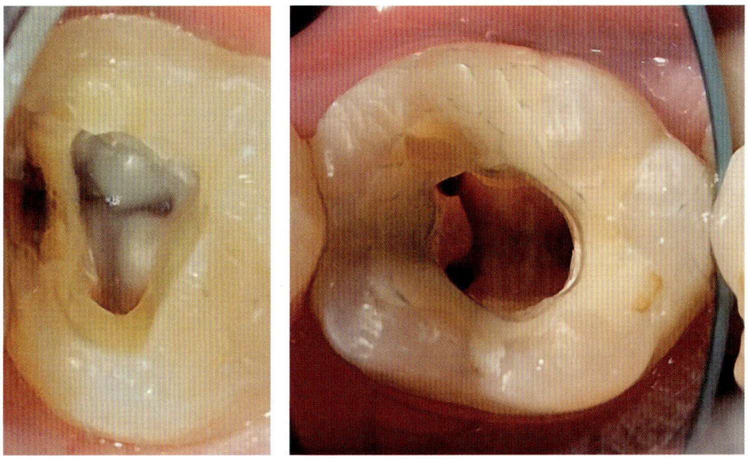

깨끗하게 orifice가 눈으로 보인다.
좌측사진은 상악 대구치, 우측사진은 하악 대구치이다.
좌측 사진은 치수강내부만 pulpotomy한 사진이고, 근관안쪽에는 한 번도 파일이 들어가지 않은 본래의 상태이다. 근관입구가 좁고 뭔가 닫혀 있는 느낌에 주목하라. AO 외형은, 좀 더 확대했었으면 좋았을 것 같다.
우측사진은 치수강 내부를 정리하고, 근관까지 #30번 파일까지 확대한 사진이다. 넓어진 orifice의 크기에 주목하라.

여기까지 하면 치수강 내부는 정리를 한 것인데, 그럼 근관 속은 어찌할 것인가?
첫 내원시 근관 안으로 들어가서 발수를 하고, 근관장 측정도 하고, 한 #20번 파일까지 근관성형을 하면, 치료를 많이 진전시켰기 때문에 좋겠지만, 거기까지 한 번에 가기는 전혀 수월하지가 않다.
대부분의 경우, 근관이 '애매한' 정도로 석회화가 되어있고, 근관입구 안에 진입할 때 굉장한 저항감이 느껴진다(파일이 부러지지 않을까 하는 정도의 저항감이 느껴진다)

이렇기 때문에, 치수강을 너머 근관입구 안으로 들어간 뒤부터는, 심하게 저항감을 보이는 근관을 '살살 어르고 달래서' 점차 '근관의 마음을 열어서' 더 깊이 들어가는 과정이라고 보면 된다.

따라서, 초심자는 엔도 첫날 Access opening을 하고, 치수강 내부까지만 깨끗하게 청소하여 일단 pulpotomy를 해놨다고 생각하고, calcipex를 올려서 보내는 것도 참 효율적인것 같다.
만일 첫 내원 시 Access opening, 근관 모두 찾기, 근관장측정, #20번 파일정도까지 근관성형을 끝낼 시, 시간이 2~3배로 걸린다면 빠른것이고, 보통은 초심자의 경우 무한대의 시간이 소요될 것이다.

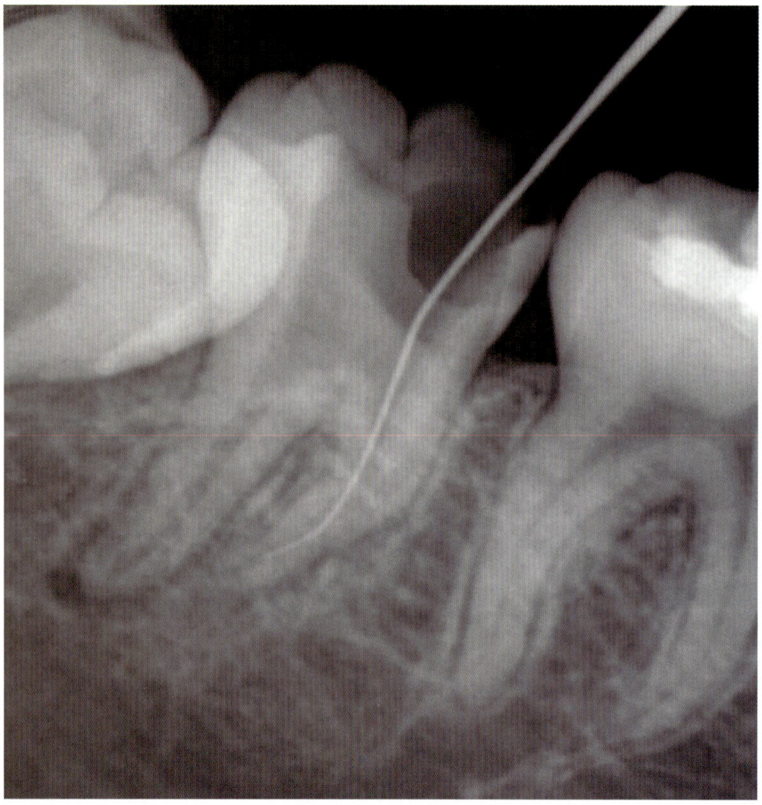

하악 7번 치아에서 root-zx로 근관장이 재지지 않아, 파일을 꽂고 방사선사진을 통해 근관장을 재기위해 악전고투 하는 모습.
치근의 만곡에 의하여 file을 2번 꺾은것에 주목하라. 파일이 꺾여서 잘 들어가지도 않고 손도 너무 많이 아프다.

그러면 각종 잔사들과 이물질, 솟아나오는 피는 어떻게 없애야 좋을까?

필자는 Access opening과정에서는 saline syringe로 irrigation을 많이 하는 것을 추천한다. 처음에는 bulky한 잔사들과 이물질, 그리고 blood와 pus를 물리적으로 많이 제거하는 것이 naocl로 화학적 세정을 하는것보다 더 나아보인다.
naocl syringe를 짤때는 조금씩만 needle 측면의 vent부위로 나오기 때문에 많이 짤 수도 없고, 압력을 가해 씻어낼 수도 없으며, 목으로 넘어가면 위험하니까 말이다. 과정이 좀 진행된 후에 naocl시린지를 쓰는 편이다.

#초심자 전투력 상승 키트 7

- 마취, 체어각도, 고개각도조절, 개구기는 필수적이다.
- 모든 것이 갖춰져야 당신이 천공을 일으키지 않는다.

- 자신의 방향적 감각을 믿지 않는다. 아직은 구내에서의 착시에 대한 시행착오가 없고, 그에 대한 대처법도 없는상태이다. AO를 치수천정 높이까지만 한뒤 반드시 periapical사진을 찍어본다. 그리고 path가 맞으면 continue하고, path가 빗나갔으면 수정하여 AO한다.

- 근관와동외형을 형성할 때, '뚜껑만 따고, 내부는 건들지 않는다'
- #330 bur로 교합면쪽으로 갈수록 divergent하게 치수를 개방하여 sinking sensation을 느껴보고, Endo-z bur 사용은 최대한 절제해 조심스럽게 사용하고, 만약 쓴다면 치수강 안쪽으로 바닥에 닿지 않게 조금만 넣어서 넓혀본다.

- 근관와동외형이 어느 정도 만들어졌으면 내부를 눈으로 인식할 생각을 하지 말고, 스케일러로 내부를 30초이상 청소하고, Niti-file이 빨려들어가는 방향을 확인해본다.
잔사들이 청소되고 bleeding이 좀 잦아들면 orifice를 눈으로 확인해 본다.

niti-파일링전 glide-path만들기 심화수업

치수강 내부의 orifice들을 이은 선과, 치수강 '내벽'의 경계가 일치하여야, 매번 파일을 삽입시 벽을 타고 미끄러져 들어가며 자연스럽게 orifice안으로 삽입될 수 있다.
다시 말해, AO를 할 때 치수강의 측벽부위를 과삭제하여 orifice 위치 보다 더 외측으로 wall이 형성되었다면, 파일진입 시 딱딱한 벽/바닥 치는 느낌이 나면서 걸리게 되며, 파일이 근관안으로 들어가지 않게 된다.

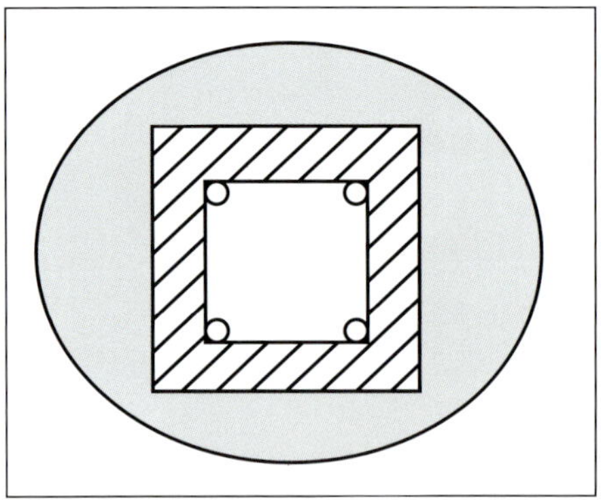

AO 할 때 endo-z bur로 치수강내벽을 너무 외측으로 삭제하면
빗금친 부분과 같은 ledge가 생긴다.
이 부위들로 인해 파일을 삽입할 때마다 빗금친부분에 걸리게 된다.
이를 돌파하기 위해서는, 매번 orifice에 파일을 삽입할 때 mirror view를 보는수밖에 없다.

이렇게 되면 엔도 소요시간이 (과장 좀 보태면) 5배 정도 늘어난다. 즉, 5분 만에 할 수 있는 술식이 25분 걸리고, 10분 걸리는 술식이 50분 걸릴 수가 있다.
매번 근관 속에 파일을 넣을때마다 미러로 근관내부를 보면서 파일끝을 집어넣어야 하는데서 오는 체력소모는 덤이다.
또, 파일을 갖다 넣으려고 하면 미러가 경로상에서 방해하고 있고 걸리적 거리니까 치워져야 한다.
숙련된 사람은 mirror를 여기저기 돌려가면서, 멀리 안치우고도 대충 감으로 파일을 넣을 수 있지만, 초심자는 힘들다.

심지어 미러로 봐도 잘 보이지도 않는다. 초심자는 미러로 대구치 orifice를 볼 수 있는 능력이 상하악 7번 치아의 경우 거의 zero에 가깝다.
이런저런 난관들로 인해 mirror를 보면서 file을 넣기는 매우 힘들며, 심지어 7번치아처럼 후방에 위치한 치아는, 파일을 약간 휘어서 'pre-curve'를 주어야 겨우 들어가게 된다.

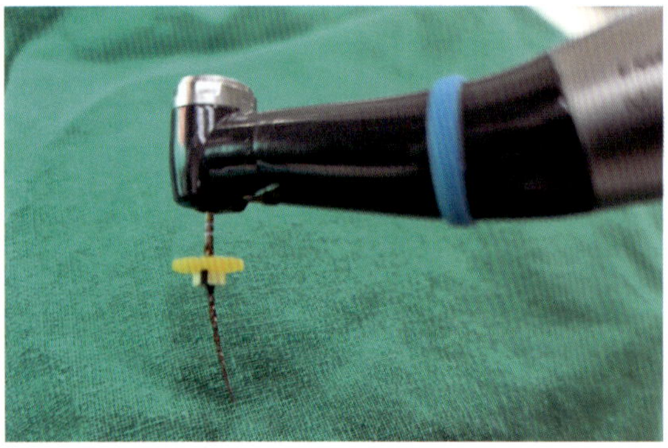

파일을 약간 휘어서 pre-curve를 준 것.

이런 어려움 때문에, Endo-z bur를 쓸 때 치수강 내부의 측벽은 bur로 거의 삭제하지 않는 것이 좋다.
그래서 아까부터 '뚜껑만 따고, 내부는 건드리지 않는다'라는 표현을 계속 되풀이 한 것이다.
치수강의 측벽을 삭제하는 순간 orifice보다 측벽이 더 외측으로 밀려나며 일종의 ledge가 생겨서 이런 일들이 생기니까 말이다.
앞 전에도 말했듯이, 치수강을 개방하여 '푹 떨어지는 느낌'이 들었으면, endo-z bur를 치수강안으로 '살짝'만 넣어 외측으로 확장하라는 것이다.
언제까지 외측으로? 자연 그대로인 상태의 치수강 내벽과 동일 선상까지. 치수강 내벽이 한눈에 보일 수 있을 때까지만.

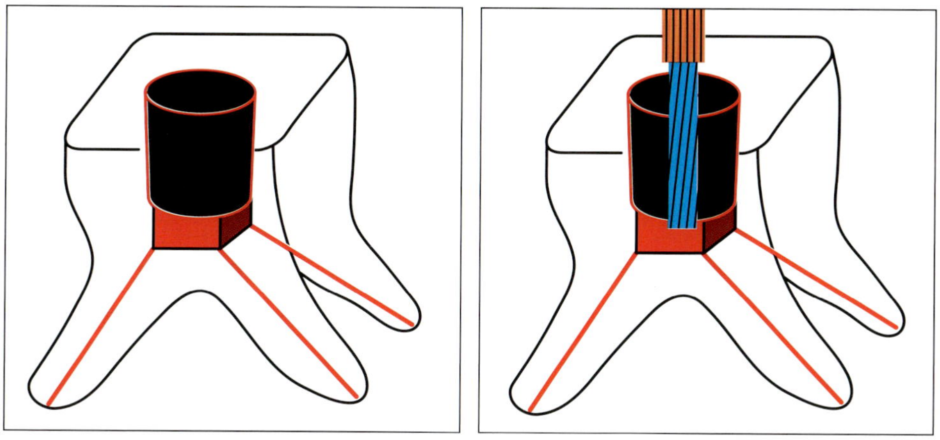

(좌) 뚜껑(검은색 부분)만 따고, 안에는 손을 대지 않는 것이 좋다.
(우) 그러기 위해서는 endo-z bur를 쓸 때 치수강안에 많이 넣지 말고, 조금만 넣어야 한다.

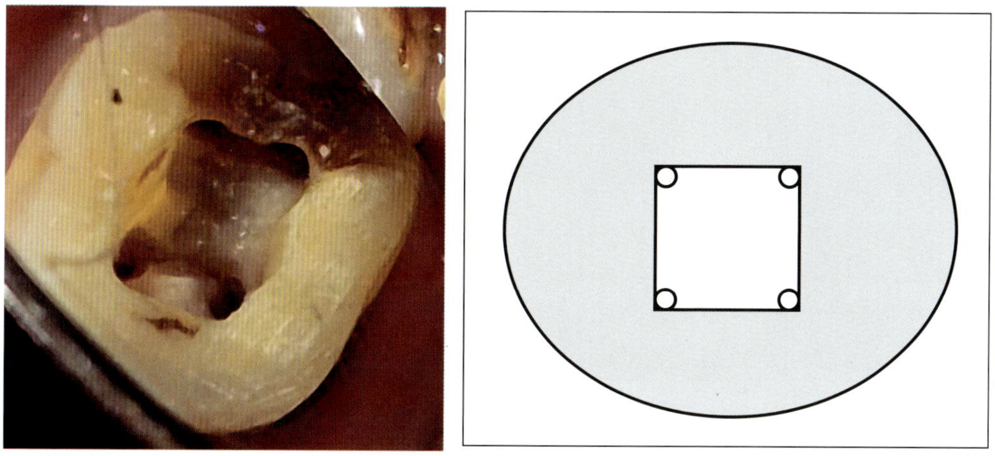

상, 하악 대구치의 orifice들을 이은선과 치수강 내벽이 일치한다.
이런 식으로 해야 파일삽입시 벽을 타고 들어가면 바로 orifice로 떨어질 수 있다.

즉, 형성된 'AO구멍'의 내부를 들여다보거나, 기구를 넣어 벽이 대충 어디쯤에 있을 것인지 촉진을 해보면서, 치수강 내부의 부피와 치수강의 4개 내벽이 어디쯤에 위치하는가를 계속하여 추정 및 확인한다.
그래서 치수강 안쪽을 '파악'해가면서, 교합면의 구멍을 넓혀주기를 반복한다. 모든 분야에서 큰 사고나 실패없이 나아가는 사람들은 '간을 볼 줄 아는' '약은' 사람들이다. 그게 바로 '관찰력'이고 '감각능력'이다.
초심자는 이러한 '간 보는 타이밍'을 더 촘촘하게 세팅해야 하고, 더 조심스럽게 하여야 한다.

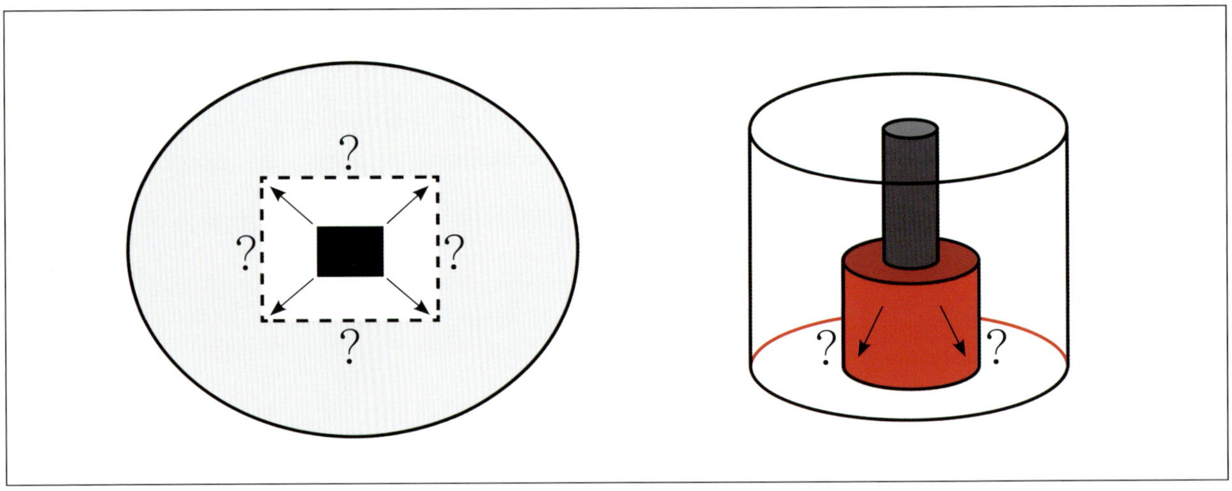

치수강 개방 후, 초기에 형성된 hole 안쪽에 round bur/ endo-z bur/ endo explorer 등을 넣어서 치수강내벽의 위치가 어디쯤 있을지 '외측으로' 더듬어 본다. 이 방법은 약간 숙련된 사람이 할 수 있는 방법이긴 하며, 이렇게 하기 힘들 경우에는 그냥 PA사진을 찍어 확인하기를 권장한다.
(좌) 교합면에서 본 view
(우) 치아의 옆면에서 본 모식도

이 과정을 반복하다 보면 교합면으로부터 치수강내벽까지 매끄럽게 이어지는 근관와동을 형성하게 된다. 치수강 내벽을 외측으로 삭제하지도 않으면서 말이다.

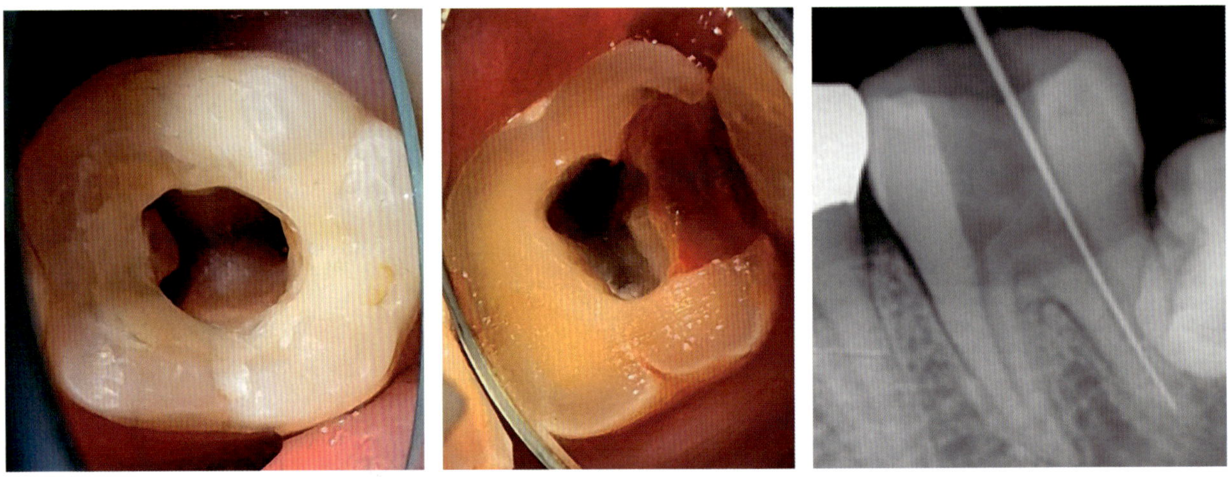

크게 신경 써서 안하고 이 정도만 해도 큰 무리는 없다.

3) 근관속에서의 파일링, 첫 발수, 그리고 근관장 측정

필자는 처음 근관입구를 탐지할 때, Niti-file을 이용하는 편이다. endo-explorer를 사용하라는 지침도 교과서상에 있고, 많은 임상가들이 하고 있지만, 필자는 이에 대한 필요성을 별로 느끼지 못한다. 그냥 Niti-file을 endo-engine에 꽂고 rotation을 실행시켜 탐지하는 것이 훨씬 더 나은 것 같다.

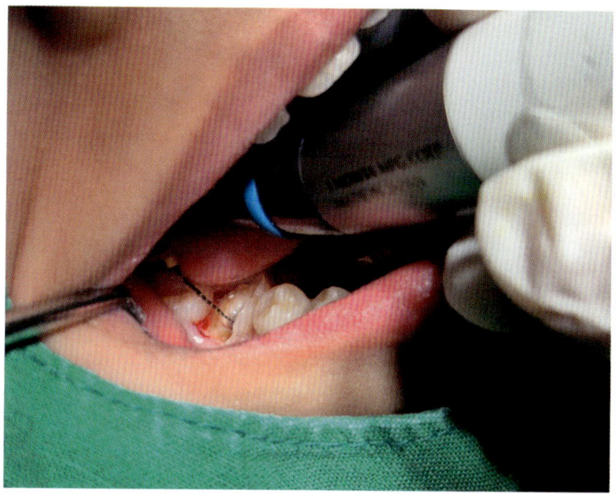

AO를 했으면 Niti file로 적절한 방향을 가하여 orifice를 탐지한다.
'쭉 빨려들어가는 느낌'이 들면 거의 대부분 근관을 맞게 찾은 것이다.

혹시나 Hand-file(특히 K file)로 근관입구(orifice) 탐지를 시도하는 사람이 있을지도 모르겠는데, 그렇게 하지 않길 바란다. 곳곳에 걸리며 휘어져서 잘 들어가지 않을 것이다. 엔도가 싫어질 수도 있다. 초심자들은 핸드파일을 과도하게 많이 사용하는 경향이 있다. 핸드파일은 근관에 넣는것 자체가 매우 어렵기 때문에, 그것을 잡는 것 자체가 스트레스이다. 물론 안전하긴 하지만, 평소에는 매우 비효율적이어서, 꼭 필요한 상황에서만 사용하는것이 좋겠다. 심지어 석회화된 근관입구를 탐지할 때도 Niti-file로 찾는 것이 훨씬 더 빨리 찾는다.

Hand file은, 근관탐지는 이미 완료된 후에, 근관속으로 넣어서 '길 내주기'용으로 주로 쓴다.
즉, size가 작은 #06, #08, #10번 file을 넣어 요리조리 각종 기교를 부리면서 막힌 것을 뚫어주어, 근관에 파일이 잘 왔다 갔다 할 수 있게 길을 내 주는 용도로 쓰인다.
철도의 선로가 녹슬었거나 휘었거나 할 때, 기차가 운행하기 전에 사전 정비 및 청소작업을 해주는 그런 특수열차와도 같다. 석회화된 근관 안에서는 근관이 Niti-file을 뱉어낼 정도이며, 무작정 힘줘서 넣다간 심하게 바인딩되어 부러지기 때문이다.

K-file은 너무 끝이 가늘고 유연하기 때문에, 근관입구를 탐지하면 곳곳에 걸리고 휘어져서 근관에 진입자체를 못한다.
Niti-file은 어느 정도 뻣뻣한 느낌이 있으면서 돌면서 들어간다. 또한 엔도엔진에 꽂아져 있기 때문에, orifice안에 넣느라 손을 목구멍 근처까지 넣지 않아도 되며, 밖에서 핸드피스를 잡듯이 조작하면 되고 방향을 부여하기 쉽다.
또한, 처음 orifice에 삽입시 찐득하게 '빨려 들어가는' 느낌이 촉감으로 잘 전해진다.
hand-file로 근관에 입장한다면 '찐득한' 느낌은 일부 들 순 있지만, '빨려 들어가는' 느낌은 들지 않는다.

따라서 초심자가 촉각적으로 상황을 캐치하기에 굉장히 어려워 보인다.

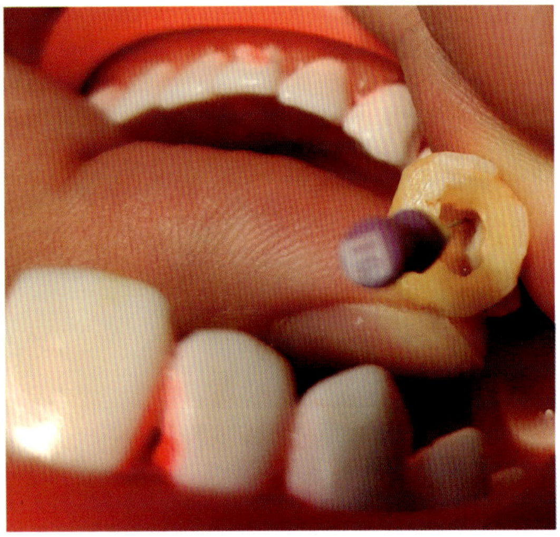

요렇게 탐지하지 않길 바란다. 파일도 자주 휘어지고 꺾이고, 굉장히 힘든 방법이다.

이 '찐득하면서 빨려 들어가는 느낌'은 엔도가 잘 되고 있다는, 치아가 보내는 '두번째 메시지'이다. 역시 아무리 강조해도 지나침이 없다.
대부분의 치아는 orifice에 넣을 때 처음부터 찐득한 느낌을 준다. 믿어라.
orifice위를 bur로 훑어준다든가 그런건 대부분 아무것도 안 해도 된다.

자, 이제부터는 '촉감 공부'를 조금 해볼까 한다. 촉감은 여러분들이 직접 느껴봐야 아는 것이지만, 어떤 것인지는 알고 있어야 한다. 촉감은 자료로 제공하지 못하여 미안하다. AI와 VR이 추후 함께한다면 가능할 날이 올지도 모르겠다.

우리가 Niti 파일링을 할 때, orifice위치가 맞는 것 같은데, '딱딱하게 벽치는 느낌'이 든다면, '엔도가 잘 안되고 있다'고 치아가 보내는 메시지이다. 그리고, '까딱하다간 천공시킬 수 있다.' 라고도 암시하는 메시지이다.
벽치는 느낌이 들 때는 거기가 orifice가 아닐 경우가 많으며, 그곳을 계속 힘을 줘서 뚫고 들어가다가는 점점점 '찐득한 느낌'이 커지면서 근관처럼 느껴질 때가 있는데, 그 '찐득한 순간'이 바로 천공의 순간이다.
자, 여기서도 '무리한 힘'이 멀쩡한 벽을 뚫고, 천공시키는 것이다. orifice를 찾을땐 무리한 힘을 줄 필요가 없다. 적당히 압력을 줘서 안 빨려들어가면 거기는 orifice가 아닌 것이고, orifice가 맞다고 하더라도 석회화된 물질로 입구가 완전히 덮여있는 것이다.
적당히 압력을 줘서 안 들어가면, 그냥 포기할 줄도 알아야 한다. 무리해서 천공을 내기 전에 말이다. 다른 쉬운 근관들을 먼저 해결하고, 그다음에 막힌 곳을 어떻게 할지 다시 돌아오는 것이 좋다.

눈으로 보면 뭔가 함요되어있고 orifice처럼 보이는 부분도, 실제로는 내가 각종 bur등을 통해서 인위적으로 만들어낸 함요부위일 수가 있다. 또한 사람치아의 근관은 위치도 다양하고, 근관 개수도 변이가 많고, 각 근관의 석회화도도 다양하다. 아무리 봐도 orifice 부위인데도 알고보니 orifice가 아니고 그냥 벽일 때도 많다. 거기를 CT확인 없이 계속 파내려가다간 천공시키는 것이다. 아니면 CT찍기전에 거기다가 calcipex를 올리고 PA사진을 한번 찍을 수도 있다.

그러면 그곳에는 근관이 없는 경우가 많다.
그래서 눈보다는 촉감을 더 믿어야 한다. Niti-file을 낮은 압력으로 넣었을 때 쭉 빨려들어가는 곳을 찾아라. 이 느낌이 눈보다 더 정확하다.
Niti file은 원래 아래로 파고드는 회전을 하기 때문에 그다지 압력을 가할 필요도 없다. 오히려 근관안으로 빨려 들어갈 때 밖으로 꺼내는 힘을 주어야 할 정도이다.
때로는, 얼토당토 않은 곳에서 이상한 바늘구멍에 niti-file이 빨려 들어가는데, 핸드파일을 꽂아 PA를 찍어보면 그곳이 근관일 때도 있다.
어쨌든, 다시 강조하지만, Niti-file을 적당한 압력으로 넣을 때, '일정하게 매끄럽게 빨려들어가는' 느낌이 들면 거기가 orifice일 확률은 99%이다.

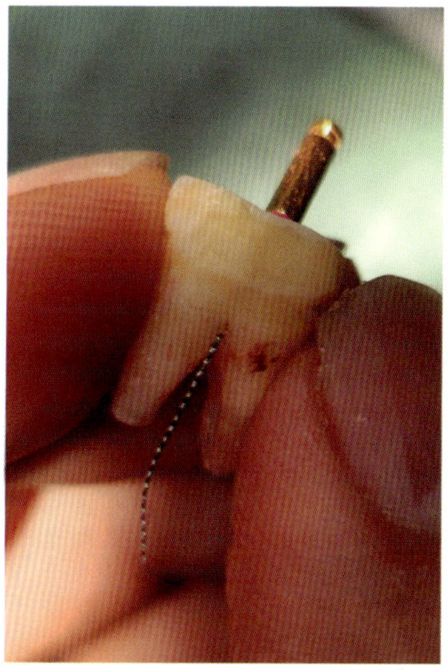

발거된 치아에서, 치아가 천공된 모습.
처음에는 완전히 딱딱한 느낌이 들다가, 계속 무리한 힘으로 찍어 누르면 점점 찐득한 느낌이 세지다가, 마침내 뚫리면 그때는 뼈를 파일링하기 때문에 근관과 상당히 유사한 느낌이 들게 된다.
구분하기 힘들 정도이다.

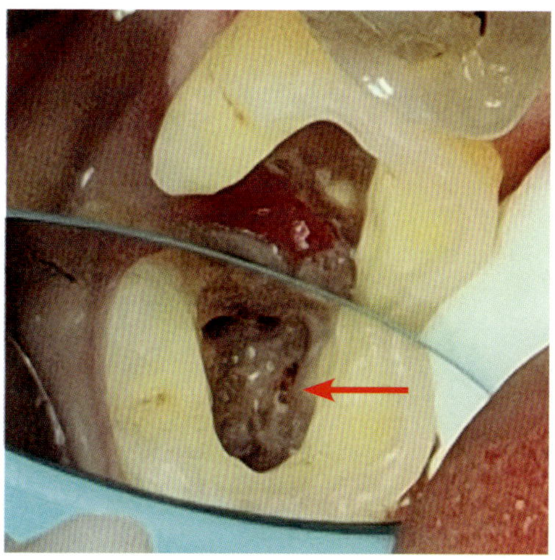

빨간색 화살표가 가리키는 부위는 천공부위이다. '구멍 자체'만 놓고 본다면 굉장히 orifice와 유사하다.
천공부위에 파일링을 할 때도 '찐득하게 빨려 들어가는 느낌'이 난다.
단, 이 경우 하나 다른 점은 파일링을 할 때 출혈이 올라온다는 점이다.
그래서 출혈이 너무 많이 올라오거나 Niti-file 삭제날에 출혈이 많이 묻어져 나온다면, 천공이 아닌지 한번 의심해 보는 것이 좋다. 그럴 확률이 높기 때문이다.

또한, 아래내용은 일부의 케이스이긴 하지만, '촉감 스펙트럼'의 연장선 상이니 들어보길 바란다. 그리고 여러분들도 마주칠 수 있는 케이스이다.
심하게 석회화된 치아에서, 파일이 입구 쪽에 '약간' 들어가긴 들어가고 CT상에서도 거기가

orifice가 맞긴 한데. 이상하게 불규칙하고 거칠고, 딱딱한 동시에 '미끌미끌한' 느낌이 드는 경우가 있다. 이는 orifice 쪽이 석회화된 물질로 뒤덮혀있는 것으로, 파일링을 점차 하다보면 근관입구가 확장되고, 석회화된 물질들이 점점 없어진다.
이때 파일링 보다는 round-bur 등으로 막힌 부분을 뚫어주는 것이 효과적이다.

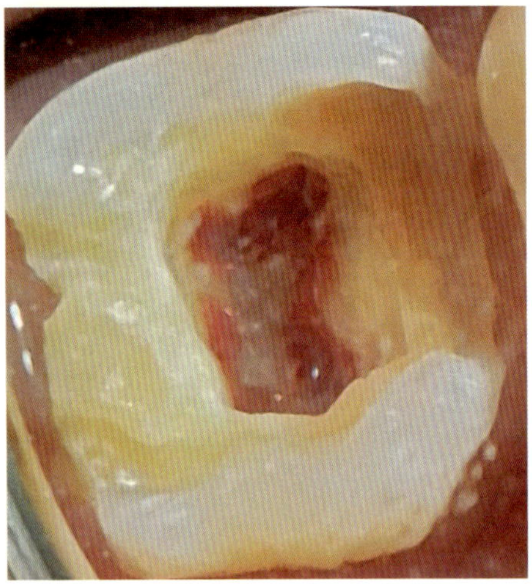

AO후 치수강 안쪽이 각종 석회화된 물질로 뒤덮인 모습. 흰색 결정들과 빨간색 부분이 혼재한다. 기구로 만져보면 전부 딱딱하고 울퉁불퉁한 느낌이다.
이 경우 Niti-file이 들어가긴 하는데 아주 조금 들어가고 뭔가 미끌미끌하고 불규칙한 느낌이 든다. 근관이 맞나 의심되는 상황이다.
이때는 round-bur를 이용해 근관입구를 덮고 있는 물질을 많이 갈아 없애줘야 한다.
거의 가장 어려운 난이도의 엔도로서, 초심자가 하기는 매우 어렵고 위험하다.

Niti-file로 근관 진입을 시도할 때 가장 중요한 것은 술자가 엔도엔진을 들고 '올바른 방향'을 잘 부여해야 한다는 것이다.
우리가 발거된 치아 또는 모형상에서 실습할 때 근관에 접근하는 난이도와, 사람의 구내에서 목구멍 쪽으로 급격하게 좁아지는 상황에서 근관에 접근하는 난이도는 완전히 다르다.
그리고 우리가 부여해야 하는 방향도 상당히 달라진다.

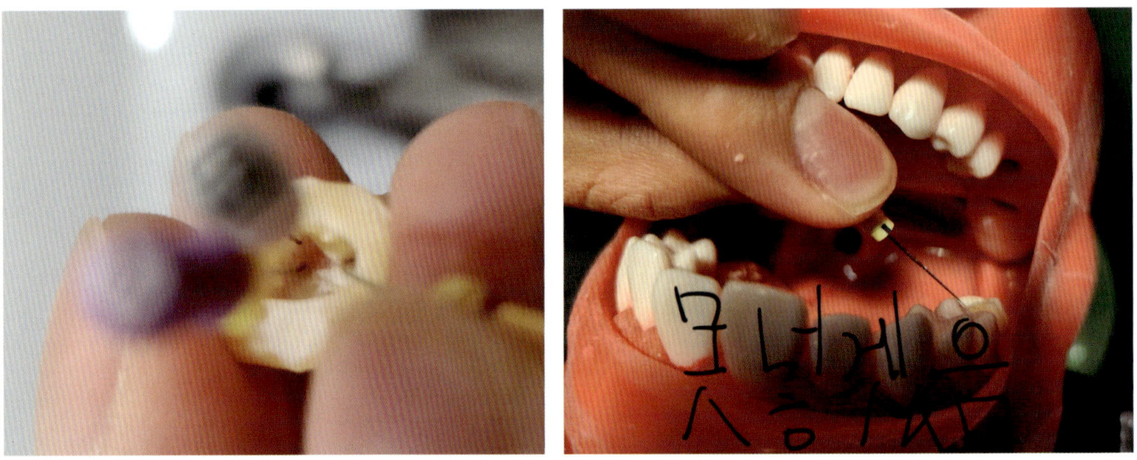

(좌) 발거된 치아상에서의 실습 상황. 파일을 그냥 위에서 아래로 꽂아도 들어간다.
(우) 처음 실습할 때 필자가 어려움을 호소하며 동기에게 카톡으로 보낸 사진.
'저게 가능하긴 한거야? 너희들은 어떻게 저런걸 하고 있는거야?' 라는 생각으로 가득찼었다.
orifice도 안 보이고, 심지어 목구멍 쪽으로 갈수록 점점 좁아진다.
파일에 pre-curve를 주어 미리 휘어놓지 않으면 상악대구치 mesial근관 같은 경우 넣기가 거의 불가능하다.

하악대구치를 예로 들자면, MB, ML, D 3근관이라고 가정할 때, D근관에 파일을 넣기 위해서는 Distal 쪽으로 45도 가량 경사를 부여하는 것이 아니라 그냥 0도의 수직으로 수선을 내리듯이 들어가면 거기가 Distal근관이다.

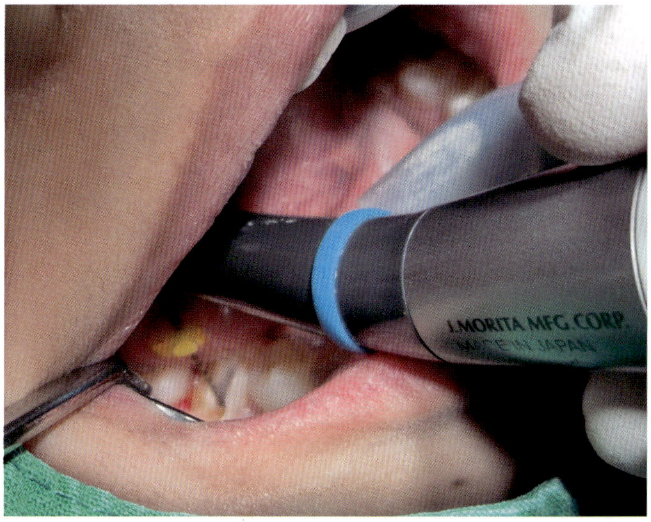

하악대구치 Distal근관은 그냥 위에서 아래로만 꽂아도 편하게 입장할 수 있다.
치아의 장축과 Niti의 방향도 거의 일치한다.
엔도 기계가 하악치아와 아랫입술에 거의 닿을 듯 위치하는 것에 주목하라.

MB, ML근관에 넣는 것은 가장 어렵다.

파일을 파일을 넣기 위해서는 마치 90도로 mesial측으로 직각으로 꺾는다는 느낌으로 시도해야 겨우 mesial근관에 들어가게 된다.

만일 이런 감을 모른채 안일하게 생각하여 45도 가량 mesial 쪽으로 경사를 주어 진입하면 대부분 치아의 정가운데 부분인 furcation부위를 치게 된다. 그러면 딱딱한 벽에 막힌 느낌으로, 파일은 절대 근관안으로 진입하지 않는다.

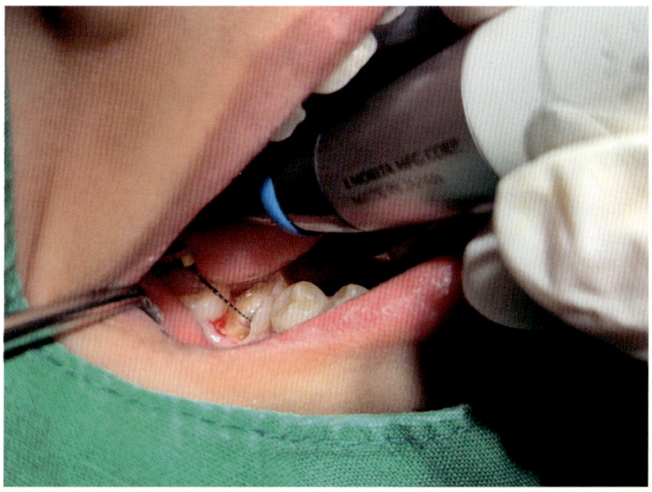

Distal 근관에 집어넣는 앞선 사진과 비교하여 이번에는 파일의 방향이 마치 '목구멍에서부터 입바깥쪽으로 나오는 방향'이 되게 하려고 해야 mesial 근관에는 겨우 넣을 수 있다. 특히 개구량이 적은 경우에는 더 심하다.
위 그림과 비교하여 파일의 방향이 인위적인 점, 엔도기계가 상악치아와 윗입술에 거의 닿으려고 하는 점에 주목하라.
미리 약간 파일을 휘어놓는 pre-curve도 부여되었다.

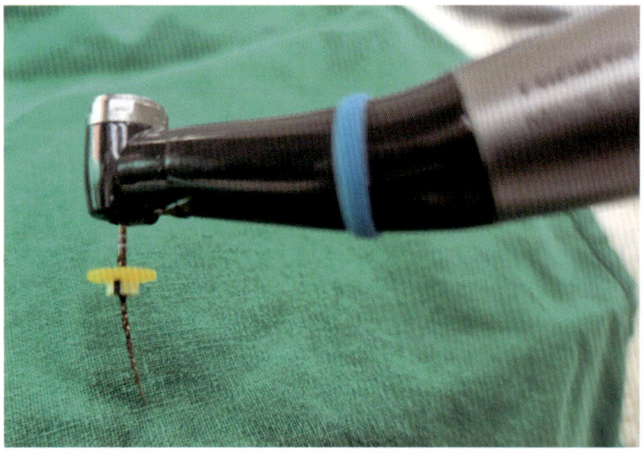

하악 대구치의 mesial쪽으로 파일이 휘게끔 pre-curve가 부여된 사진

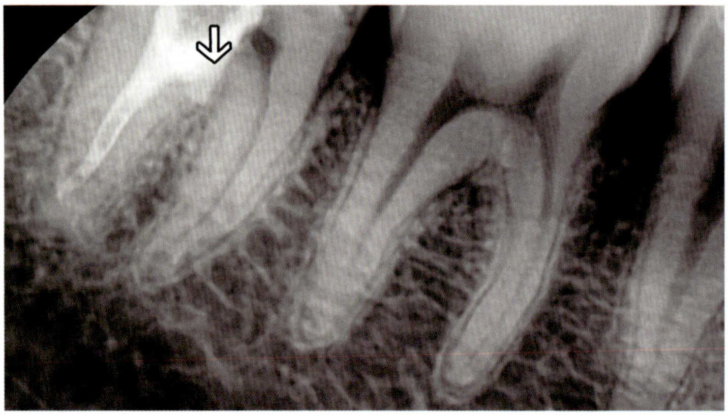

본인은 mesial canal에 넣었다고 생각해도 furcation쯤의 중앙부 정도 위치일 수 있다.(furcation상방부가 천공된 모습)

상악대구치도 예로 들자면, MB-DB-P 3근관이라고 가정할 때, P근관에 파일을 넣기 위해서는 palatal쪽으로 45도 가량 경사를 주면 쉽게 들어가고, DB근관에 넣으려고 할 때는 distal쪽으로 경사줘서 들어가는 것이 아니라 그냥 0도로 수선을 내리듯이 수직으로 들어가면 거기가 DB근관이다.
그런데 MB근관에 파일을 넣으려면 mesial쪽으로 억지로 45도 이상의 각도를 부여해야 겨우 들어가게 된다.
방향에 대한 '감'을 얻기 위해서는 단 한 개 치아의 엔도 경험만 있어도 충분하다.

그런데, 첫 파일링은 가장 위험한 순간이다. 왜냐하면 근관내부는 거의 다 좁고, 석회화 결정들도 잔존해 있기 때문에 파일이 바인딩되어 부러지기 때문이다.
심지어 상악 대구치의 MB근관, 하악대구치의 ML근관은 좁은 것을 너머 캐널자체가 해부학적으로 90도 가까이 극도로 꼬부라진 경우가 많아 Niti-file의 유연성이 이를 따라가지 못하고 많이 부러지게 된다.

개인적인 경험으로는 #10, 15번 Niti file로 첫 근관형성을 할때는 1/3가까이 근관 안속에서 파일이 부러졌다. initial shaping file로 나온 제품을 사용하거나, #20이상의 일반 Niti file로 첫 근관형성을 하기 바란다.
이때 근관끝까지 형성을 한다고 파일을 근관 안속에 밀어넣으면 99% 부러지게 되고, 대략적으로 orifice입구를 들어가기 쉽게 넓혀주고, 근관의 coronal부위의 잔사들을 어느정도 발수해준다는 느낌으로 하는 것이다.

꼭 기억하라. 첫 파일링이 가장 위험한 순간이다.

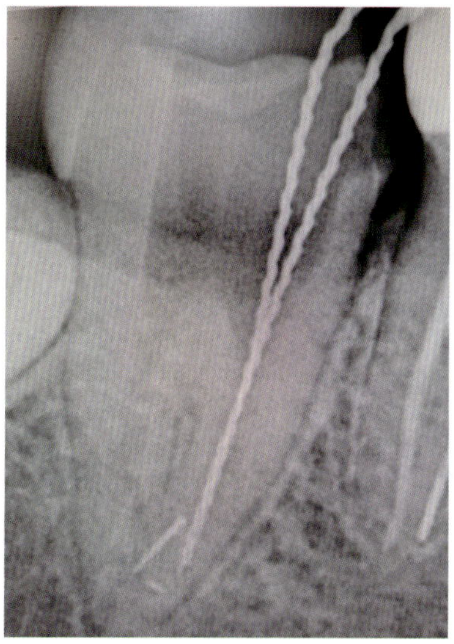
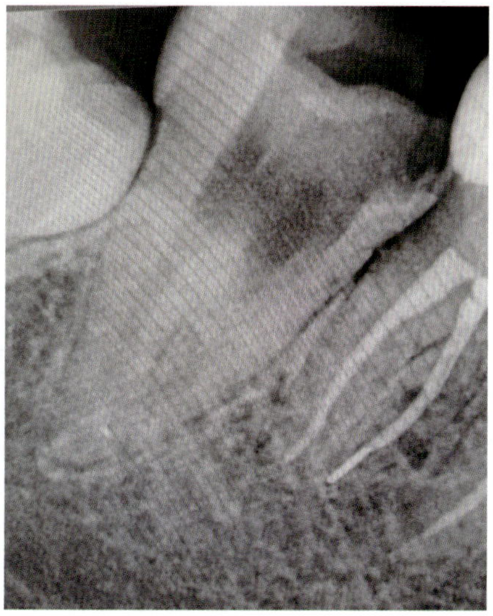
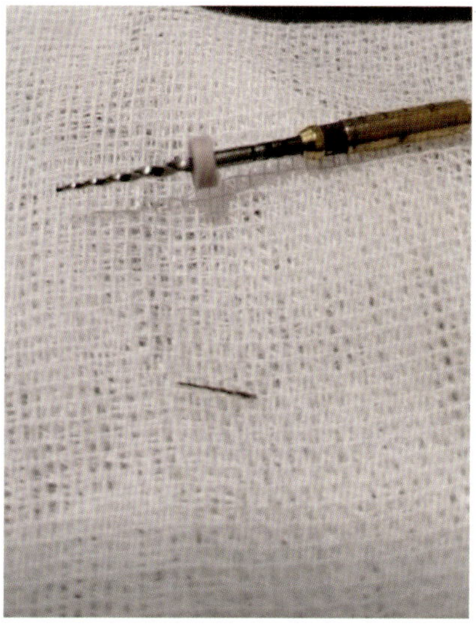

(좌) 첫파일링시 부러져 버린 파일단편. 깊숙이 박혀서 안 나올것만 같았다.
(중) 상부확대, hand-file로 bypass후 각고의 노력 끝에 단편 하나가 제거되었다. 운도 따라야 제거가 된다.
(우) 부러진 niti file. 보라색, 흰색 띠 색깔의 niti file은 size가 작아 더 잘 부러진다.

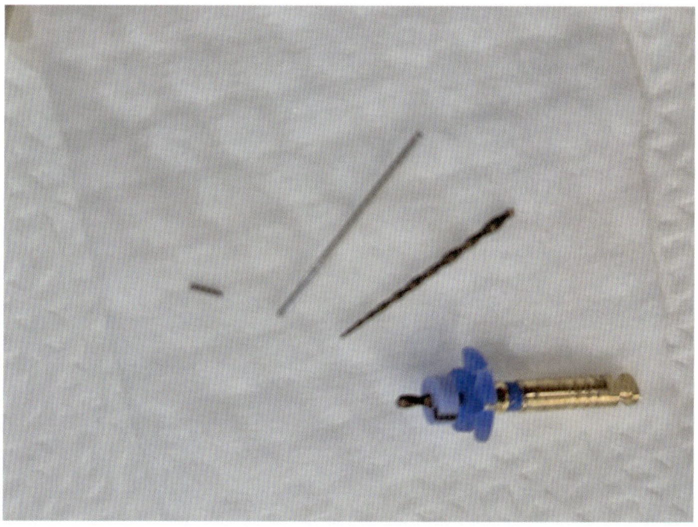

niti-file이 끝단만 부러지는 경우가 가장 많지만, 파일자체를 캐널의 대각선 방향에서 삽입하지 않을 경우, 이렇게 neck부분이 뎅강 부러져 버린다.
그럴 경우에는 curved mosquito로 쉽게 제거할 수 있다.
파일 뿐만 아니라 시린지 팁도 부러질수 있다.

*초심자에게 추천하는 팁은, 처음으로 근관끝까지 파일링을 할때는 핸드파일을 쓰라는 것이다.

핸드파일은 근관이 아무리 석회화되어 좁아져 있어도 부러지지 않는다. 돌지 않기 때문이다. 주로 조작할 때 위아래로만 왔다갔다 하므로 부러지지 않는다. 근관의 첫 길을 내는데에 아주 제격인 파일이다. 위에서도 말했듯이 '길 터주기용'으로 쓰는게 가장 좋다.

그리고 너무 석회화되어 근관 입구 자체를 찾지 못할 때, 핸드파일로 탐지하고 PA사진을 촬영하는 것이 좋다.

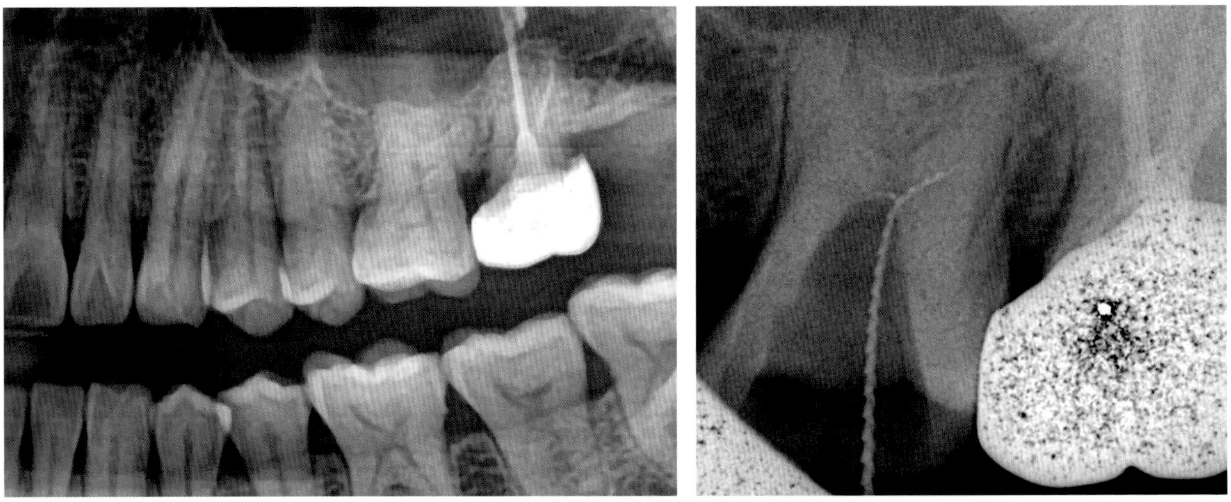

(좌측사진) 파노라마상의 #26 치아를 보자. 치수강이 돌같은 물질로 막혀있고, 근관도 눈으로 확인되지 않는다. 심하게 석회화된 치아이다.
(우측사진) 겨우겨우 AO를 하여 치수강을 찾고, Niti file이 전혀 진입이 안되어 핸드파일로 근관을 탐지하는 과정이다. 이런 경우는 굉장히 특이한 경우긴 하지만, 이렇게 석회화도가 심하여 근관입구가 거의 찾아지지도 않을만큼 좁아져있고, 만곡이 거의 90도가량으로 심하여 Niti가 안들어갈 때 필자는 핸드파일을 사용한다. 저 상태에서는 Niti file을 억지로 어떻게 집어넣는다고 하더라도 금방 부러져 버릴 것이다.

또한 만곡된 근관에 써도, 근관벽을 뚫고 천공을 낼 정도의 힘이 만들어지기는 불가능하다. 반대로 Niti-file을 쓸 경우, 뻣뻣하기 때문에, 만곡된 근관에서는 근관벽을 쉽게 뚫고 천공을 낼 수 있음을 아래 사진에서 확인 할 수 있다.

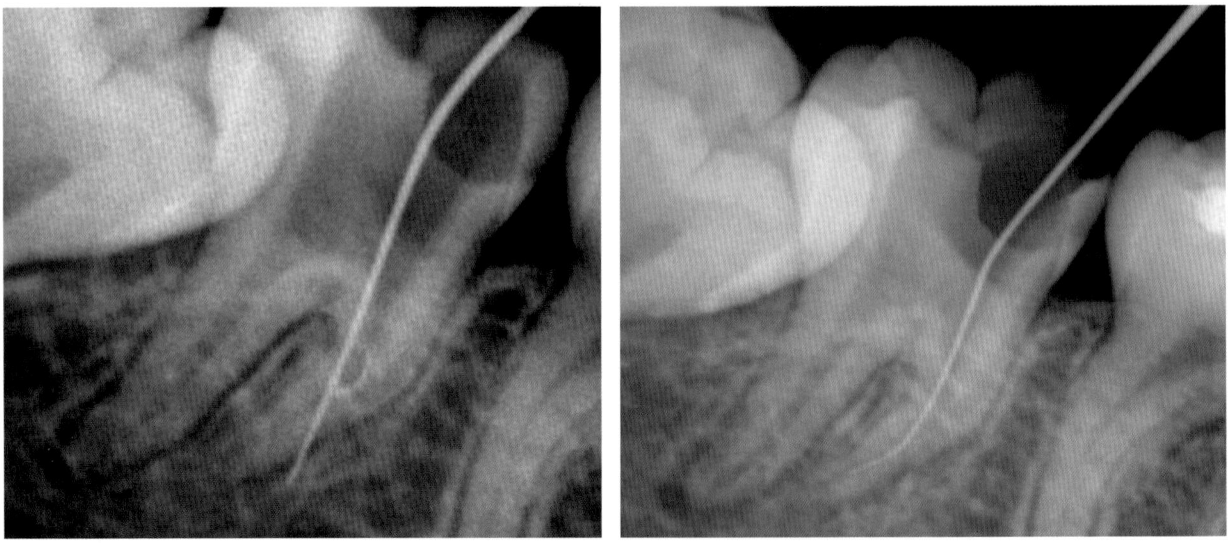

(좌) 하악 7번 대구치의 심하게 만곡된 mesial canal. 만곡된 벽면에 파일이 부러진 모양새에 주목하라.
만곡은 file fracture외에도, Niti로 파일링시 쉽게 천공되게 만든다.
(우) 각고의 노력 끝에 hand file로 bypass하고 파일절편을 빼낸 모습. 근관내에 파일을 넣기위해 2번 휘어놓은것에 주목하라.
1번만 휘어놓을 경우 파일이 계속 mesial치근의 mesial벽쪽을 때리기 때문에 천공이 심화되며 bypass는 불가능하였고,
2번 휘어놓은 결과 파일이 수직저항력이 약해져서 근관내 진입을 시도할때마다 계속 꺾였다. 한 10개는 꺾여서 버렸던 것 같다.

근관장측정

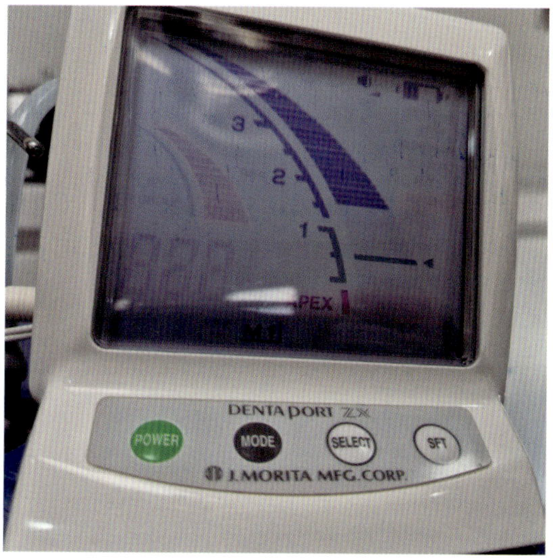

근관장 측정의 기본 원칙은, 근관내부를 청결히 한뒤 약간의 촉촉한 상태의 물기만 남겨두는 것이다. 따라서 근관내에 잔사가 너무 많을 때나, naocl을 넣었을때나, 너무 건조할 경우에는 근관장측정기가 오류를 일으키며 아무리 시도해도 근관장측정이 되지 않는다.
따라서 어느정도 irrigation을 한후, 근관내부에 물기가 너무 많지는 않게끔 air를 불어주고 재는 것이 필자가 발견한 기본 루틴이다.
그런데 가끔 근관입구에 넣기만 해도 '삐'소리가 나며 apex sign이 뜨는 경우가 있는데, 이 경우 인접면이 치은높이까지 뚫려있어서 치아 밖에서부터 근관안쪽까지 물기로 인해 교통이 되는 경우이다. 이런 경우는 치아바깥쪽에 침이나 물기가 없게 air를 불어 건조시켜주면 해결할 수 있다. 또한 볼이나 혀가 치아를 건드리고 있을때도 그런 현상이 나타난다. 입술에 건 고리를 건드리고 있을 때도 그렇다. 벌써 한 3개이상의 요소가 확실히 격리되어야 함을 알 수 있다.

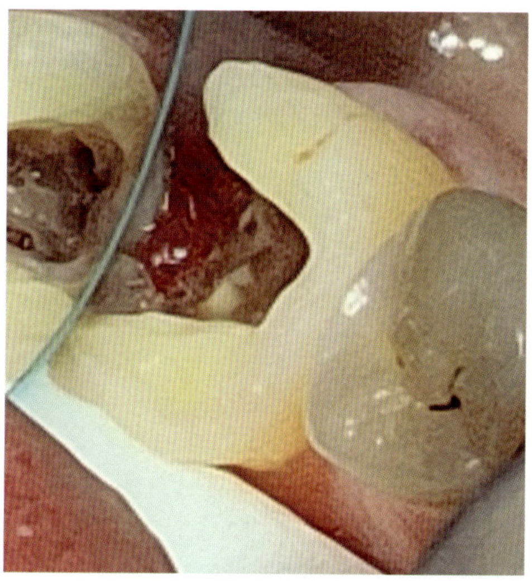
이렇게 한쪽 인접면이 뚫려있고, 물기가 치아 내부-외부를 교통시키고 있을 경우, apex-sign이 뜨며 '삐'소리가 나는 것은 거의 무조건 발생한다.

또, 극히 드물기는 하지만 근관끝까지 크랙이 가서 치근이 많이 벌어져있을 경우이다.

이 모든 상황이 정말 너무나 빈번하게 일어나므로, 이것은 예외라기보다는 그냥 '루틴'정도로 알고 있어야 할 것이다.

대부분의 근관은 치근단쪽이 약간씩은 석회질로 막혀있어, hand-file을 넣었을 때 한번에 끝까지 들어가지는 않는다. 치근단 가까이 가면 뭔가 저항감이 심하게 느껴지며, 단순 위 아래로 밀어넣는 동작으로는 더 들어가지 않는 경우가 많다.

이때는 시계방향으로 핸드파일을 돌려주면 나사처럼 파고 들어갈 수 있게 된다. 시계방향으로 돌리지 않고 직선으로 찍어 내리 누르면, 그냥 핸드파일만 휘어질뿐 더 전진하지 못하게 된다.

시계방향으로 돌리며 치근단의 patency(끝까지 뚫어주는 것)가 잡히면, 마치 캔뚜껑 따는 것처럼 '뽕' 하는 느낌도 가끔 받을 수 있다. 그러나 대부분은 별 느낌없이 patency가 잡힌다.

대구치에서 근관장 측정을 할 때 가장 어려운 점은, 각도가 안나오는데 핸드파일을 곡선형태로 휘어서 근관속에 어떻게든 집어넣어야 하는 그 자체이다.

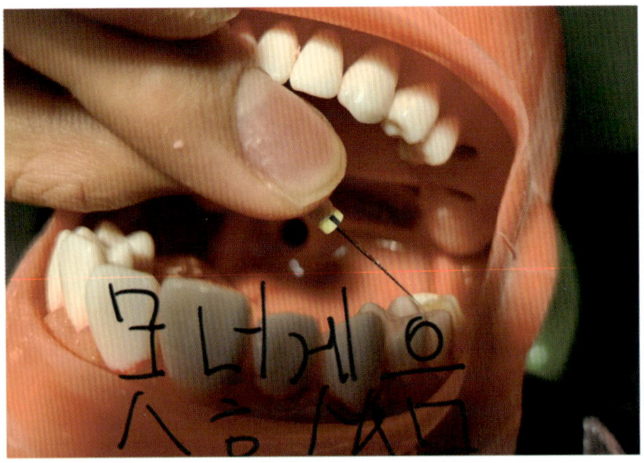

아까 보았던, 필자가 공보의시절 동기에게 어려움을 토로하며 카톡으로 보냈던 사진

특히 mesial근관들에 집어넣을때는 목구멍 안쪽에서 입밖으로 나오는 방향으로 삽입해줘야 하므로, 굉장한 손의 피로감이 요구된다.

그 자체가 굉장한 스트레스를 유발하는데, 애써 근관안에 파일을 집어넣으면 설상가상으로 clip을 핸드파일에 거는 순간 밖으로 '뽕'하면서 튕겨져 나오게 된다.

구강외부에 존재하며 입술에 받쳐져 있는 clip이 file에 걸리는 순간, file이 당겨지면서 밖으로 튕겨나오는 것이다.

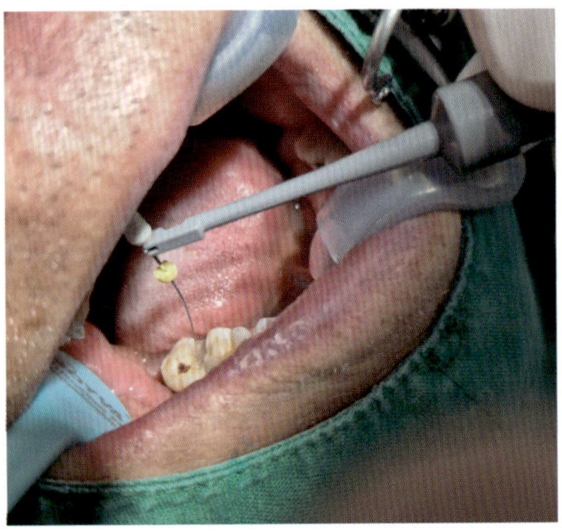

clip을 거는순간 근관밖으로 튀어나온 파일의 모습. 그러면 다시 저 파일을 다시 orifice에 넣어야 하고 0.5sign이 되는 지점을 또 넣으면서 찾아야한다.

이런 '안습'인 상황을 피하기 위해, 21mm의 짧은 hand-file대신, 25mm의 긴 hand-file로 근관장 측정을 할 것을 필자는 권장한다.

그러면 좀 덜 튕겨나오지만 가끔 튕겨져 나올때도 있는데, 그럴때는 왼손으로는 근관에 박힌 file의 머리 부분을 누르면서 오른손으로 clip을 파일에 걸면된다.

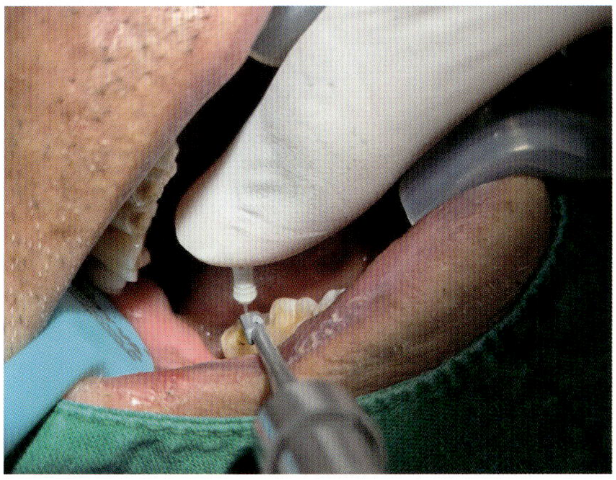

file이 튀어나오는걸 방지하기위해 왼손으로 누르면서 오른손으로 clip을 걸어놓은 모습. 이때 리트랙션은 어시스트가 한다.

다시 말해 근관장측정은(특히 대구치에서는)초심자에게는 3중고 4중고 그리고 7중고까지도 갈 수 있는 고생길일 수 있다.

필자가 생각하는 근관장 측정의 원칙을 다시한번 정리한다.

- 핸드파일을 근관에 손으로 꽂아야 하며,(개구량이 안나오거나 치아가 너무 후방에 있으면 고생한다. 개구기를 착용하고, pre-curve를 줘야한다.)
- 근관내부는 '적절한' 상태(잔사, 피, NAOCL, 크랙, 촉촉함 정도)여야 한다.
- 근관내부의 굵기에 적합한 size의 파일(대부분은 #10, 15파일로 잘 재지긴 한다)
- 치아에 볼, 혀, 침이 닿지 않아야한다(구강이 좁거나, 소아이거나, 고도비만인 사람들은 여기서 엄청난 고난이 생긴다). 닿았을때는 코튼롤이나 러버댐클램프등으로 방습하거나, air를 불어 건조시켜야한다.

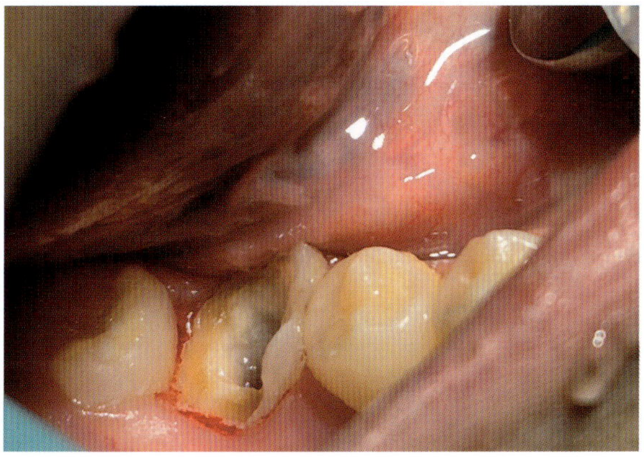

소아의 영구치를 러버댐 없이 엔도하는 상황.
혀는 치아에 무조건 닿으며, 타액이 치수강으로 들어가려한다. 구강도 좁아 볼이 닿기도 쉽다.
개구량이 작아 파일을 집어넣기가 매우 어렵다. 다른 도구나 방법이 필요해 보인다. 소아의 경우 난이도는 고도비만인 환자를 엔도하는 경우와 비슷하다

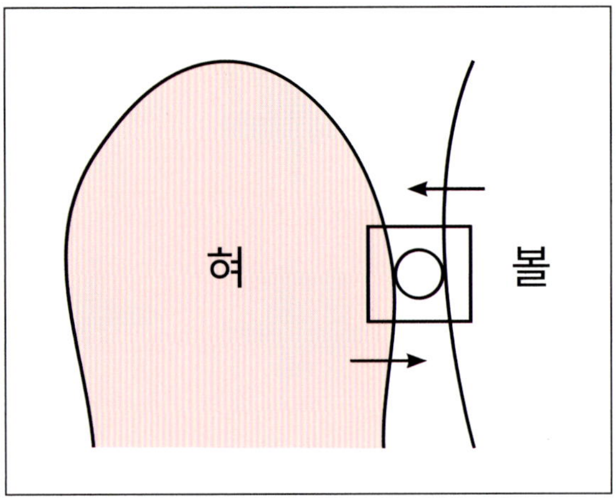

고도비만인 환자/'구강이 좁은' 환자에서의 엔도의 어려움.(환자의 axial평면상 분석)
환자의 구내에서 볼때의 상황이다. 네모는 엔도하고 있는 치아이며, 혀와 볼살도 모식화 하였다.
이처럼 양쪽에서 연조직이 치아를 침범해오니, 격리 및 방습을 하기가 힘들다. 파일링이야 그렇다쳐도, 근관장을 측정하기가 매우 고난이다. 연조직이 닿으면 '삐'소리가 나며 측정이 안되기 때문이다.

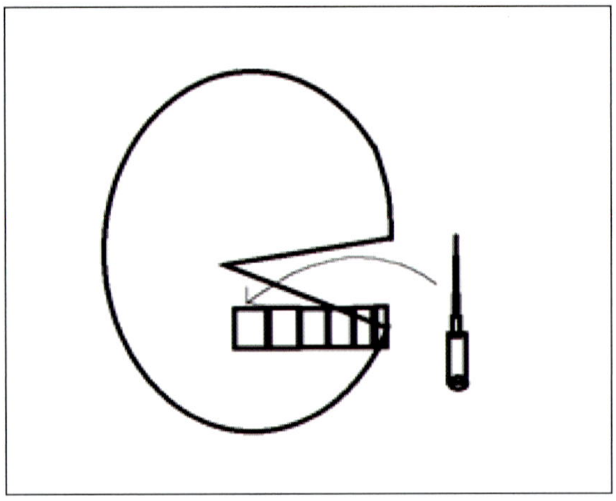

'개구량이 작은' 환자에서의 엔도의 어려움(환자의 saggital평면상 분석)
환자의 구외에서 볼때 개구상태를 모식화하였다.
파일을 대구치에 집어넣는 자체가 매우 고난이다. 파일을 많이 구부려서(pre-curve) 접근해야 할 것이다.
구강이 좁은것과 개구량이 작은 것이 3차원적으로 모두 합쳐진 경우는 정말 고난의 길이다.

- 입술에 건 고리를 술자가 접촉하고 있지 않아야 한다.
- 어시스트의 리트랙션도 필요하며
- 그리고 파일을 넣었을 때 근관끝까지 일단 파일이 들어가야 한다.
  근관이 막혀서 안들어가는 경우가 많다.
- 이 모든게 다 되어서 clip을 꽂으면 '뽕'하고 튀어나오기 까지 한다. 안튀어나오게 눌러야한다.

이 모든 조건이 다 어느정도 충족이 되었을 때 근관장측정이 된다.
처음 해 볼때는 정말 '징글징글하다'는 생각까지 드는 술식이지만, 몇 번만 적응되면 그냥 '할만 하네' 수준으로 바뀌기 마련이다.
다만 필자가 처음 했을때도 그랬고, 거의 '불가능과의 싸움'일 수도 있으나, 'impossible is nothing'과 같은 의지로 '그냥' '맨땅에 헤딩하는 정신으로' 돌파하는 것이다.
여러분들은 이렇게나 상세히 알려주는 책을 만났으니 얼마나 좋은가? 길을 잃을리는 절대없다.

대부분의 개원의들도 이런 '전통방식'의 근관장측정에 굉장히 스트레스를 받아한다.
그래서 최근에는 근관장을 root-zx로 측정하지 않고도, Niti파일링을 할 때 자동으로 회전하고, 근관장을 넘어가면 자동으로 멈추는 MORITA 엔도 엔진을 많이들 사용하고 있는 것 같다.

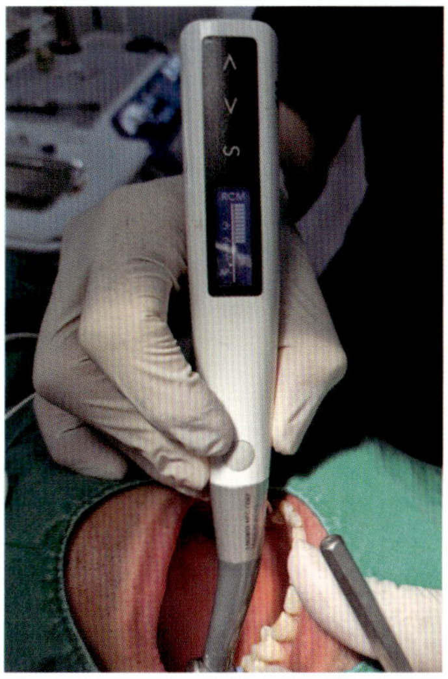
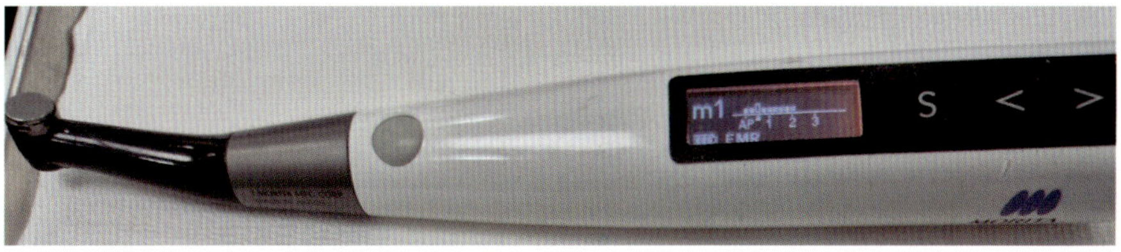

파일링하면서 근관장측정이되는 mode와, 근관장측정만 하는 mode가 있는 것 같다.

그러나, 필자는 아직 적응이 덜 되어서 그런지, 엔도의 퀄리티적인 면에 있어서는 '자동근관장측정 MODE'를 별로 선호하지 않는다.
왜냐하면, 시각적으로 화면과 게이지범위가 작아 파일링깊이의 오차범위가 심한 것 같고(under파일링이나 over파일링하기가 쉬운것같다), 파일이 돌고 멈추고를 내 손으로 컨트롤 할 수가 없고, 물과 침과 연조직에 접촉하는순간 자꾸 자동으로 돌아가다가 멈추고 돌아가다가 멈추고 apex sign이 뜨고(이 스트레스가 가장 크다)하여 스트레스를 주기 때문이다.
그러나 많은 엔도환자들로 인해 바쁠때는 매우 요긴하게 쓸 수 있다. 핸드파일을 잘 들어가지도 않는 근관에 넣고 clip을 걸며 하며 rubber stop을 교두에 맞추며 ruler에다가 파일을 또 대고 측정을 하며 고생을 안해도 되어 너무 좋다.(잘 작동할 때에만) 그동안 근관장측정을 하느라 무슨 생고생을 했나 싶을 정도이다.

이렇듯, 치과의사는 도구와 촉감-의존적인 일을 하는 사람이기 때문에, 뭔가가 바뀌면 새로 적응해야하고, 잘 못할 수도 있는 것이다. 자기 손에 맞으면 또 그보다 편한 것은 없다.

필자의 경우 엔도 첫째날 한번에 근관장 측정이 잘되는 경우는 과장 좀 보태면 손에 꼽을 정도이고, 운수 좋은 날에만 그렇게 되는 느낌이다.
근관장 측정이 안되는데 계속 시도를 하면 조금씩 더 진척이 생기는게 아니라, 시간만 무한대로 소요될 수 있다.
대부분 근관안을 대략적으로 발수하고 파일링해주고, 청소하고, irrigation해주고(약간 어르고 달랜다고나 할까?) '이제 좀 재 줄 때도 되지 않았니?' 하면서 측정에 임하면 그때서야 한 90%이상 잘 되는 것 같다.

10% 정도에서 도무지 측정이 안되면, 그때는 다른 예상되는 근관의 길이(잠정근관장)로 파일을 넣어 본 다음 PA사진을 찍는다. 방사선적 근관장 측정이다.

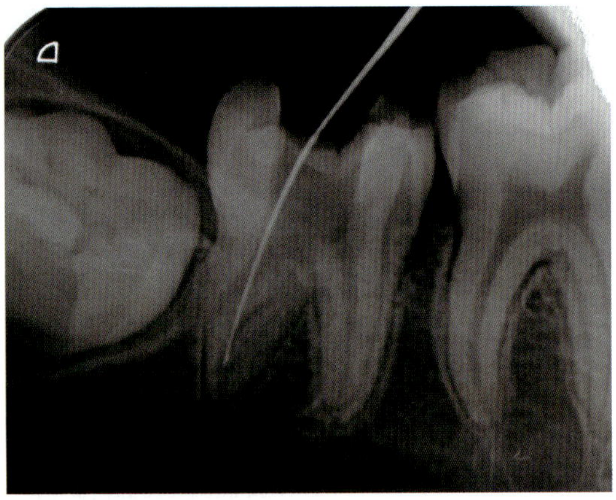

특히 미성숙영구치의 경우 open-apex여서 root-zx로 측정이 잘 안되고, 0.5sign까지 파일링 할 경우 지속적으로 조직이 손상되고 bleeding이 나는 경향이 있다. root-zx로 1차 측정후에 방사선으로 파일의 깊이를 대략적으로 확인한다.

근관장을 어디까지 설정할것인가?

root-zx에서 0.5 sign까지 하는것도 방법이지만, 여러 임상가들의 공론에 의하면 apex sign이 뜨는 지점을 잰뒤, 거기서 0.5mm를 빼는 것이 더 합리적이라고 한다.
왜냐하면 치근끝의 apex부분과 그보다 조금 안쪽에 있는 apical constriction과의 거리는 사람마다의 오차가 심하여, 0.5sign이 뜨는 곳으로 잴 경우 너무 안쪽에서 근관장이 형성될 수 있기 때문이라고 한다.
또한, 그냥 0.5sign까지 집어넣고 끝내지 말고, 한번 apex sign까지 갔다가, 다시 빼면서 0.5sign에 맞추는 것이 좋다. 왜냐하면 가끔 희귀현상에 의해 0.5sign이 뜨는지점이 깊이적으로 엄청 광범위할수도 있기 때문이다.

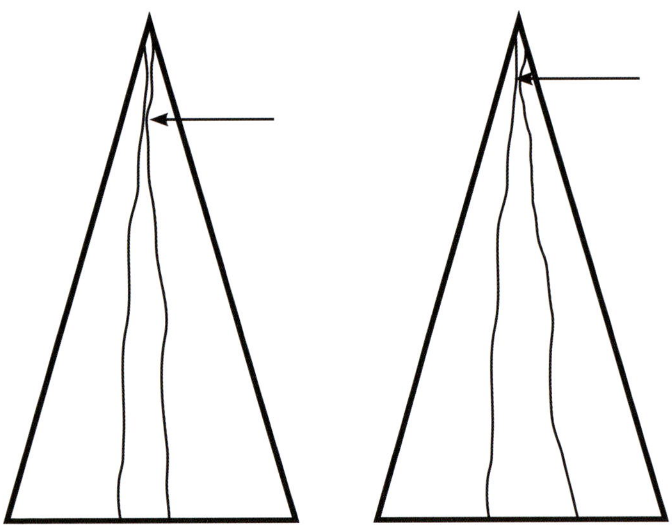

(좌) 0.5sign이 처음 뜨는 지점 (apical constriction의 모양이 일반적이지 않은 경우)
(우) 0.5sign이 처음 뜨는 지점 (apical constriction의 모양이 일반적인 경우)

#초심자 전투력 상승 키트 8

- 치수강내부를 scaler로 깨끗이 청소한다.
- #20이상의 Niti-file을 엔도엔진에 삽입하여 orifice를 찾는다
- 파일이 안 부러지고 싶고, 근관 안에 안전하게 길을 내고 싶으면 hand-file로 먼저 근관성형을 해준다.
- 근관입구 및 상부를 niti-file로 어느정도 넓히고, saline irrigation한뒤, air를 불고 핸드파일을 근관에 넣어 근관장측정을 시도해 본다.

4) 근관장 측정 후 근관 확대

#20번 파일까지 확대가 되었고, 근관장측정이 완료되었다면, 그 이후의 #25, #30, #35~ 등등으로의 확대는 식은 죽 먹기이다.

근관 입구는 이미 많이 넓어졌기 때문에, 파일이 부러질 가능성도 현저히 감소한다.

상악대구치의 MB나 DB, 하악대구치의 MB, ML근관의 만곡이 있어도, Niti파일들이 요즘에는 좋아서 잘 안 부러진다.

다만, 주의를 기울여야할 근관이 있는데, 바로 상악대구치의 P근관과 하악대구치의 D근관이다.

상악대구치 P근관은 자주 치근단을 넘어가는 over파일링이 되기 쉬운데, 그 이유는 기본적으로 근관이 매우 넓기 때문이다.

다른 근관들은 치근단에 파일이 도달하기까지 여러번의 근관성형을 거쳐서 힘겹게 들어가지만, P근관은 넓어서 그냥 바로 한방에 치근단까지 들어가므로, 그 부위의 파일링이 많이 이루어지게 되어 치근단이 넓게 뚫리고 over가 되는 일이 잦다.

예를 들어 working length를 18mm로 잡고 파일링을 했는데, 나중에 보면 파일이 19mm가 들어가거나, C/F전 gp cone시적을 할때 21mm가 들어가는 황당한 경우가 종종 발생한다.

Niti file은 언제나 screw-in effect로 인해 마치 나사가 박히듯 근관안쪽으로 더 들어가려고 하므로, 이에 대한 '의도적인 중재'가 파일링을 할 때 항상 필요하다.

또한, P근관은 원래부터 상악동과 가깝거나, 상악동의 함기화로 인해 상악동 안쪽까지 솟아있는 경우가 많다.

대부분은 상악동안쪽으로 치근이 솟아있어도 치조백선과 점막으로 인해 상악동과 경계를 이루고있는 경우가 많지만, apical lesion으로 인해 치근단의 뼈가 녹고, 직접적으로 상악동점막과 개통된 경우도 있다. 이때 근관장보다 조금이라도 더 파일링을 깊게 하게 되면 apical perforation이 생겨, saline이 잘 넘어가거나 calcipex가 잘 넘어가 '상악동 거상'을 하기 때문에 '극심한 통증'을 호소하고(이 경우 신경치료를 대충하였다는 얘기까지도 들을 수 있다)경우에 따라서는 파일이 부러져 상악동에 들어갈 수도 있는 곤란한 상황이 올 수 있으니 근관장을 보수적으로 접근하여 조심히 파일링 해야한다.

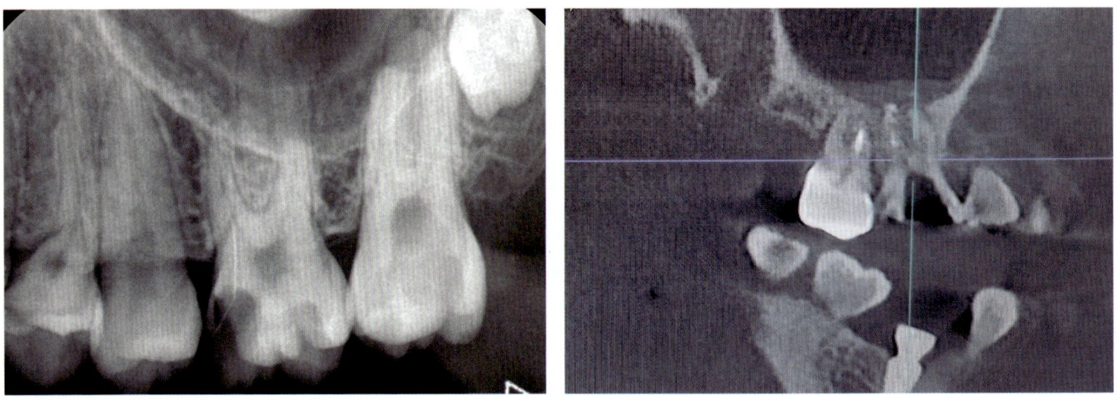

(좌) 상악대구치 P근관의 위치와 넓이가 잘 나타난 사진.
(우) 치근단이 상악동 점막과 개통된 #26치아의 CT사진. calcipex를 첩약했고 밖으로 넘어간것에 주목하라.
약간의 상악동 점막염증도 있어 보인다. 어떤 이유에서인지 6번이나 내원해도 치아가 아프다고 하여 ct를 촬영하였다.

하악대구치의 D근관은 매우 조심해야한다. 근관이 2개인경우와 1개인경우가 필자의 경험상으로는 거의 50:50으로 있는 것 같다.

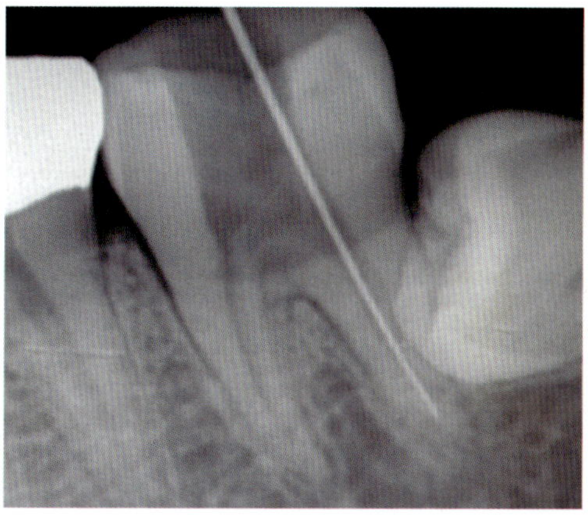

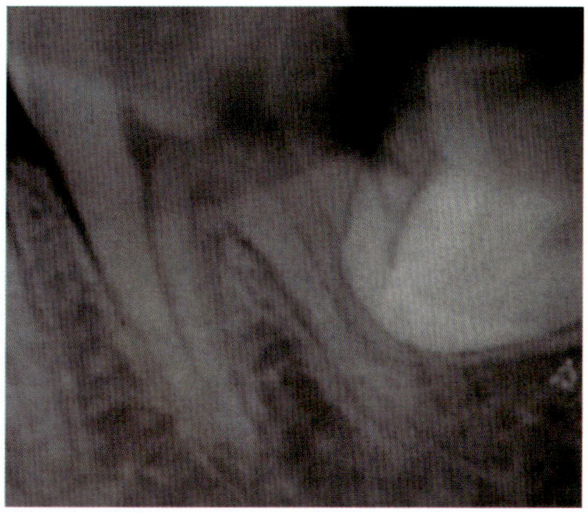

같은 사람의 같은 치아이다. 좌측 사진에서는 distal치근이 1개인것처럼 보이지만,
우측 사진에서는 distal치근이 2개인것처럼 보인다. 치주인대강을 유심히 관찰하라.
C/F날 이것을 발견하여, 내원을 1회더 추가하고 distal근관에 엔도를 더 하였다.
치수강 내부를 들여다볼 때 distal쪽에 있는 orifice는 1개였다.

CT를 찍어보면 근관의 개수를 확실히 알 수 있다.

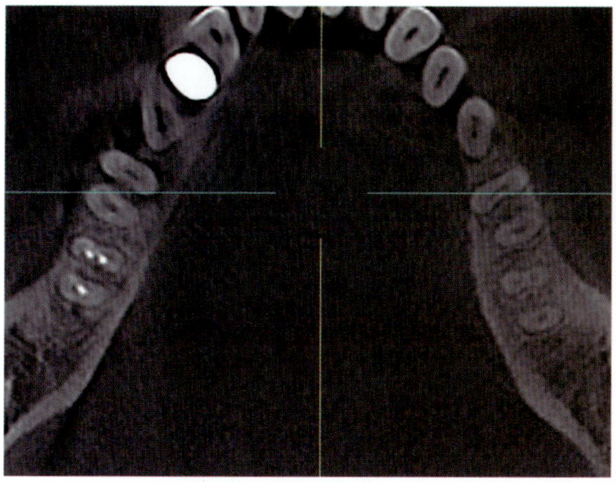

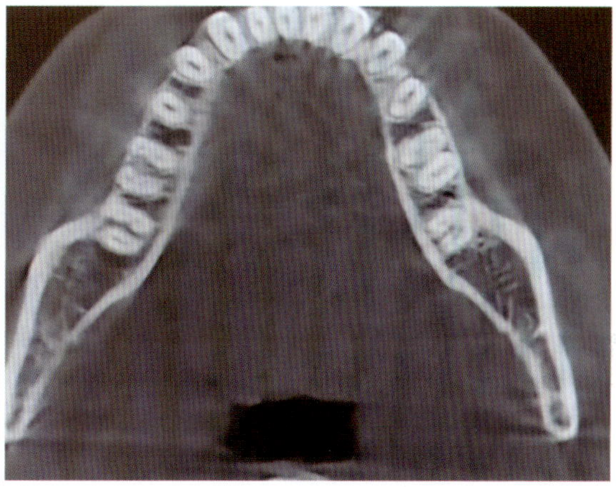

(좌) 모든 하악 대구치의 distal근관이 1개이다.
(우) 한 개인에서도 하악대구치 distal근관 개수는 다양성을 보인다. C형근관도 보인다. C형 치근의 Lingual쪽은 뚫려있는것에 주목하라.

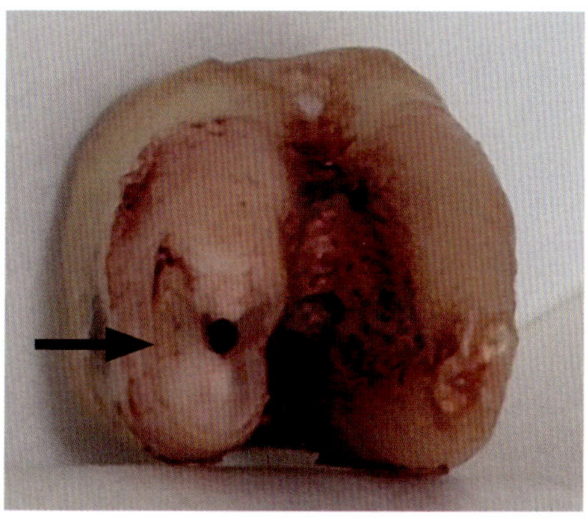

리엔도후에도 원인불명의 통증이 지속되어 발거된 하악7번 치아. 필자가 6년만에 처음 엔도 실패(?)한 치아이다. 화살표부분이 distal치근이며,
위의 좌측 CT사진과 동일한 사람의 치아이다. 혹시나 distal근관이 2개인데 놓친 것이 있는지 계속 확인하였다.
그러나 distal 근관이 1개인 것으로 확인된다.

또한 상악의 MB근관이나 DB근관, 하악의 ML근관같은 경우 '만곡'되어 있는 것은 흔한 일이지만, 정말 '90도 가까이 만곡'되어 있는 경우도 있다.
이들을 다룰땐 Niti file을 집어넣으면 천공된다고 예상하고 들어가야하고, hand파일링을 초반에 '빡세게' 해야한다. 처음부터 끝까지 '극도로 부드러운 모션'만을 취할려고 애를 써야한다.
한번 천공되서 다시 hand-file로 bypass하려면 그날은 목에 담이 오고, 손가락이 부숴지는 날이라고 생각하면 된다.
근관내에서 file fracture 된걸 bypass하는 것은, hand-file이 근관안에서 파고들기만 하면 되서 비교적 쉽다. 그러나 치근이 천공된 걸 bypass하는 것은, hand-file이 자꾸 천공된 곳으로 빠져나가기 때문에, 엥간히 손가락에 요상한 각도를 주지 않고서는 하기 힘들다.

처음부터 만곡을 해소하기 위해서는 gg-drill로 orifice쪽의 외측 치질을 삭제, 그리고 파일링을 할때도 rc-prep등 lubricant를 활용하여 파일링하고, 근관의 외측방향으로의 파일링을 많이 하여야 한다.

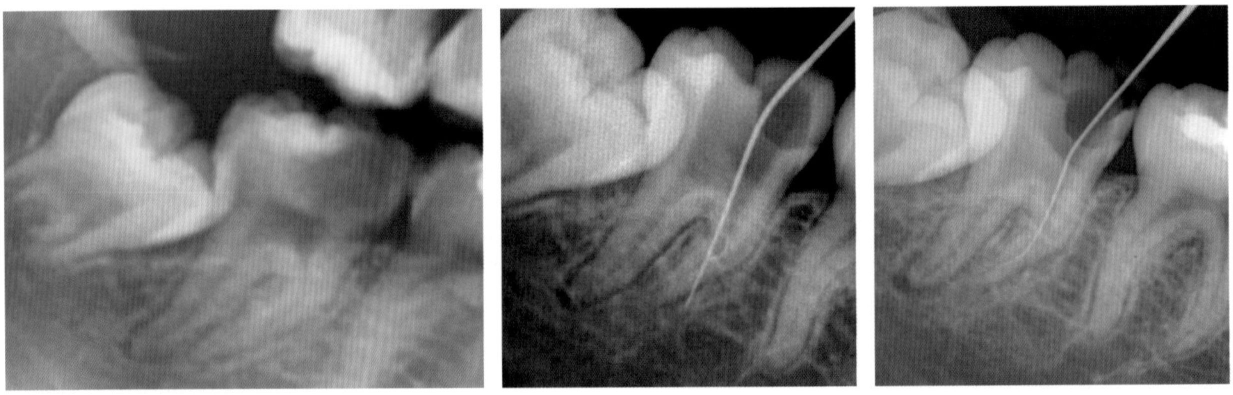

(좌) 초진 사진. 이때 mesial근관의 만곡을 너무 우습게 보았다.
(중) Niti file을 평소대로 사용하다가 file-fracture와 함께 천공이 난 사진
(우) 몇 회의 추가 내원끝에 hand-file로 bypass하고 부러진파일을 제거하였다.
접근각도 때문에 파일이 두 번 휘어져 있는것에 주목하라. 두 번 휘어져있어 수직적으로 저항력이 약해져, 근관에 들어갈때마다 파일이 꺾였다.

#초심자 전투력 상승 키트 9

- 상악P근관 over 파일링 주의
- 하악Distal근관은 1개인지 2개인지 체크해보기 (PA, CT, file넣고 방사선사진찍기 등)
- 엔도하기전에 근관의 만곡도를 PANORAMA로 필히 체크하고, 만곡도가 있으면 핸드파일링을 빡세게 하지 않고서는 Niti-file삽입하지 않기.
- Niti-file단계로 넘어가면 rc-prep등 lubricant를 함께 사용하여 파일링하기.

5) 근관안에 짜넣는 syringe tip을 삽입할 때

근관안에 짜넣는 liquid류를 가할때는 바인딩되지 않게(근관에 끼지 않게)하는 것이 기본 태도이다. 이런 내용은 세미나나, 임상 서적에서, 그리고 심지어는 유튜브의 임상강의 단편에서도 종종 강조되는 얘기이다. 그러나 여전히 이에 무심하고, 모르시는 분들이 계신 것 같다.

saline, NAOCL, calcipex, sealer, rc-prep, mta, 심지어 pulp-fix까지 이 모든 것들이 근관에 들어갈 수 있는 것이다.
초심자는 calcipex만 조심해서 짜고, sealer는 또 바인딩하고 쭉 짠다. 좀 할 줄 알게 되어 pulp-fix를 쓸 줄 알게되면 그것도 또 쭉 짠다.
인간은 습관이 가장 중요하다. 습관은 인간 그 자체이다. 머리로 알고 있어도 소용이 없다.
근관안에서는 모든 것을 바인딩하지 않고 짜는 습관을 들여라.
심지어는 saline, naocl도 바인딩하지 말고 짜길 바란다.
그래서 치아 내부에 찰랑찰랑하게 담아놓기 위하여 인접면에 '임시가벽'도 쌓아올리고 하는 것이 아닌가?

calcipex만 신경관에 위험한 것이 아니다. 실러도 마찬가지이며 실러는 근관이 최대로 확대되었을 때 주입되므로 밖으로 더 잘 새어나간다.
혹시나 naocl syringe tip을 측면으로 나오는 형식(lateral vent)이 아닌, saline syringe tip처럼 앞으로 강하게 쏘면서 나오는 형식으로 '잘못 제조 및 사용'하고 있다면, naocl도 치근단 밖으로 나가서 'NAOCL accident'를 일으킬 수 있다. 불타는 느낌이 들게 된다.

짜 넣을 때는 반.드.시 근관내에서 시린지 팁이 꽉 끼지 않아야 하며(적당히 끼지도 않아야 한다. 반드시 헐렁헐렁한지 확인해야한다), 만약 하악 5,6,7번 치아에 calcipex를 근관안에 바인딩하고 짜면 낮은 확률이긴 하나 치근단 밖으로 넘어가서 nerve가까이 가해질 수 있으니, loose한 상태에서 짜거나, 아예 첩약하지 않는 것이 낫다.
어차피 naocl로 근관은 소독이 되니까.

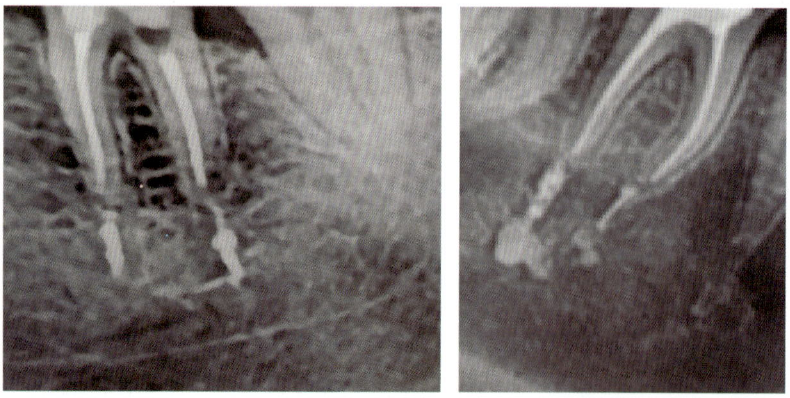

하치조 신경관 근처로 섬뜩하게 무엇인가가 새어나가 있는 사진. 저 정도 까지도 큰 이상이 없고,
신경관 안에 다량 들어가면 신경관을 타고 퍼지게 된다. 수산화칼슘성분이 다량 신경관에 들어가는 경우가 가장 위험할 것이다.
새어나간 치아를 보면 공통점이, 치근단이 over파일링되어 활짝 열려있다는 것이다. 필자의 케이스는 아니다.

sealer도 마찬가지이다. 거의 모든 selaer는 수산화칼슘을 경화과정에서 용출한다.
여러분들이 어떤 실러를 사용하기 전에, 그 실러가 경화과정에서 수산화칼슘을 용출하는지의 여부를 잘 알아보고 사용할 필요가 있다. 칼슘실리케이트, mta실러에 대해 알아보고 사용하기를 바란다.
sealer는 calcipex보다 치근단밖으로 더 잘 넘어간다. 근관이 최대로 확대된 상태, 어쩌면 apical seat부위가 파괴되어 근단공이 넓어졌을 수 있는 상태에서 gp cone으로 여러번 패킹하며 쏠려나가기 때문이다.
초심자는 여느 세미나에서 들은 너무 '완벽해지는' 술식을 따라할려다 이런 불상사가 생길 수 있다고 생각한다.
calcipex와 sealer를 치근단까지 꽉 채워 적용하거나 혹은 소량을 치근단밖으로 넘기려고 하는 것은 파일이나 gp cone등의 기구를 통해 조달하는 것이 원칙이지 바인딩한 상태에서 세게 짜는 것이 아니다.
명심하라.

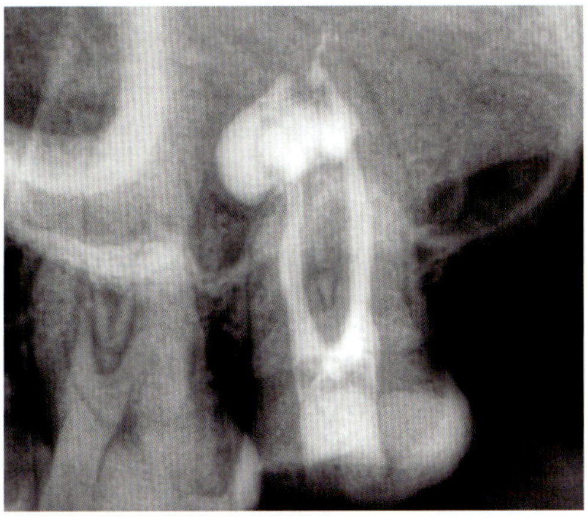

calcipex가 많이 넘어간 사진(상악 7번)
아마도 주된 원인은 근관장을 over해서 파일링하여 근단공이 많이 넓어졌기 때문이다. 근관내에 꽉 끼게 넣고 짜진 않았고, 적당히 바인딩 될랑 말랑한 상태에서 시린지를 세게 짜넣었던 것 같긴 하다.
저 때 이후로 항상 짜넣을때는 글러브낀 왼손 손등위에 '어느정도 세기로 어느시간동안 짜면 어느정도 나오는지'를 확인한 후 근관내에 똑같이 시행한다. 바인딩여부 뿐만아니라 힘조절도 해야한다...

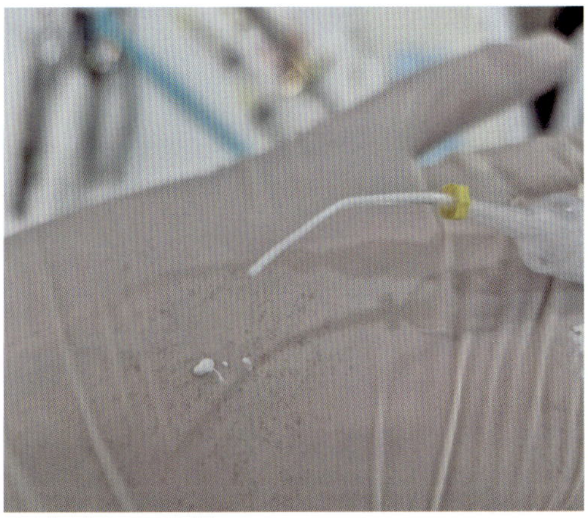

손등위에 calcipex를 미리 짜보는 연습을 항상 하고 있다. syringe가 막힌정도에 따라서도 나오는 속도가 다르고, calcipex 내용물의 묽기나 유통기한에 따라서도 나오는 속도가 다르다.

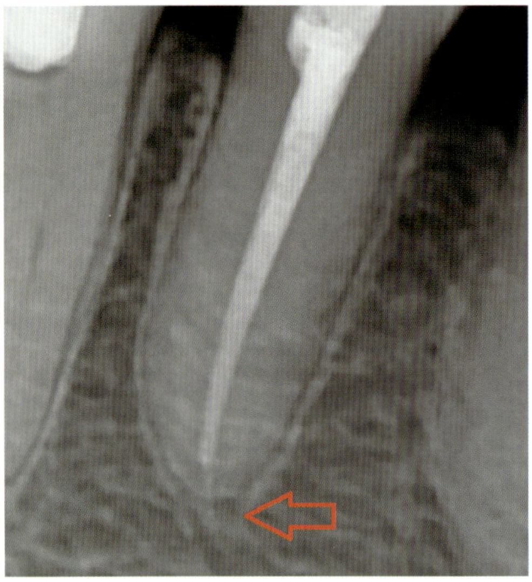

기구조작에 의해 치근단을 너머 약제가 조달되었다.

- 혹시나 calcipex가 넘어갔을지 걱정하고 있는 사람을 위하여(feat. 과거의 나) -

필자가 초년차때 뭣모르고 하치조신경 주행을 미처 확인하지 못하고 엔도에 들어가(크랙으로 인하여), 첫날 아래의 파노라마 환자의 하악 #7번에 발수를 마치고, 근측을 하고, 약간 binding하고 calcipex 첩약을 했다.(꽤 오래 짜넣었던 것 같은데, 파일링이 서툴러서 치근단까지 많이 넓히지는 못했는지, 나중에 calcipex가 넘어가지않음을 확인하긴 했다.)

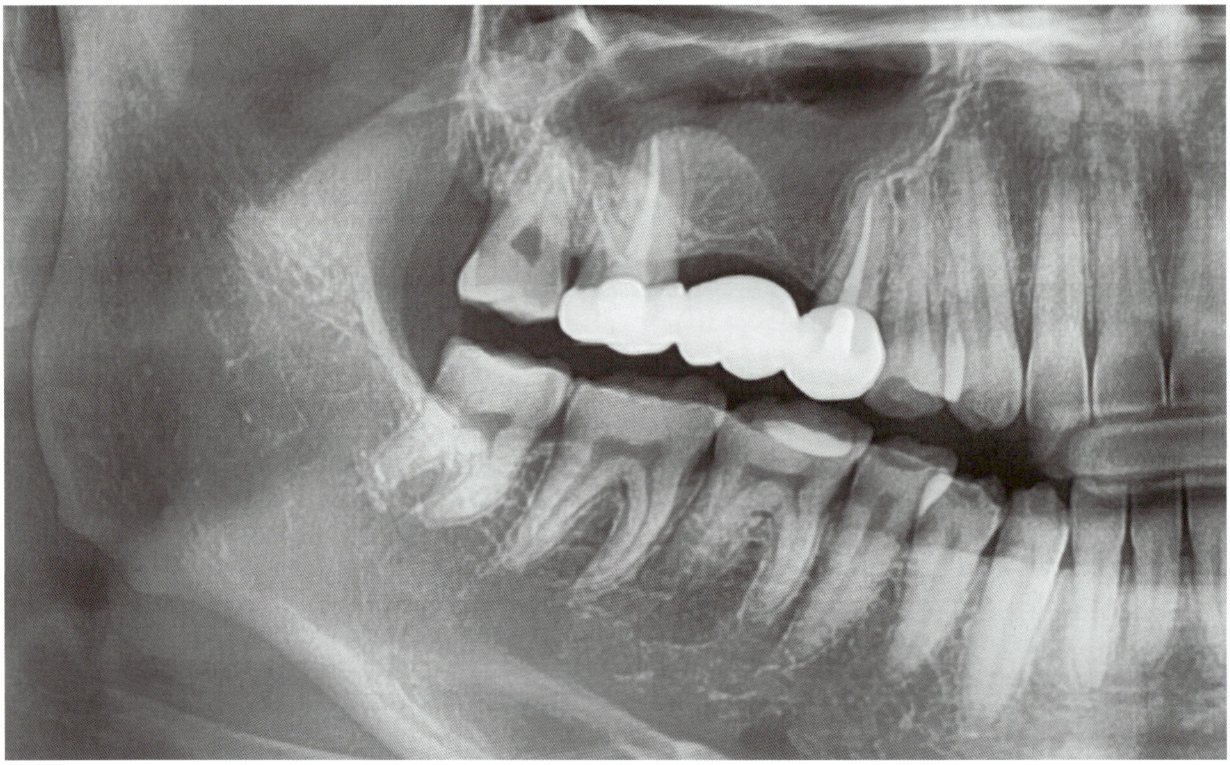

이 사람의 하치조 신경의 주행경로를 보라. 하악 대구치 치근단에 딱 붙어 있다.
심지어 치근이 하치조관보다 더 깊은듯하다.
이럴 땐 calcipex첩약에 극도로 주의를 기울여야 할 것이다.

그치만 이런 사실을 모르고 환자가 집에 돌아가고 몇분 뒤에 복습(?)차원에서 파노라마를 보다가, 하치조신경 주행이 하악 7번치아 치근단에 딱 붙어 있음을 확인하는 순간 '뜨악' 했으며, 1주일 내내 불안감에 스트레스를 받았다.

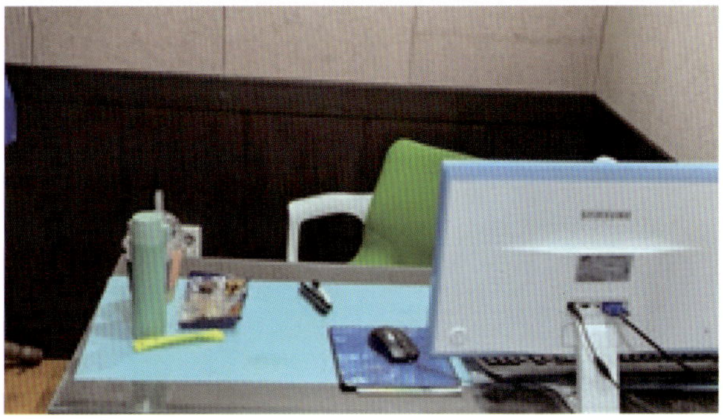

원장실에서 시공간이 조여오는듯한 느낌을 받았다.

환자는 심지어 신혼부부였다.
와이프분은 지극정성의 현모양처인지 몰라도, 치과 대기실에 늘 같이 따라오시면서, 양손을 깍지끼고 기도하는듯하게 눈을 감고 있었다. (그 기도 때문에 내가 영향을 받아 calcipex가 안 넘어간 것인지도 모른다)
'아 저 착한 분이 남편분을 여기치과로 데려오신 것 같은데... 근데 운도 없으시지 왜 나같은 초년차가 있는곳으로 데려오셨지ㅠ' 복잡한 감정이 드는 것이었다.

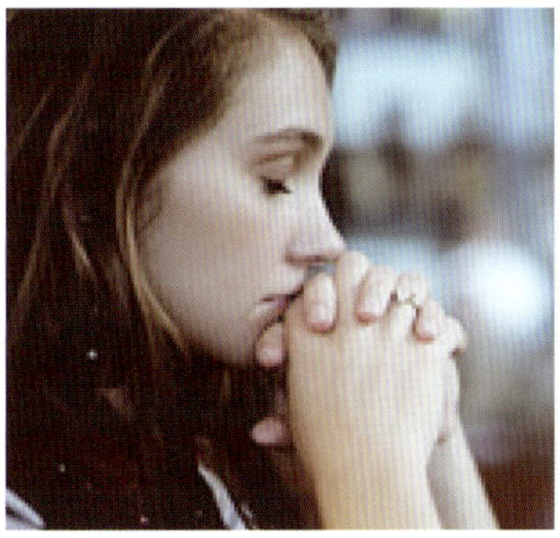

'아... 혹시나 하치조신경으로 넘어갔으면 난 진짜 못할짓 한건데... 아 어떻게 세미나도 듣고한 내가 이럴 수 있지, 만약 그런일이 일어났다면 일 그만두고 대학병원 같이 모셔가서 사건을 처리하고, 평생 속죄하는 마음으로 무료 의료봉사나 다니면서 살아야겠다' 라고 생각했었다. 다음날 환자분을 오시라고 하여 방사선이나 좀 찍어볼걸 그럴 용기와 말주변도 없었다.

그렇게 1주일동안을 'calcipex주입시 치근단을 넘어갈 확률'에 대해 검색을 해봤는데 각종 강연을 찾아봐도 다 두루뭉술하고 논문을 찾아봐도 그저 그런 내용밖에 없었다.
그래서 calcipex가 이미 넘어갔다고 가정하고, 대처법에 대해서 찾아보기 시작했다.
일단 대학병원에가서 어떤형태의 '세정술'을 받아야 되는 것 같았고, 약을 오랜기간동안 써야 하는 것 같았다. 그래서 내가 어떻게 해야 할지 구상을 하기 시작했다.

그 다음주에 환자가 내원했을 때 물어보니 조금 아프긴 했다고 했다. 근데 그게 엔도 때문에 아픈건지, calcipex가 넘어가서 아픈건지 일단 모르겠었다.
PA를 촬영했는데 하치조신경부위에 설상가상으로 흰색 블러링같은 방사선왜곡까지 있는게 아닌가.
아 뭐 됐다 라고 생각하면서 대표원장님께 여쭤보니 방사선상 연조직으로 인한 왜곡일수 있다고 하였다.
그게 calcipex가 넘어간건지 왜곡인지 알길이 없어서 재촬영을 했더니 그제서야 calcipex가 넘어가지 않은 깨끗한 사진이 출력되었다. 온 세상이 나를 들었다 놨다 하는 것 같았다.
이 환자의 내원간격인 1주일동안 얼마나 많은 교수님들의 유튜브강의를 찾고 구글검색을 해봤는지 모른다.

초심자는 '약간의 무의식적 조심이나 약간의 힘 뺌'이 참 중요한 것 같다.
왜냐하면 그들은 케이스 판별하는 눈, 그리고 위험(지뢰)를 포착하는 능력이 거의 없기 때문에, 어느 순간 힘을 조금 더 주거나, 시간을 더 오래 끌거나, 하면 그게 무리가 되어 불상사가 생길 여지가 있다.
나도 그랬다.
그래도, 어지간히 쎈 압력을 정말 오랫동안 주지 않고서는 calcipex는 그렇게 잘 넘어가지는 않는다.
apical이 넓게 뚫려있지 않으면.

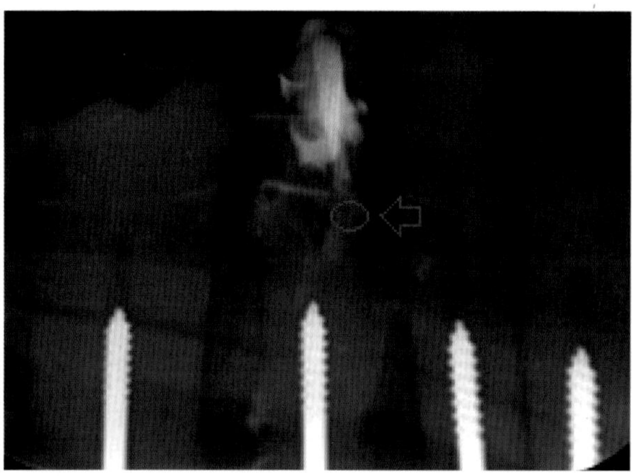

덴티폼에 있는 모형 소구치를 측면천공시킨후, 천공부위에 calcipex syringe tip을 binding하고
악력기를 조이는 정도의 센 힘으로 10초이상 쐈을때의 실험. 거의 새어나가지 않았다.
파란색화살표가 가리키는 빨간색부위는 필자가 실험을 위해 의도적으로 측면천공시킨 부위이며,
그 외측에는 연조직모형(핑크색잇몸)으로 덮여있었다.
사람의 경우 치조골에는 골소주가 있기 때문에 약간 더 들어갈 여지는 있긴 하겠다.

#초심자 전투력 상승 키트 10

- 일단 손등위에 시험삼아 짜본후, 근관내에 syringe를 바인딩하지 않은상태에서(orifice와 가까운 얕은깊이에서) 짜본다.

- 근관장까지의 조달은 file, paper point, gp cone등으로 한다.

6) Gp cone시적 및 가압근충

자신이 최종으로 근관확대한 파일의 사이즈(예: #30번 file)와 같은 Size, 같은Taper의 gp cone을 먼저 시적해본다. (예: 04taper, #30번 gp cone)
그리고 근관에서 한번 뽑아내본다.
그때 tug-back sensation이 느껴지지 않으면, 그 gp cone은 근관 밀폐력이 떨어지는 것이고, 나중에 열 가압 충전을 할 때 근관에서 빠져나올 확률이 높음을 암시하는 것이다.

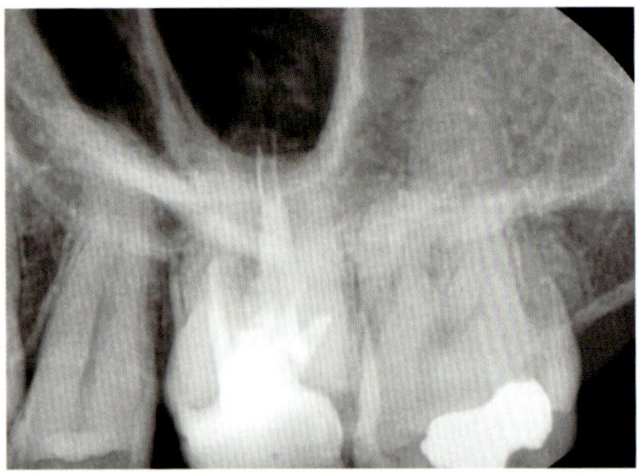

tug-back이 나오지 않는 gp cone을 넣고, 알파로 끊을 때 딸려 나온 케이스
#26치아의 palatal근관의 벽면에만 sealer가 묻어있고, 속은 비어있다.

따라서 Tug-back sensation이 느껴지지 않으면 한단계 큰 size의 gp cone을 시적해야한다.
근관장 만큼 gp cone이 들어가지 않아도 Tug-back은 나와야한다. 그 길이 너머서는 sealer를 통해 충전할 수도 있다.
가끔, 한단계 큰 size의 gp cone을 넣으면 근관장까지 안들어가고 많이 짧게 들어간다고 해서, size는 그대로 두고 taper를 올려서(예: 04'#30->06'#30) tug-back을 느끼는 경우가 있는데, 그것을 필자는 '가짜 tug-back'이라고 본다.
taper를 올리면 바인딩이 일어나긴 하기 때문에 어느 정도 tug-back비슷한 느낌을 주긴하지만, 근관의 상부에서 바인딩이 일어나기 때문에, 알파로 끊어낼 때 쉽게 빠져버리게 된다. 그 외의 근관 밀폐적인 측면에서도 바람직하지 못하다.

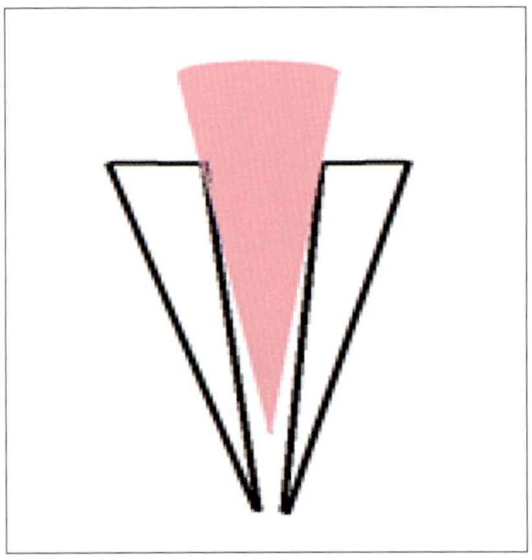

파일링은 04로 했는데 gp cone은 06taper를 쓴 상태.
근관의 상부에서만 끼이는 것을 관찰 할 수 있다.
이렇게 되면 gp cone을 알파로 잘라낼 때 쉽게 딸려와서 빠지게 된다.

일단 gp cone시적을 해보면, 각 근관마다 거의 다른 size의 gp cone이 tug-back을 내게 될 것이다 신기하게도.

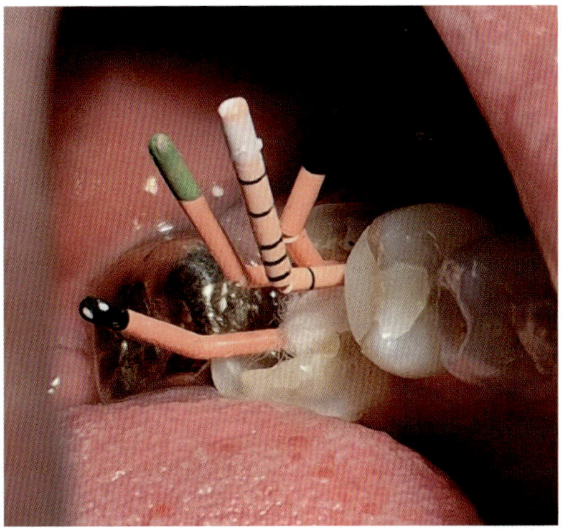

하악 대구치의 각 근관에 tug-back sensation을 낼 수 있는 최소size의 gp cone은,
한가지가 아니라, 이렇게 다양하게 나오는 경우가 많다.

각 근관을 모두 #30번 file로 shaping했더라도, 만곡이 크거나 고르게 파일링이 되지 않으면 후에 #30번 gp cone도 근관장까지 들어가지 않고 #20이나 #25번 gp cone이 들어가게 된다.

반면 파일링이 너무 오랫동안, 여러번, 외측으로 많이 되었으면 #35번이나 #40번 gp cone도 근관장까지 들어간다.

초심자의 경우 근관성형이 끝난후 항상 더 작은size의 gp cone이 맞는경우가 많은데, 바로 이런 이유때문이다.

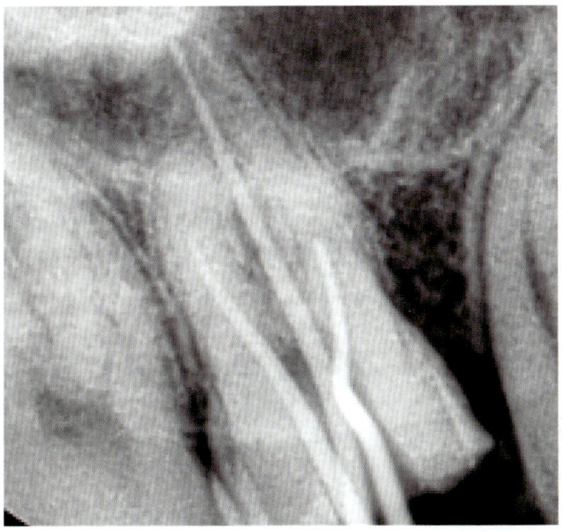

초심자의 경우 만곡을 해소하지못하고, 근관장까지 파일링도 알차게 되있지 않은 경우가 많아 gp cone이 끝까지 들어가지도 않으며,
계속 작은 size의 cone으로 바꾸다보니 tug-back도 잘 안나온다.

tug-back이 나오는 gp cone을 다 시적했으면, 혹시 치근단 밖으로 gp cone이 오버되지 않았는지 PA를 찍을 것을 권장한다. 생각보다 over되있는 사진이 자주 나타나게 될 것이다.

초심자는 근관장을 잘 지키지 못해, 근관장 밖으로의 파일링도 자주 일어날 수 있기 때문이다.

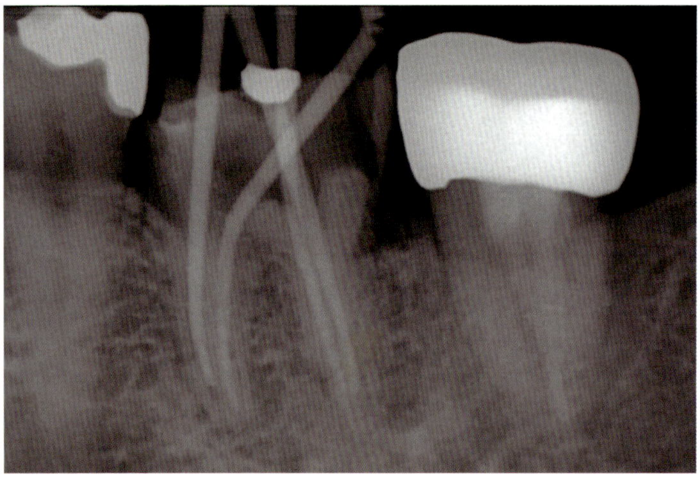

tug-back이 나오는 gp cone을 시적하고 PA를 찍은 사진.
굵은 gp cone을 삽입한 mesial의 한 근관에서 특히 짧게 들어간 것처럼 보인다.
이에 대해 다시 gp cone size를 조정할 수 있다.

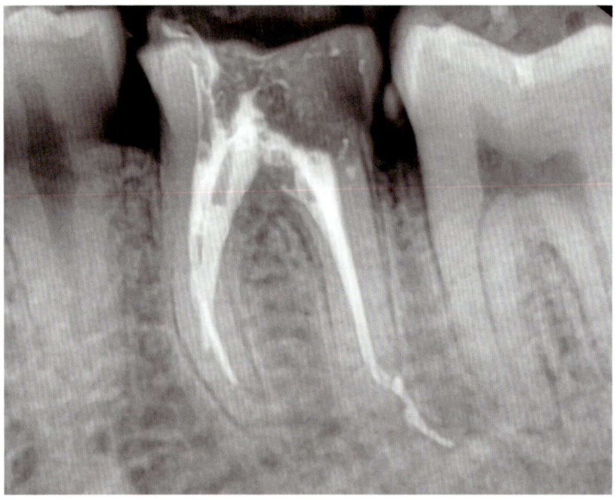

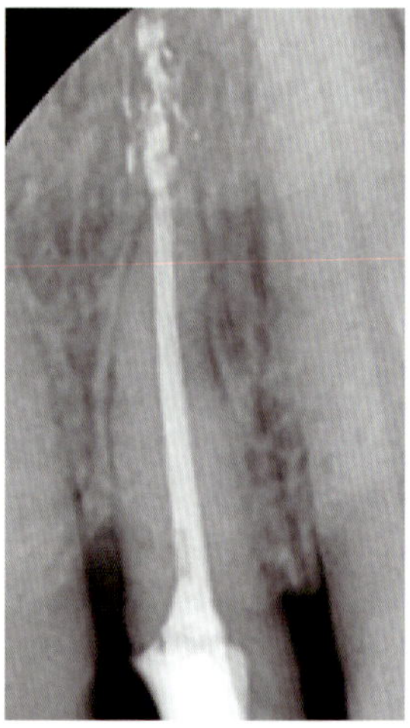

PA사진을 찍어서 확인하지 않고 충전했고, gp cone이 over된 사진. 이는 치근단 조직의 염증을 불러올 수 있다
gp cone을 수월하게 자르지 못하고 치수강 mesial 측벽에 비비면서 고군분투하며 자른 흔적이 보인다.

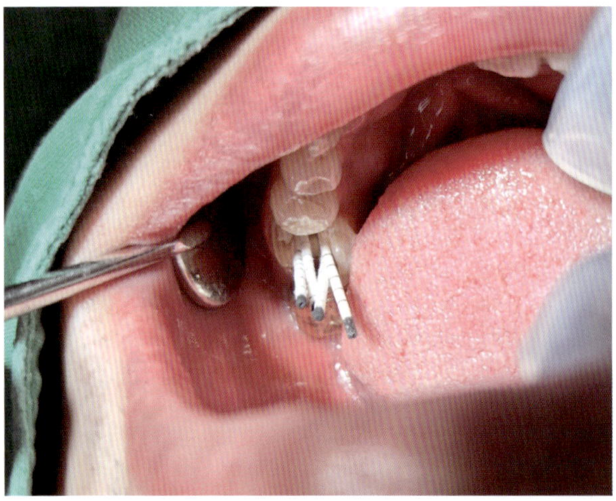

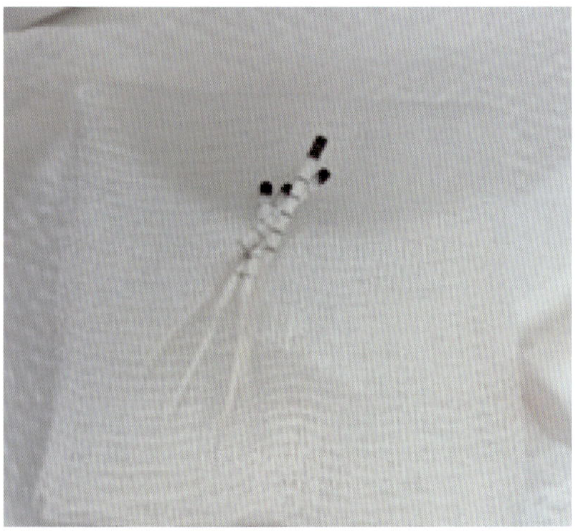

paper point를 꽂아보아 묻어나오는게 있는지 보고, 나름대로 판단하여 C/F를 할지 결정해야한다.
좌측사진처럼 끝까지 꽂고, 핀셋으로 한번에 들고 뽑아내면, 우측 사진처럼 근관의 모양이 paper point에 반영되어 나온다.
paper point의 끝에 묻어나오는 것이 없고 깨끗하면 C/F를 하는 것이 예후에 더 좋다.

Gp cone selection이 다 끝났으면, 이제 근충을 하면 된다.
Sealer를 충분히 도포한후, Gp cone을 삽입한다. 이때, 초심자는 Sealer를 근관에 binding한채 짜지 않기를 바란다. apex밖으로 새어 나갈 수 있다.
다 되었으면 gp cone을 커팅한다.

초심자는 기계(알파)로 gp cone이 딸려나오지 않게 끊어내는게 너무나도 힘들다.
orifice가 어딨는지도 모르고, 알파의 가열버튼을 얼마나 어떻게 눌러야하는지도 모르고,
gp cone이 끊어진건지 아닌지도 모르고, 그냥 다른 gp cone과 엉겨붙어서 줄줄 딸려나올 수가 있다.
gp cone에만 집중하느라 환자의 입술에 기계를 대어버릴 수도 있다.
마찬가지로 정말 '징글징글하다' 라는 생각까지 드는데, 이것도 몇 번하다보면 그냥 '할만 하네'의 수준으로 바뀔 것이다.

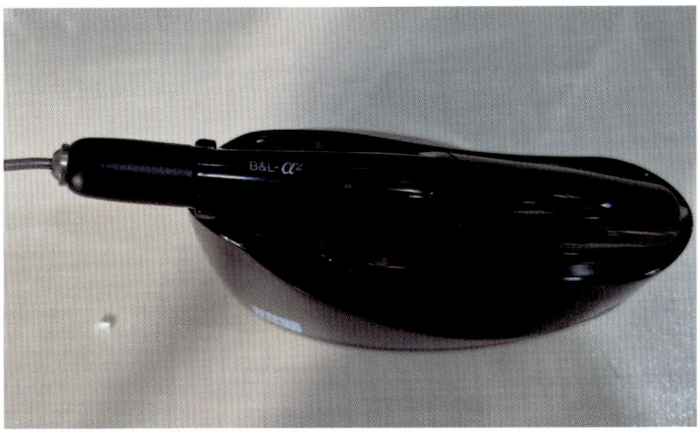

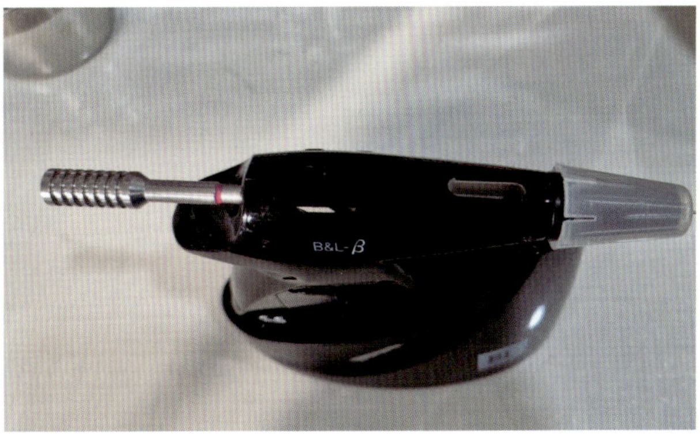

다음과 같은 매뉴얼을 그냥 외워라

- 환자의 구강밖에서 gp cone을 하나 놓고 기계로 gp cone을 한번 끊어본다
  (그러면 끊을려면 얼마정도의 온도가 적절한지를 대략 파악할 수 있다)
- 환자의 입술을 보호기구(거즈 등)으로 감싸라.
  당신이 gp cone을 끊느라 기계(알파)를 휘적이면서 입술에 갖다 댈 수도 있다.
- 기계(알파)를 쓸때는 가열버튼을 가능한 계속 누르고 있는 것이 추천된다. 손을 떼지 말고. 그러면 너무 뜨겁지 않나 - 기계만 뜨겁고 치아에는 간헐적으로 갖다 대면 치아는 그렇게 많이 뜨거워지지 않는다. 사실 orifice에 꽂혀있는 gp cone에 갖다 대는것이지, 치질 자체에 갖다 댈 일은 거의 없다. 만약 치질상에다가 계속 대고 있으면 환자는 통증을 느끼고 치아는 뜨거워 타버릴 수도 있다.
- 기계(알파)의 뾰족한 끝을 orifice를 찍어내는 식으로 가한다. 그러면 orifice안에 들어가는 느낌이 날것이고, 넣기만하면 binding이 되기 때문에 gp cone이 잘 뜯어져 나온다.
  그러나 그것조차 초심자는 잘 안뜯겨 나올때가 있는데, 기구 끝이 orifice에 정확히 닿지 않았기 때문이며, 그럴때는 치아의 내부 벽에다가 라도 비비면서 끊으면 어떻게든 끊어진다.
- 베타로 근관내 gp cone이 packing된 부분 상방으로 추가충전이 필요하다.
- gp cone을 다 끊어내었으면 너무 서두를 필요는 없이, 플러거로 꾹꾹 눌러 가압해준다.
  이것이 밀폐력을 높여주고 충전된 표면을 정리해준다.

#초심자 전투력 상승 키트 11

- 충전 전에 근관에 NAOCL soaking을 10분이상 한다.
- Paper point를 꽂아서 묻어나오는게 있는지 확인해본다.
- Gp cone size를 점점 늘려가면서
  Tug-back sensation을 확인해본다.
- Tug-back이 나오는 gp cone을 근관에 모두 꽂아놓고
  PA를 찍어, 치근단 밖으로 over가 되지 않았는지 확인한다.
- 기계(알파)의 가열버튼을 계속 누르고 있으면서
  구강밖에서 gp cone을 한번 끊어보기
  기계의 끝단을 각 orifice에 넣어서 gp cone을 자를려고
  시도해보기.

3편

Volume 3

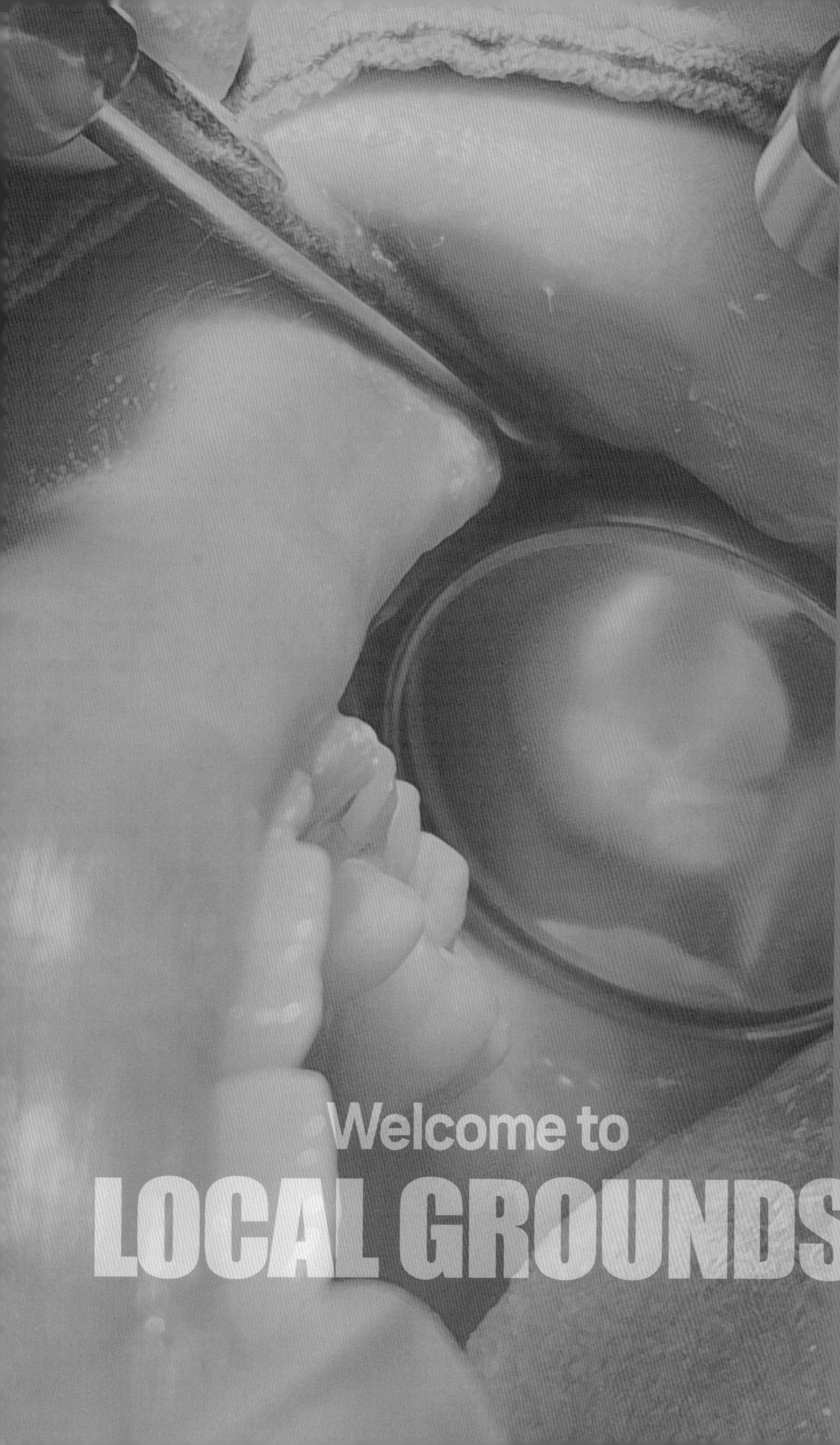

Welcome to LOCAL GROUNDS

Post

포스트를 함에 있어서 가장 중요한 것은, '포스트를 하려는 생각' 이다.
이 생각자체가 들지 못하는 경우가 많으며, 최근에는 과거에 비해 포스트를 하는 빈도자체가 많이 줄어든 것 같다. 과거에는 코어를 하기 전에 루틴하게 포스트를 식립 하던 시대도 있었다.
잔존 wall이 너무 적은 경우, 포스트를 하지 않으면 크라운 수복후 치관이 뎅강 부러질 수가 있다.
예를 들어, 치관의 4벽중 3개가 우식으로 인해 소실된 경우, 포스트를 안하고, 심지어 크라운프렙량도 많아 치경부를 너무 두껍게 prep하면, 골높이 쯤에서 많이 부러지게 된다.
이상 구강악습관이 있는 환자에게서는 더 결정적이다.
환자는 어이없어하고, 술자는 면목없어진다.

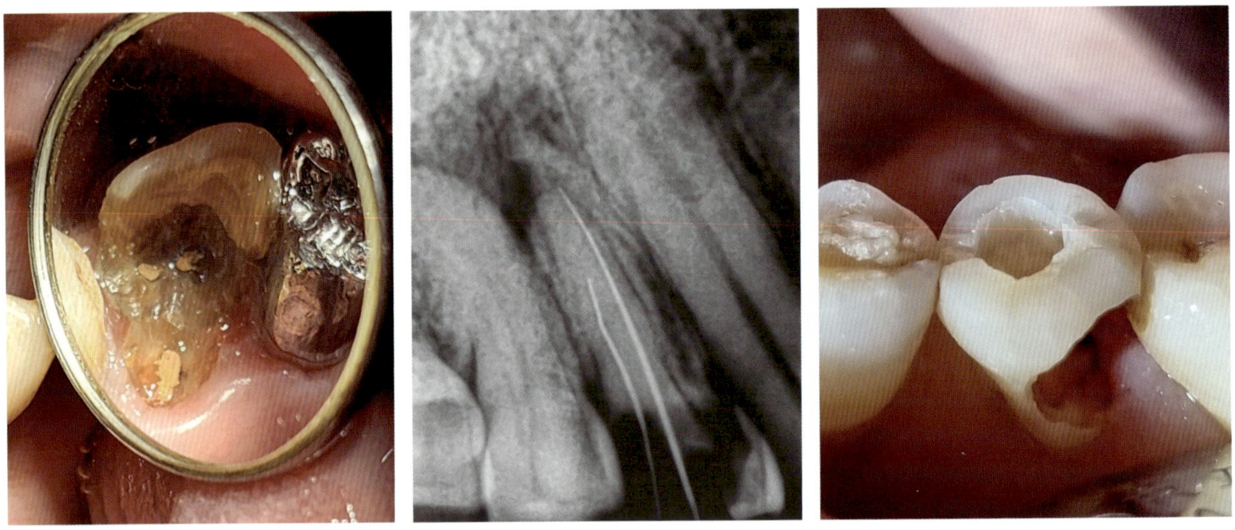

4벽중 3벽이 소실되고 아찔하게 홀로 남은 치관들.

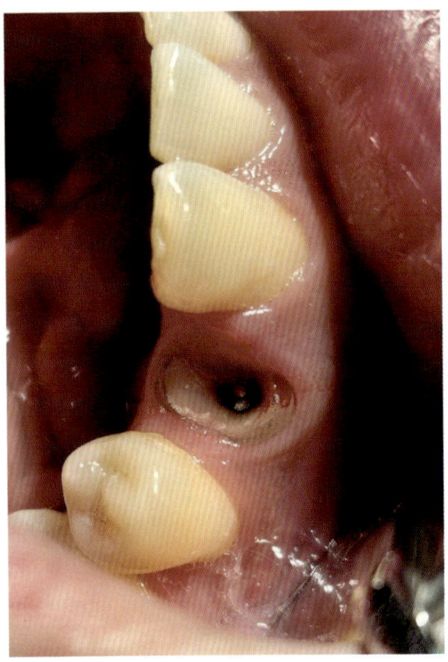

치관이 부러져 내원했을 때의 사진

치과의사에게는 엔도&보철이라는 것이 늘상 하고 손이 많이가는 평범한 술식 정도로 생각 될 수 있지만, 환자에게는 신경치료하고 크라운을 씌운다는 것이 1달이 넘는 기간과 수십만원의 비용이 드는 굉장히 큰 시간적, 비용적 투자이다.

환자의 치아가 bone level에서 뎅강 부러져 왔을경우, 골삭제를 동반한 치관확장술을 하여야 치경부 ferruel이 생겨 포스트-코어-크라운을 다시 시도할 수 있다.
크라운프렙을 다시할 때, margin은 잔존치질상에 있어야 하기 때문이다.
치관확장술은 환자에게 술후 통증을 부여하고, 출혈로 인해 당일 impression하기도 쉽지않다.

포스트를 해서 치아를 살려낼 것이 아니면 발치를 해야하는데, 엔도된 치아의 잔존치근을 발치하는 것은, 해보면 알겠지만, 유착된 경우가 많아 섹셔닝과 골삭제가 빈번하게 필요한, 난발치중에서도 난이도가 높은경우에 속한다.

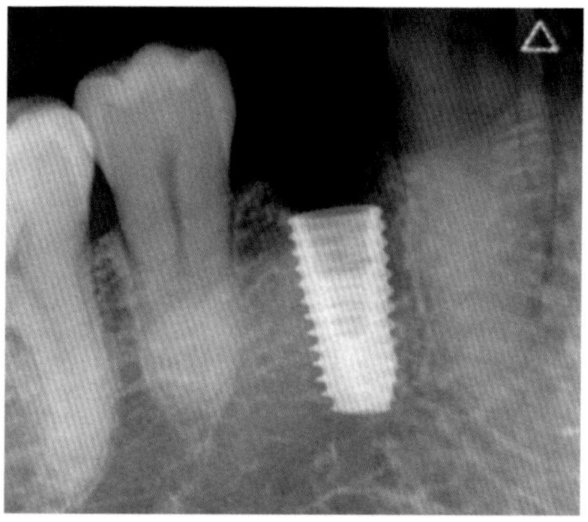

유착된 잔존치근을 난발치후, 임플란트를 식립하였다.

포스트를 하는데에는 대단한 술기가 필요하지도않고, 또 포스트 식립 후에 일어날 수 있는 일말의 치근파절가능성(즉, 발치가능성)을 고지하는것도 그렇게 염치없고 어려운일은 아니다. 애초에 발치되버릴 수도 있는 운명의 치아를 살려 내는것이니까 말이다.
그것을 '고지'하는 것이 중요하다. 환자가 완전히 모르고 있기 때문이다.
여러분이 타고 있는 자동차의 하체가 다 부식되어 썩었어도 여러분은 그걸 알겠는가? 리프트에 띄워서 밑부분을 본 정비사만이 알지 않겠는가?

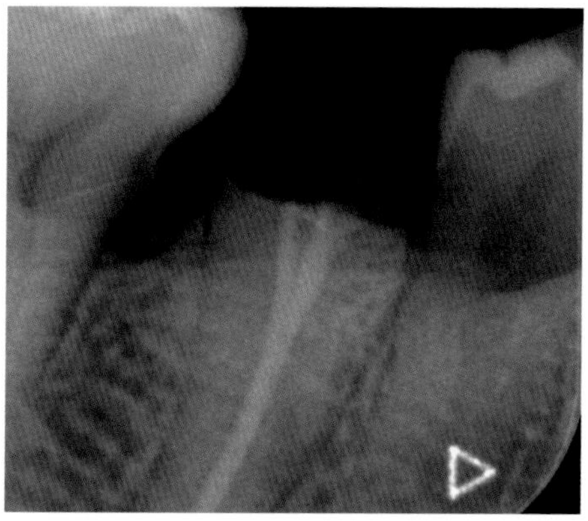

이 치아는 엔도 전에는 발치될 수도 있는 운명의 치아였다.

포스트를 처음 시도하는경우, 포스트 식립 kit를 가져왔을때 생각보다 다양한 종류의 drill과 post에 주눅이 들기 쉽다.
그러나, 다 차치하고, 가장 얇은 사이즈 부터 시도하라고 필자는 말하고 싶다.
대부분은 너무 두꺼운 drill이다. 포스트의 직경이 커질수록 치아의 파절위험성이 높아지고 결코 좋을 것은 없다. 그러나, 치관이 1벽도 남지않은 완전히 root-rest만 있는 하악 6번 치아에서 무작정 가장 작은 size의 post를 식립하면 코어가 제대로 유지가 되겠는가? 물리적인 면도 고려해야 한다. 포스트를 식립한 치아들도 치관이 많이들 부러져서 온다.

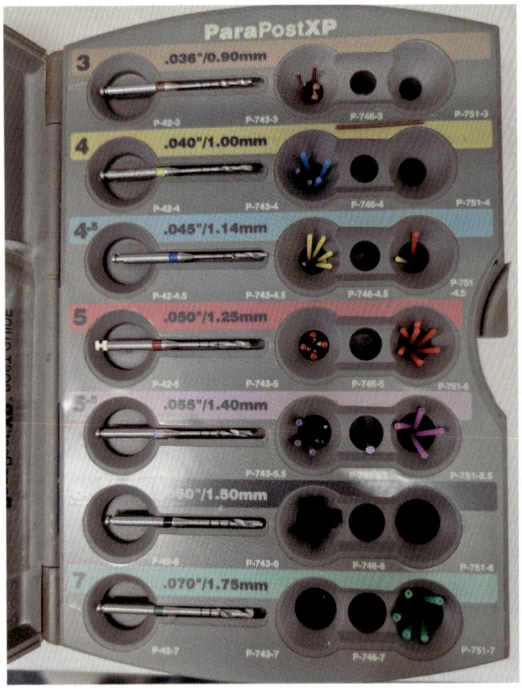

다양한 사이즈의 포스트 드릴과 포스트들.

포스트의 재료는, 본떠서 제작하는 주조포스트, 기성품으로 나온 metal, fiber포스트가 있다.

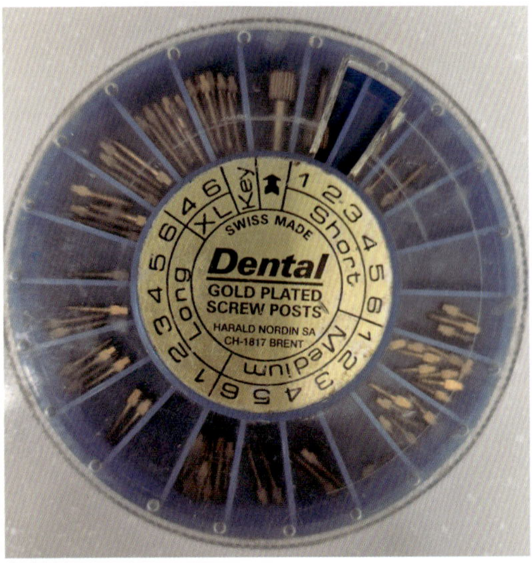

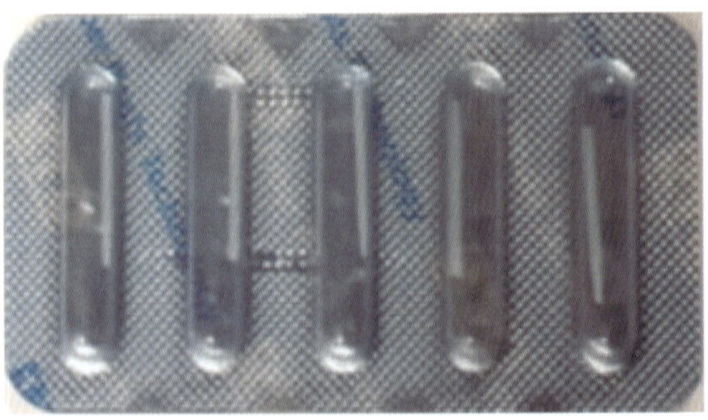
어느 치과나 metal post가 있긴 하지만, 잘 안쓰기 때문에 이처럼 오래된 물건들이 많다.

gp콘으로 충전이 된 근관에 post space를 프렙할 때, 교과서적인 구체적 내용은 차치하고, 대략적인 원칙을 설명하겠다.

일단 사용하는 드릴은, 포스트drill이 있으나, gg drill을 사용해도 된다.
그러나 gg drill은 목이 얇고 긴데, 이것은 양면성이 있다. 장점으로는, 약간 휘어질 수 있는 재질이라는 것이다. 근관을 천공내지 않고 굴곡을 잘 따라갈 수 있기 때문이다. 단점은, 너무 잘 부러진다는 것이다. 대부분은 neck부위에서 부러져서 꺼내기가 쉽지만, tip부분에서 부러지면 꺼내기는 거의 불가능할 것이다. 때문에 포스트 전용 drill을 쓰는 것이 좋을 듯 하다.
드릴링을 할때는, 거창하게 '뚫는 드릴링'을 하는 것이 아니라, gp cone이 충전되어있는 orifice 위치에 갖다대고, 약한 압력만 가해도 밑으로 쑥 파고 내려가진다. 충전된 gp cone은 그냥 깃털처럼 날라가 버린다. 치근단 쪽으로 푹 찍어 내리는게 아니라 gp cone을 날려버린다는 느낌 정도면 된다. 어차피 근관내부는 #30번 size이상의 파일링으로 확대되어있지 않은가. 부드러운 힘을 준다면, drilling하다가 치근을 천공내지 않을까 하는 그런 걱정은 안해도 된다. 천공은 항상 '의도적으로 억지스러운 힘을 주다가' 생긴다. 자연스럽게 저항감이 없는 곳으로 따라가는 모든 드릴링은 천공을 유발하지 않는다.
Gp cone이 충전된 그 공간이 가장 뚫고 내려가기 쉬우므로 드릴은 자연히 그 공간을 타고 내려가게 되어있다.

이때, 드릴링의 깊이는 반드시 bone level보다는 깊이 들어가야하며 치근단에 어느정도 여유를 남겨두고 위쪽에서 멈춰야한다.
치근단 gp cone을 너무 많이 쳐버리는것을 조심해야한다. 생각보다 드릴이 얕게 들어가도 깊은곳에 있는 gp cone을 전부다 삭제하기 때문이다.
우리는 매번 하던, Niti file 파일링시의 15~20mm 가량의 길이에 익숙해져 있어서, 무의식적으로 포스트 drill를 깊게 넣을 수 있다. 마치 파일링을 하는 것처럼 말이다.
이를 방지하기 위해 drill에 적당한 길이를 Rubber stop을 꽂아 부여하든가, 네임펜으로 마킹하고 사용하는게 좋다.

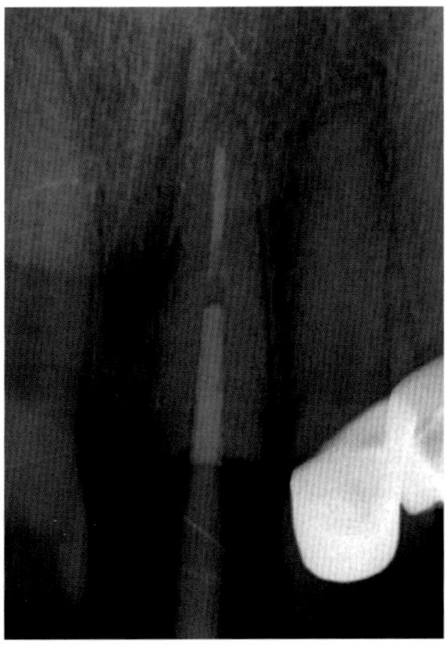

개인적으로는 네임펜으로 마킹하는 방법이 더 나은데, 러버스탑을 꽂은 경우 드릴이 돌아가면서 러버스탑이 자꾸 헐렁해져서 빠져버리기 때문이다.
원하는 깊이로 drill을 하였으면, PA를 찍어 어느깊이까지 들어갔는지 확인해야한다.
적당한 깊이가 나왔으면 post를 시적해본다.

포스트 space prep과정에서 포스트 시적사진

Post가 적절한 fit으로 박히는지 확인한다.
어차피 resin으로 고정이 될 것이기 때문에 post의 fit은 필자는 크게 중요하다고 생각지 않으나, post를 시적할때의 용이성을 위하여 적당한 fit이 나오기를 기대하는 편이다.
헐렁하게 박힌다면 그것은 너무 얕게 드릴링했거나 드릴을 너무 큰 사이즈를 사용했기 때문이다.
그리고 한번에 깊숙이 끝까지 드릴링하지 말고 중간중간 나눠서 '드릴링해보고 - 포스트 시적해보고'를 반복하는 것이 좋다.

대부분 기성품으로 만들어진 fiber post를 사용하기때문에 레진계열의 접착이 필요하다.
접착시 본딩은 근관 표면에 얇게 발려서 전부 건조되어야한다.
이를 위해서 너무 많이 바르지않고, 또 건조를 대충하지 않아야한다.
넓고 편평한 면에 묻어있는 본딩을 air로 건조하는 것은 금방 건조가 되지만, 좁고 긴 관안에 있는 본딩을 air로 건조할때는, 한참을 건조해도, 내부를 들여다보면 아직 액체들이 찰랑찰랑하게 차 있는 경우가 많다.
이 때문에 경우에 따라 paper point까지 사용하여 고여있는 액체들을 많이 없애줄 때도 있다. 대부분은 air를 다양한 각도로 오래불면 안 속까지 잘 건조된다.
그 후 레진을 소량 근관에넣고 post를 시적때와 같은 fit이 나오게 잘 식립한후, 큐어링한다.
셋팅된 포스트는 교합면쪽으로 길쭉하게 튀어나온 형태로 굳혀져 있을 것이다.
길쭉한 포스트를 언제 자르는지는 별로 중요한 문제는 아니다.

*유독 비용 관련한 컴플레인 중에서, 포스트 비용 관련이 많다.

처음 엔도를 시작할때부터 포스트 비용을 언급하지 않고, 나중에 우식을 제거후 '아 치관이 많이 남아있지 않네'하여 포스트 비용을 그때 언급하면, 아무리 상세히 설명을 하여도 컴플레인이 거의 100% 들어온다.
이는 특히 의료급여n종 환자에서 더 두드러지는 경향이 있었고, 비용에 민감해 질 수 밖에 없는 그들의 상황이 이해가 가기는 한다.

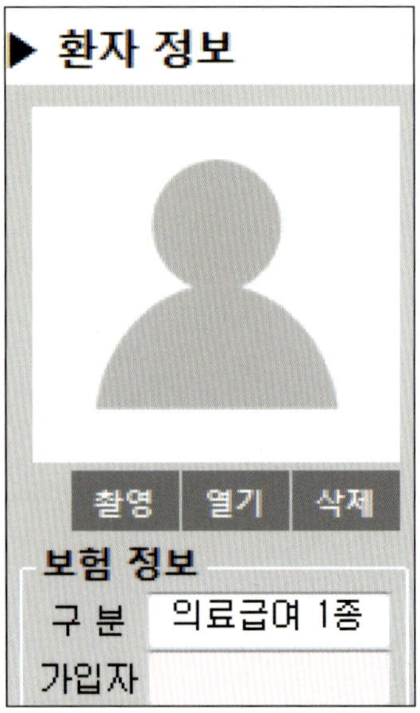

프로그램상에서 환자의 보험관련 정보를 확인해 볼 수 있다.

#초심자 전투력 상승 키트 12

- 적어도, 치관의 4측벽중 3벽가량 소실된 엔도-크라운 진행 시 반드시 포스트 시행하기.
- 포스트 드릴은 목표깊이를 마킹해놓고, 가장 얇은것부터 사용하기(gg drill사용가능. 단, 부러지는것에 주의).
- post시작시 적절한 fit이 나오는지 확인하기.

Core

코어는 대체로 크라운을 프렙하기위해, Access opening된 부위를 메우고 치관부위를 만들어주는것으로서, 근관충전후 시행한다.
엔도를 시행하지 않고 vital-crown을 제작할때도 치관부위의 손괴가 있으면, 이를 메우기 위해 시행된다.
전치부의 경우 엔도 후 크라운을 프렙하기에는 잔존치질이 원래부터 적고, 교합력이 센 부위도 아니며, 크라운 수복시 심미적인 문제도 예상될 경우, AO hole을 레진으로만 채워넣고 마무리 하기도 한다.

흔히들 생각하기에 코어용으로 레진을 수복하는것은 가장 편하게 해도 되는 술식이라고 생각하지만 치아의 장기적 예후에 있어서는 꼭 그렇지는 않다.

일단, 코어는 근관충전(C/F)과 동시에 시행할 수도 있지만, 근관충전후 24시간후 또는 1주일후 내원시 시행하기도 하는데, 이것은 C/F를 할때 sealer가 어느정도 세팅(경화)타임이 필요하며, 바로 resin core를 진행할시 에칭, 수세, 건조 등의 과정에 의해 실러가 손괴될 수 있기 때문이다.
그리고 우리가 resin core를 근관충전을 마친 치수강에 시행할때, 그 공간을 깨끗이 청소하지않고 접착시킨다면, 여기저기 산재된 gutta-percha의 파편과 실러의 파편위에다가 접착을 하는것과 같다.

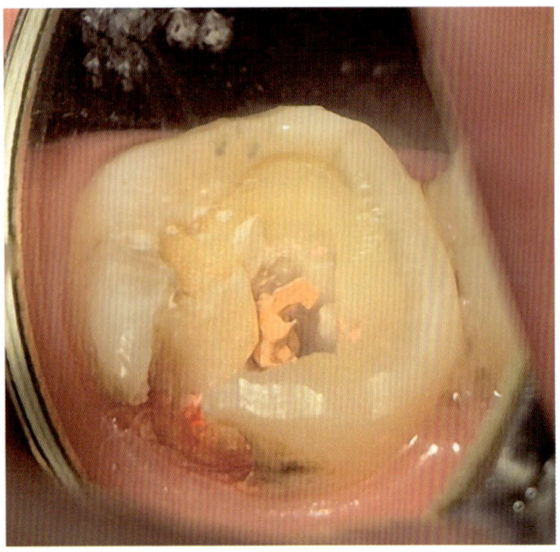

코어를 올리기전의 치아 평가.
orifice선상에서 끊지못한 gp cone, 그리고 실러의 파편이 보이며,
협측면에는 우식이 아직 남아있다.

이는 접착도 잘 안될뿐더러, 크라운을 씌운 다음에도 불완전한 접착으로 인해 core-leakage의 가능성을 열어두어 추후 근관내로 재감염이 일어날 여지가 있다.
따라서 C/F가 끝난 치수강은 깨끗이(굳이 bur로 하여 잔존치질을 손상시키지 않더라도) scaler등으로 통해 청소하는것이 좋다.
그 와중에 여러분들은 인접면쪽에서 잔여우식을 발견 할 수도 있다.
'엔도할 때 우식을 완전히 다 제거하지 않았었지' 하면서 인접면 치은레벨 근처의 낮은부분에 있는 우식을 찾게 될 수도 있다. 이 우식을 남겨둔다면 추후 크라운을 씌우고나서 치관부의 우식이 다시 생길 것이다.

잔여우식까지 제거를 해주었다면, 이제 레진을 접착해주면 된다.
이때 주로 dual-core(자가중합도 일어나고 큐어링으로 광중합도 일어나는것) resin을 사용할것이고, 대부분 한방에 bulk로 짜서 치아의 본래 체적만큼 쌓아올릴 것이다.

이때, 기존 Access opening된 근관와동외형이 1급와동(가운데만 뚫린)이면 상관없지만,
2급와동(인접면도 뚫린)일경우 매트릭스밴드를 하고 나서 레진코어를 할것을 추천한다.
매트릭스밴드는 sectional matrix까지는 아니더라도 최소 토플마이어 matrix정도는 하는것을 추천한다.
그 과정이 귀찮게 느껴지겠지만 그렇게 하지 않으면 왠만큼 신경을 곤두세우지 않고서는 인접면 치경부에 레진이 끝까지 들어가지 않거나, 큰 기포가 생긴다.

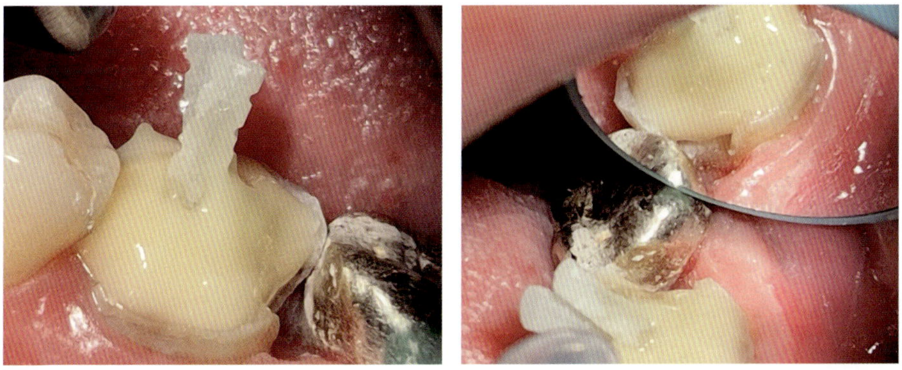

(좌) matrix band를 하지않고 dual-cure core용 레진을 올렸을 때 - 뚫려있는 인접면까지 레진이 들어가지 않았으며, 인접치에 코어가 달라붙어있다.
(우) 미러 view를 통해 다른 각도에서 본 사진. 인접면의 바닥부분에는 코어가 들어가지 않은 것이 확연하게 보인다. 저렇게 되있는 코어를 후에 크라운 프렙할때는 어떤 일이 생기겠는가?

Dual-cure core resin를 한번 짜보면 알겠지만 syringe tip이 너무 굵어서 그것을 레진내부에 담근상태에서 계속 짤 경우에는 '왕건이'만한 기포가 숭숭생기고-이것은 추후 크라운프렙시 crater처럼 갑자기 뻥뚫린 공극으로 나타나게된다.(언젠가는 반드시 경험해 볼 것이다)

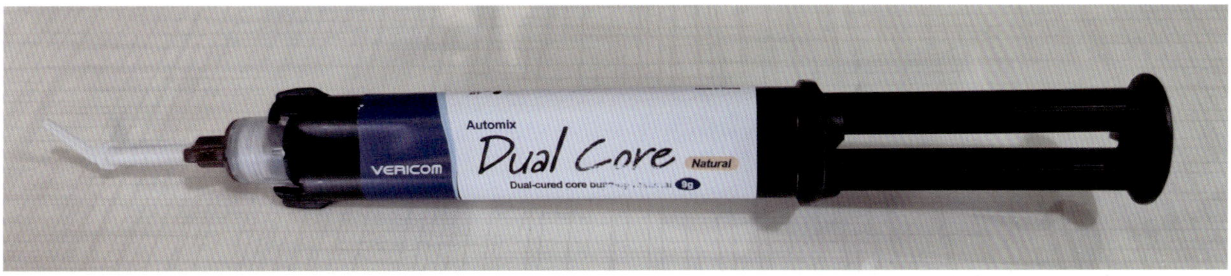

tip이 두껍고, 꺾임각이 작으며, 더 꺾을수도 없다. 후방치아의 좁은 인접면 틈에 접근해야할 때 굉장히 투박하고 불만족스러운 접근각이 나오게 된다.

또한 흐름성/젖음성도 좋지않기 때문에 인접면 벽의 어느부분에는 달라붙어있고 어느부분에는 완전히 안들어가있다.(margin까지 균일하게 resin이 흘러들어가지않고 그냥 흘러들어가다가 마는 수준이다.)

이것은 matrix band를 하고 해도, 그럴 수 있다. 인접면의 뚫려있는 하방부분까지 레진이 내려가려면 그 부위에 먼저 레진을 짜든가, flowable resin으로 먼저 미세하게 형성해주든가 하는 방법이 있다.

또한 matrix로 격리하지 않으면 옆 치아에 코어레진이 흘러내려 들러붙는다.
이 때문에 추후 크라운프렙단계에서 인접면을 분리할 때, 굉장히 지저분한 시야상에서 인접면분리에 애를 먹거나, 인접치아에 코어용 레진이 붙은상태인데 까먹고 그대로 남겨두고 크라운프렙 및 impression을 시행할 여지가 있다.

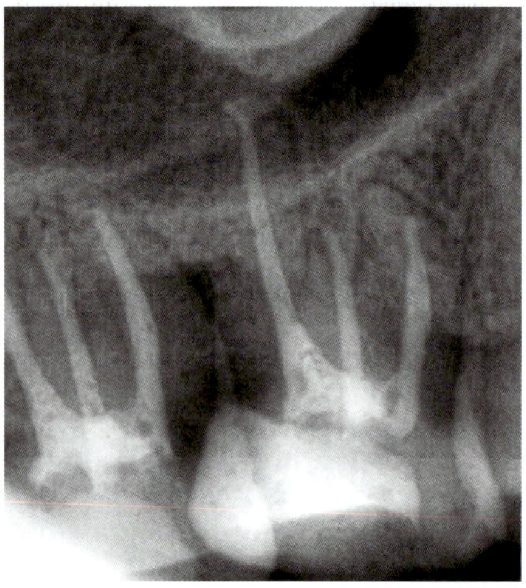

필자가 초년차때 매트릭스밴드를 끼우고 코어를 하기 시작했을때의 사진.
matrix band를 끼우고 했더니 코어의 shape이 비교적 매끄럽다. 코어 하방의 공극이 없다.

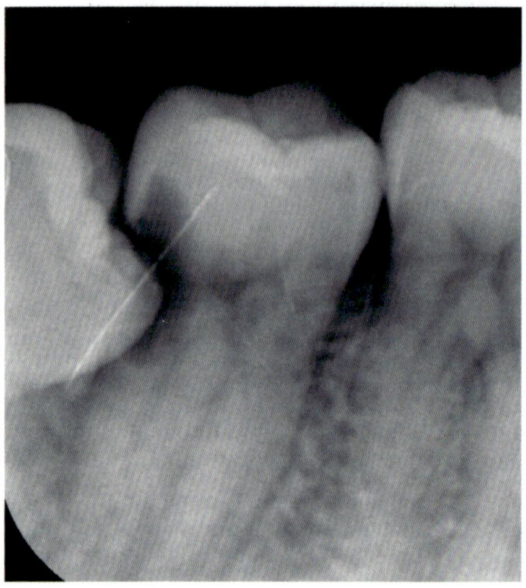

이런 하악7번을 엔도하고 distal부위에 코어를 올리려면 어떻게 해야하는가?

벌써부터 악몽이 떠오른다. 코어 난이도의 최고봉이다.
일단, 사랑니가 발치되어야 하거나, 사랑니의 치관부위가 절제되어야 하는데, 경험상 치관부위를 절제할 경우 치아가 매우 시리며, 안그래도 치주적으로 감염에 취약한 부위이기 때문에 근막간극감염까지도 이어질 수 있다.
사랑니를 발치하면 개구량이 회복되는데에 일정 기간이 소요된다. 엔도 중에 발치하여도, C/F후에 발치하여도 개구량이 회복되지 않으면 후속치료가 곤란한 상황이다.
또한, 저렇게 깊은 distal우식을 제거하면 잔존치질이 매우 하방에 있어 접근이 어렵고, 출혈 등으로 인해 방습도 안된다. 레진을 flowable resin syringe로 섬세하게 올린다하더라도 뒤로 줄줄 흐른다. 사랑니를 뺀 발치와로 들어가버린다. 특수제작된 matrix를 꽂으면 그나마 괜찮지만 그런 물건이 없는 치과가 더 많다. 한마디로 레진코어를 올리기는 hell-gate이다.
방습에 영향을 덜 받는 다른 재료로 코어를 올리거나, 인접면의 하방까지 감싸주는 matrix-band를 사용하는 것이 좋다. 저기다가 dual-core resin의 두꺼운 시린지로 짜넣으면 99% distal면에 닿지도 않고 애꿎은 사랑니 발치와 안에만 흘러 들어간다.
겨우겨우 했더라도 크라운 프렙시 버가 스치면 떨어져 버려서 hell-gate가 열린다.

레진코어가 매우 힘들기 때문에, 아말감이 아직 있는 '관록의' 치과에서는 아말감코어를 하기도 한다. 여러분들은 잘 모를경우 아말감이 시대에 뒤처지는 화석같은 물건이라고 생각할지 모르겠지만, 경우에 따라 아주 훌륭한 재료이기도 하다. 일단 습기에 영향을 받지 않는 재료인게 가장 훌륭한 점이다.
이 세상에서 만약 전쟁이 일어나 모든 전력이 차단될 때, 또는 EMP탄이 떨어져 모든 전기계열이 먹통이 될 때, 전기차는 다 쓸모없는 물건이 되고 심지어는 가솔린 자동차도 요즘 차들은 전자화되어 시동이 안걸린다고 한다. ktx, srt, 전기로 움직이는 모든 운송수단이 무용지물이 된다.
아말감은 마치, 모든 사람들을 안전하게 피난시킬수 있는 최후의 수단인 디젤 무궁화호나, 군용 디젤 함선과도 같다. 전기부족사태에 대처할 수 있는 원자력 발전소와도 같다.

크라운 씌운 후에 2차우식 발생부위에서도 레진코어보다는 아말감코어에서 우식이 훨씬 더 차단되어 있다. 경제적으로 어렵거나, 엔도후에 크라운을 안씌우는 외국에서 온 환자들의 경우 코어로 마무리한 사람들이 많다. 여기서 코어-leakage로 인해 우식이 다시 치수내부로 전파된 케이스를 엄청나게 많이 볼 수 있다. bur를 갖다대기만 하면 혐기성 우식세균으로 인한 썩은내가 코를 찌르며 올라온다.
이때도 레진코어는 거의 re-endo를 할 정도로 심각한 감염상태가 많으나, 아말감코어는 주위에 검게 치질 변색만 있을 뿐이지 우식이 지나가는 틈새를 빡빡하게 봉쇄하고 있는 경우가 많다.
그러나 저 부위에 아말감코어를 할때는, 아래로 꾹꾹 packing하는 형식으로 다져넣어야 하기 때문에, 7번치아 distal쪽의 치은열구에 깊게박혀, 생물학적 폭경을 침범하여 염증을 일으킬 수가 있다. 그래서, 아말감 core를 한다음에는 열구쪽 margin부위를 깨끗하게 trimming해주고 소독하는 것이 추천된다. 그리고 PA를 찍어 다시 청소상태를 확인하는 것이 좋다.

하악7번 distal에 core를 하려면 '지혈'과 '접근성' 두가지가 가장 중요하다.
필자는 온갖 도구를 다 세팅해 놓은뒤, 보스민으로 지혈하고, 개구기를 착용시키고, air와 suction이 항상 가까이갈 준비를 하면서 flowable resin의 얇은 tip으로 하방코어를 먼저 형성하는 편이다. 그게 효율적인 것 같다. 초반에 resin이 약간 뒤로 흘러도 괜찮다. 그건 나중에 trimming하면되고, 가장 중요한 것은 7번치아의 distal면에 레진이 붙어있는지의 여부이다. 그것도 하방부터 상방으로 천천히 계단올라가듯이 쌓는다. 한번에 욕심부려 다 쌓아넣지 않는다. 그렇게 하면 레진이 흘러내리지 않고 잘 코어를 형성할 수 있었다.

이와같이, 2급 레진코어를 해야하는 상황이오면 '극도로' 신경 써야 조금의 퀄리티라도 확보되고,

후에 Core-leakage가 안생기며, 크라운프렙할때도 치아옆면에 뻥뚫린 '레진공극' 부분으로 인해 난감해하지 않는다.
(뻥 뚫린 부분이 생기면 그 공간이 언더컷이 안되게 주변을 깎아서 평탄화시켜주거나, 아니면 다시 에칭&본딩을 하고 레진으로 메꿔줘야하는데, 전자는 구조를 약화시키는 안좋은 것이고, 후자는 다시 붙여도 이미 물기가 묻어있던 부분이기 때문에 희한하게 잘 떨어진다.)

#초심자 전투력 상승 키트 13

- 근충완료된 치수강을 scaler로 깨끗이 청소 및 잔존우식을 확인하기
- 인접면이 뚫린상태에서 코어를 올릴 경우, 매트리스밴드를 두르고 코어짜기
- 코어레진을 짤 때, syringe tip을 레진 속에 담그고 짜지 않기

Crown Prep & Temp Setting

필자가 공중보건의사 복무시절에 모형상에서 처음 프렙해본 치아는 그야말로 '꼬깔콘'이었으며, '박쥐 이빨'과도 같았다.
심지어 그것조차 '혼신의 집중'을 통해 한 작품이었다는 것이다.

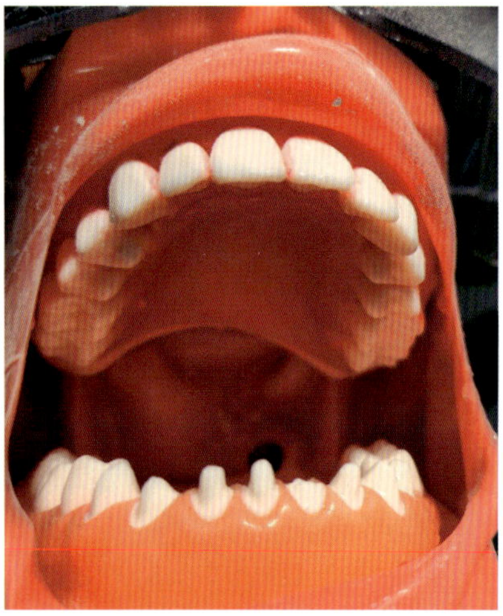

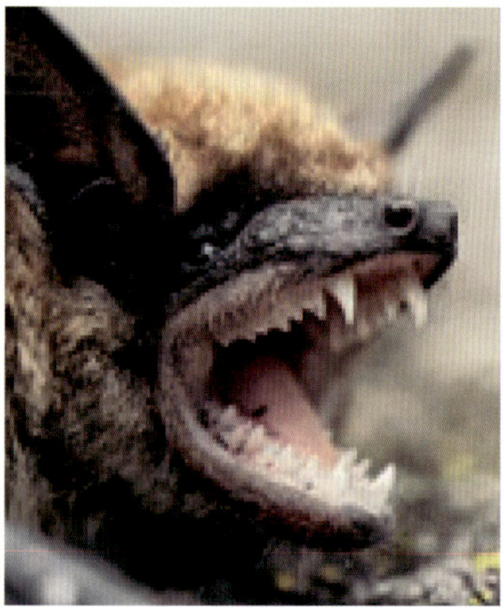

심지어 #31(?)부위는 치관이 아예 없어졌다. 포스트를 해야할 것 같다.

그런데 프렙이란 것은 왜 이렇게 낯설게 느껴지는 것일까?

임상개원가에서도 프렙을 잘 한다는 것은 단기간에 숙달되지 않는, 몇 년을 걸쳐 숙달되는 것으로 여겨지는 것 같다.
한번 생각해보면, 우리가 크라운프렙말고는 치아의 장축방향을 따라 버를 세우면서 치아의 둘레를 쭉 ~~~ 도는 어떤 활동을 한적이 있는가? 아마 없을 것이다.
그건 어떤 3d printing 기술이 부여된 로봇이나 할만한 '동작'이다.
그래서 프렙이란 것은, 굉장히 시각적으로도 낯설고 손의 근육적으로도 낯선, 그런 활동일 수밖에 없다. 페달을 밟는 발, 레스트 지탱하는 손가락, 핸드피스를 조작하는 손가락, 환자의 고개를 좌우로 돌리게 하는 능력, 버를 각도에 맞게 눕히는 능력, 그리고 왼손으로 하는 리트랙션과 미러워크 등 갖가지 신체의 조화와 협응능력이 필요한 영역이기 때문에 쉽고 빨리 늘지 않는 것이다.
어떤 면에서는 스포츠 트레이닝과도 같다.
골프 트레이닝과도 비슷하다. 아니, 그보다 더 어렵다.
그런데 미술적 재능이 필요한 것까지는 아닌것같다.

필자는 매번 그림을 그릴 때 초등학생 수준처럼 묘사하며 그리지만, 아직까지 별 문제가 없다. 프렙에서는 정교하게하는것보다는 '크라운이 만들어질 수 있게, 들어갈 수 있게'하는 것이 가장 중요하다.
허상을 쫓지말고, 실리를 챙겨야 한다. '성리학'보다는 '실학'이다.

어쨌든, 일종의 스포츠와도 같아서, 근육적인 발달과, 시각-손가락 근육의 협응이 이루어지지 않으면, 아무리 혼신을 다하여 bur를 0도에 가깝게 세우고 깎으려고 해도 30~40도나 taper를 주거나 또는 -10도의 역taper를 주게되는 것이며, 치아는 이상한 방향으로 치축이 기울어진 꼬깔콘이 될 수밖에 없다.
거기다가 margin까지 뚜렷하게 부여할려다가는 치경부쪽 치질을 계속 삭제하게 되어, 그냥 치아가 가만있어도 뎅강 부러질만하게 ferrule이 부족해진다.

시야적으로도 각종 실습서에서 buccal, lingual, mesial, distal로 나눠서 구분하여 프렙하라 라고 했을텐데, 이에 따라 곧이곧대로 4면을 따로따로 인식하였다가는, 그냥 사각형의 깍두기가 탄생하게 되는것이고, 그 뾰족한 꼭지점부분의 모서리를 둥글게 다듬어 깎으려다가는 다시 꼬깔콘이 탄생하는 상황이 발생 할 수 밖에 없다.
마치 서예를 하려고 붓을 처음 들 때도 결코 잘 할 수가 없는 것처럼 말이다.

그러나 연습을 거듭할수록 버는 40도에서 10도 까지 점차 장축방향으로 세워지고, 시야는 m,d,b,l 4방향으로 구분하는걸 넘어서서, 치아둘레를 360도로 눈으로 보며 따라가고, 손의 근육도 점차 gingival line을 따라가는 촉감을 기억하게 되면서, '아 어디가 치은높이이고 지금 마진이 부여되고 있구나' 하는것을 알아차릴 수 있게 된다.

개인적으로도 정말 발전이 더딘 부분이 크라운프렙이고, 하물며 개구량이 충분치 않은 환자의 상악7번을 프렙할때는 가장 짧은 인레이 bur를 기울여서 접근해도 각이 안나온다.
(상악7번 프렙의 경우, 인접면은 mirror view를 보며 마진을 이어나가야하기 때문에, 초심자는 중도에 더 진행을 못하는 일도 생길 수 있다.)

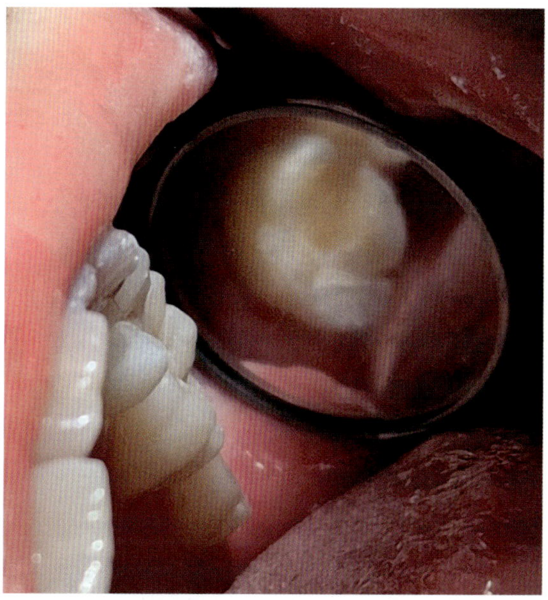

상악 7번을 prep하는중이다. mirror로 buccal쪽과 distal쪽을 확인하고 있다.
그러나, 뿌옇게 되어 잘 보이지 않는다. 핸드피스에서 물이 나오면 물이 분사되어 아무것도 보이지 않는다.
쭉~ 계속 잘 보면서 할 수가 없다. 그냥 어떤 '한 시점'정도만 보면서 하려고 하고 있다. 물이 묻으면 또 닦고,
그렇게 이어나간다. 어쨌든 미러뷰로, 짧게 짧게지만, 볼 수는 있다는 것이다.

어느 정도 평타를 치는 레벨에 어찌 저찌 올라갔어도, 사람의 개구량에따라, 치아의 협/설측경사에 따라, 또 구강이 얼마나 좁고 혀가 얼마나 크며 어시스트가 리트랙션을 얼마나 잘해주느냐에 따라 천양지차로 난이도가 달라지는 영역이 바로 크라운프렙이다. (상악의 경우 치아가 협측으로 많이 기울면 볼이 갈릴까봐 buccal면 프렙이 어렵고, 하악의 경우 치아가 설측으로 많이 기울면 혀에 닿을까봐 lingual면 프렙이 어렵다. 치관부위가 margin부위의 시야를 가리고 있기도 하다.)

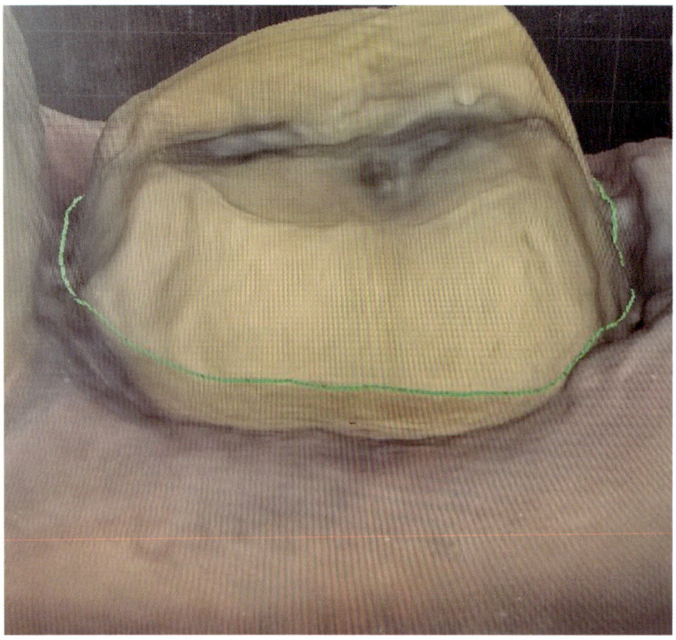

치아가 설측으로 기울면, 설측 margin이 잘 보이지 않아,
설측면은 supra-margin으로 형성되기가 쉽다.

일단 어려울 수 있다는 것은 장황하게 설명했으니, 여러분들이 할 수 있는 수준에서, 강조할것만 강조하겠다.

본격! 크라운 프렙의 과정

먼저 교합면을 삭제하고 시작해야한다.
여러분들이 치아둘레를 빙 둘러가며 프렙을 할 때, 만약 치아의 길이가 절반이 된다 라고 하면, 여러분들이 깎는양도 절반이 되는것이다.(물론 절반이나 교합면을 삭제하라는 말은 아니다)
치아가 짧아졌을때는, taper를 알맞게 주기가 훨씬 편하며, 치아 상방의 치관으로 인해 시야가 차단되는 것이 해결이 되기 때문에, 인접면의 치은높이 까지도 눈으로 관찰하기가 훨씬 편하며, 깎아야 되는 양도 매우 줄어들고, 그야말로 '일석 몇조'가 된다.
국시 실기시험이나 교과서에는 교합면삭제의 구체적인 수치가(1mm, 1.5mm등) 제시되어 있지만 그것보다는 조금 더 깎는 것을 권장한다. 그래야 기공물도 잘나오고 술자도 편하다.

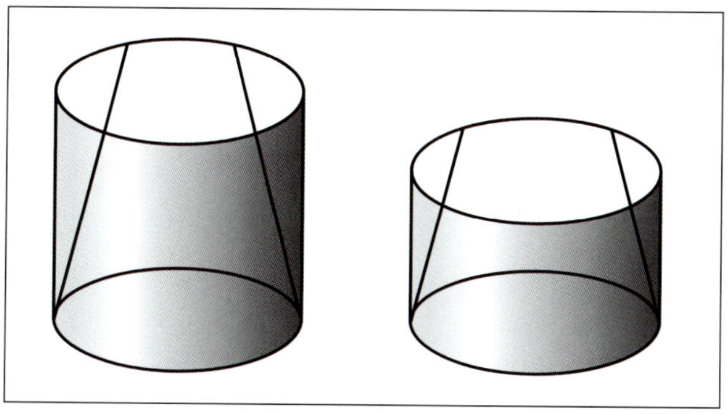

같은 taper로 프렙했을 때, 크라운 높이에 따른 교합면 면적의 차이.

기능교두 사면도 준다. 기능교두 사면은 중요하다. 크라운이 점유할 공간이 안 나올 수가 있기 때문이다.

1) 그 다음은, buccal면을 먼저 깎고나서 lingual면을 깎는다. bur는 taper를 0도로 기울이려고 해야한다. 6도~10도로 깎으려다간 40도로 깎게되고, 0도로 깎으려고해야 20도정도로 깎게될것이다.
실제로 0도로 깎는다고 생각하면 bur자체의 경사도로 인하여 자연스럽게 이상적인 taper가 된다.

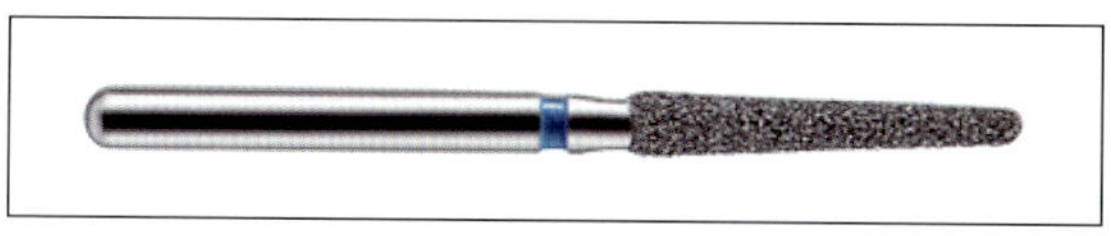

bur자체에서도 경사가 있다. 이정도로도 충분하지 않을까?
굳이 taper를 더 주려는 생각을 안해도 되지 않을까?

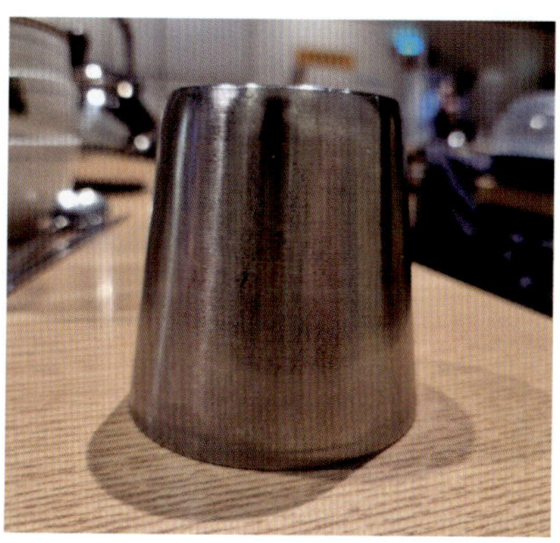

순두부찌개집에서 발견한 물컵의 이상적인 Taper. 한 8도 정도 나올 것 같다.
전치부 PFM의 메탈부분을 보는 것 같다.
사람은 자기가 평소 하고있는 생각에 따라 세상 사물을 인식하는 것 같다.

2) 치은상방 0.5mm니 어쩌니 하는말도 그냥 초심자는 잊어버린다.
그게 더 어렵다. 인접면코어가 치은연하에 있는데 프렙은 치은상방 0.5mm에 할것인가? 그러면 core-leakage문제는 어찌할 것인가? 크라운이 잇몸에서 살짝 떠있는 것처럼 보이는 심미적인 문제는 어찌할 것인가? 그부위에 2차우식이 생기면 어찌할 것인가?
대부분의 엔도케이스의 경우, 우식제거후 인접면치질이 치은하방에 존재한다.

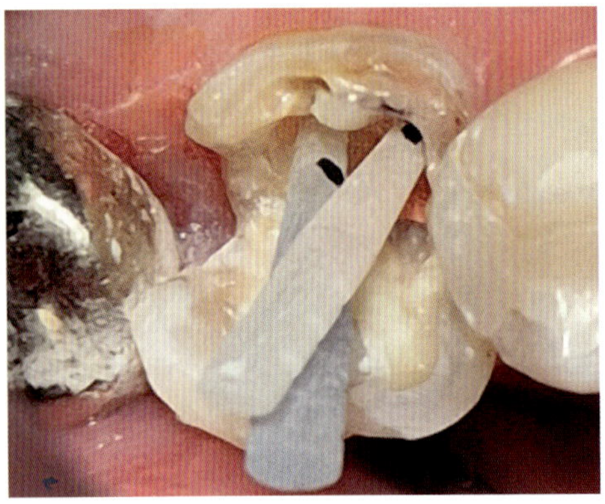

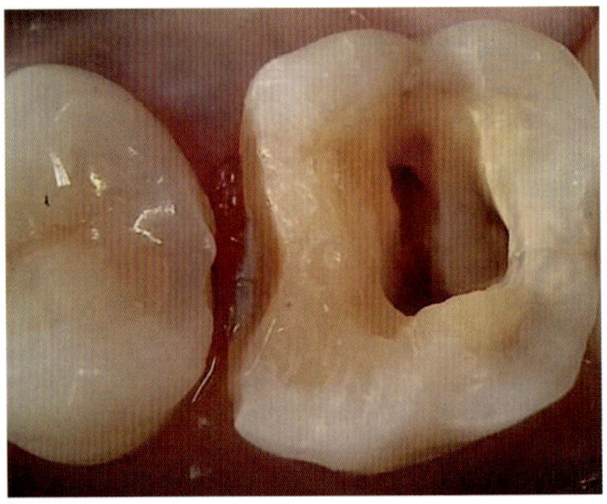

인접면이 치은 상/하방 중 어디에 있는 것 같은가? 그러면 코어의 하방마진은 어느 높이에 있겠는가?

치은상방이니 하방이니 코어레벨이니, 부분부분마다 높이를 다르게 prep해야하니 어쩌니하는 그런건 좀 할 줄 알고나서 퀄리티를 위해 발전시킬 영역이다.
단, 국시 실기시험에서는 원칙대로 하기를 바란다. 그래야 합격 할 수 있으니까.

3) 처음 삭제를 할때는 undercut부분만 없앤다고 생각하고 1차 프렙을 한다.
그냥 치경부의 불룩함을 없애는 프렙을 한다. 즉, gingival level에서 margin에 대해 전혀 생각하지 않는다. 치아를 옆에서 볼 때 치경부쪽은 항상 불룩하다.

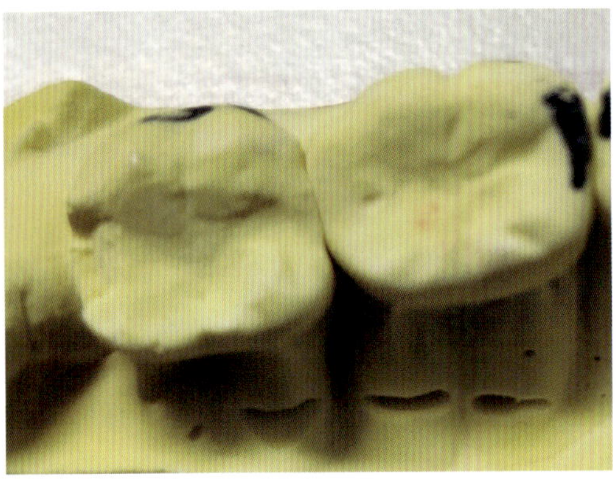

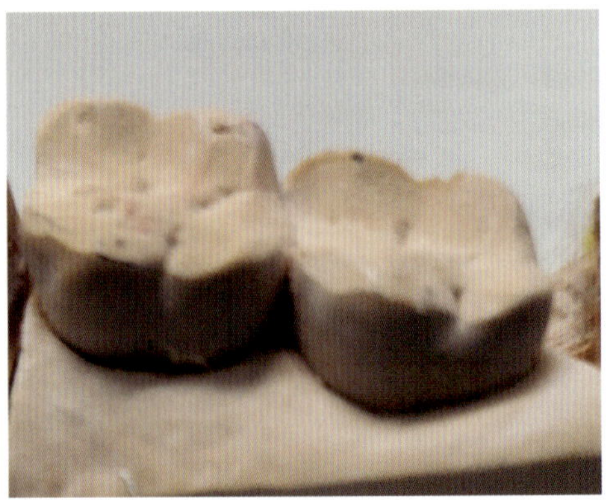

이 부위로 인한 undercut이 없어지게끔 하는것을 포커싱하고 치아를 삭제하라.
미러뷰로 보면, 치아의 마진부위가 한눈에 보이면 undercut이 없는 것이다. 어느 부위엔가 측면치질로 인해 margin이 가려져서 안보인다면, 거기는 undercut이 있는 것이다.
그리고 이것은 가장 중요한 tip인데, 딱 buccal면, lingual면만 깎지않고, 이상태에서 최대한 옆으로 옆으로 인접면 contact부분까지 연장해가야한다.
무슨 말이냐 하면 아래 사진을 보자.

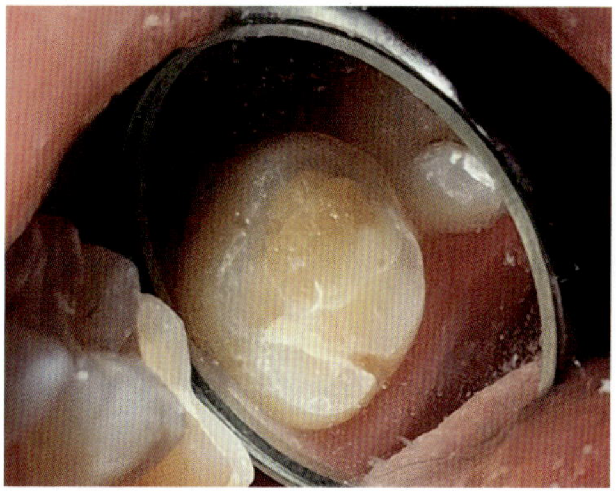

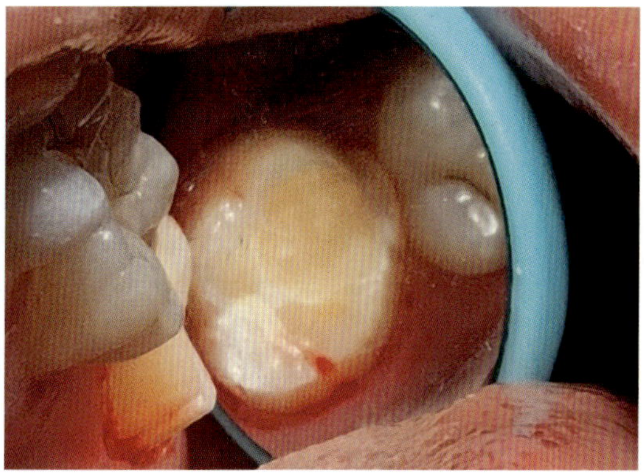

(좌) 프렙하기전 원래의 상태
(우) contact부위 까지 최대한 연장하여 B, L면을 깎은 것

대부분의 학생들의 경우 인접면분리에 애를 먹고, 버로 치질을 파먹어가면서 겨우 분리하고, 또는 인접치를 손상시키면서 분리하는 것은, 인접면을 그대로 '통으로' 남겨두고 분리를 시도하기 때문이다. 위의 좌, 우사진을 비교하여 오른쪽 사진을 보자. 인접면에 뾰족한 bur를 갖다 대었을 때 지금 어디를 어떻게 자르고 있는지 얼마나 잘 보이겠는가?
만약 위의 왼쪽사진에서 바로 인접면분리에 들어가면, 지금 bur의 끝이 어디 있는지 전혀 보이지 않는다. (고수들은 환자머리를 최대로 돌리게 하여 눈으로 보면서 하기도 한다)
bur의 끝이 치간공극쪽으로 가고있는건지, 본 치아의 치질속으로 파고들어가고 있는건지 아니면 인접치를 자르고 있는건지 구분이 힘들며, 그래서 이 세가지 상황 모두를 맞이할 수 있게 된다.
대부분은 아무리 bur를 조작하고 조작해도 치질 내부에서만 계속 왔다 갔다하고 바깥쪽근처로 안가기 때문에 인접면이 분리되지 않는다.
난이도는 비약적으로 상승한다.

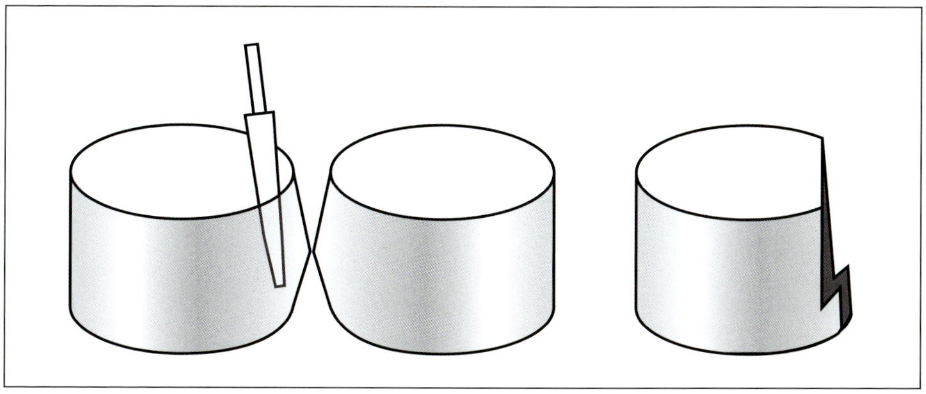

(좌) bur의 끝부분이 치아 안에서 놀고 있다.
(우) 계속 하면 어떻게 인접면 분리가 되긴 되는데, 내면에 상아질과 법랑질을 동시에 파먹었던 흔적이 저렇게 남게 된다.

필자가 추천한 방식대로 인접면 법랑질 분리를 시도하면, 뾰족한 bur를 그냥 갖다대기만 해도 될 정도로 쉬워진다. bur의 끝이 어디에 위치하고 어디를 삭제하고 있는지 다 보인다.

자, 이제, 여기까지 잘 따라왔으면, 치아는 꼬깔콘이 되지않으며, 그러면서도 치아 둘레의 대부분의 undercut은 없어졌으며, 인접면이 깔끔히 분리되었을 것이다.

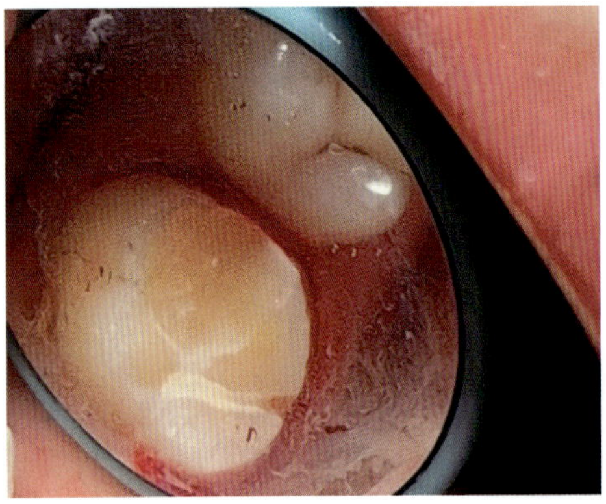

인접면 분리를 완료한 사진

4) 이제부터는, 빨간색 띠를 두른 smooth한(삭제력이 작은) prep bur를 꺼낸다.
여러분들은 이제부터 이 bur를 가지고 margin을 천천히 그려나가면 된다. 이때도 마찬가지로 bur를 세우고 해야 꼬깔콘이 안되고 margin이 잘그려진다. bur를 기울여서 하면 치아의 taper만 커지고 꼬깔콘 형태로 변하게 된다.

단, 처음부터 너무 margin에 집착하지 말아라.

Margin이 두껍든 얇든 있든 없든 간에 실력있는 기공사분들은 그걸 충분히 처리하여 만들능력이 되고, 또 만들지 못하면 피드백을 줄것이다.
그러나 단 한가지, 그걸 impression 뜨는 스텝직원들은 끝까지 어떤 '명확한 마진'을 찾으러 시도할것이고(당신이 margin을 부여 안하거나 거의 안보이게 부여했다고 해도), impression을 뜨고 다시뜨고 2시간을 넘게 고군분투할수있다.
특히 인접면쪽의 margin을 부여할때는, 해부구조상 치은을 손상입히면서 치은연하로 불명확하게 잡히는 경우가 많고, 스텝들은 이 부위의 출혈때문에, 그리고 마진의 불명확성때문에 본을 뜨고 뜨고 또 뜰 확률이 높다. 그래서 인접면부위는 작정하고 supragingival로 margin을 명확하게 주는것이 모두에게 편하다.

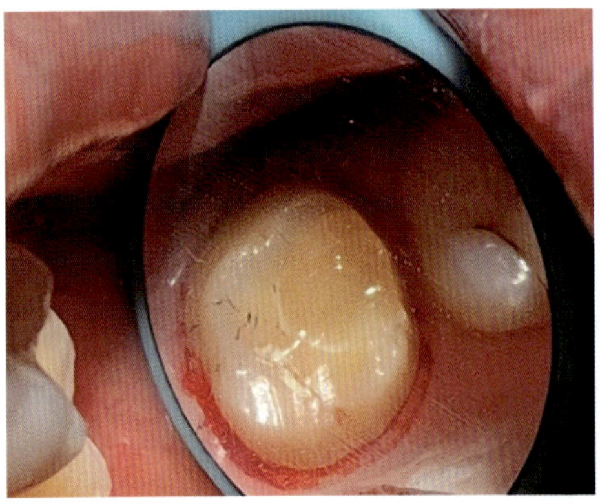

대강의 1차 프렙을 마친상태. 마진부위가 대부분 한눈에 들어온다. 출혈은 어쩔 수 없다. 아플테니 마취하고 하자.

5) 마지막으로 환자에게 '다물어보세요' 라고 bite를 시켜 보철물의 교합면 공간이 나오는지를 확인한다.
이때 어떤 환자들은 CO상태가 아닌, 이상하게 턱을 빼 물거나, 옆으로 턱을 움직여서 물기도 한다.
이 상태에서의 대합치 공간체크는 의미가 없다. 환자가 제대로 물었는지를 첫 번째로 확인해야 한다.

'어금니로 물어보세요' '밥 먹을 때처럼 물어보세요'라고 하면 대부분 알아듣는다.
초심자들은 대부분 이 공간을 얕게(조금) 부여해서 기공소에서 제작을 못한다.
교합면을 충분히 깎았다고 생각하고, 실제로 그렇게보여도, 그것이 본래 치아교합면상의 소와열구높이와 같은 경우가 많은데, 결국 그 부위를 하나도 안 깎은것과 마찬가지다.

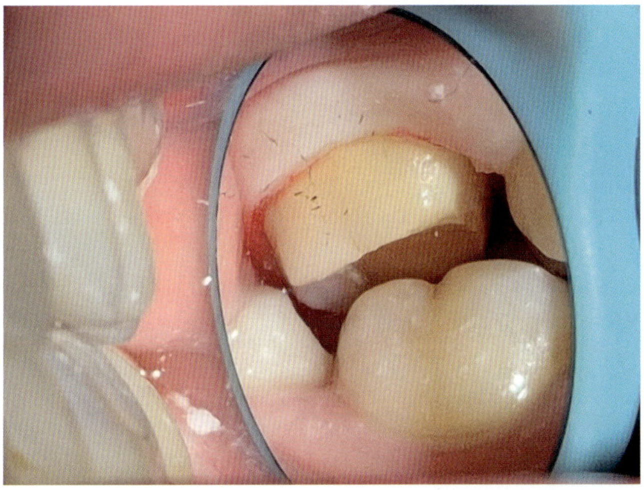

'다물어 보세요'라고 한 상태. 대합치와의 공간을 보면 되고, 이때 입을 다물고 있으므로 물이 고여있어서 잘 안보이니 어시스트에게 석션을 요청한다. 사진상에서 대합치와의 공간은 괜찮게 나오는것 같지만 사선으로 누운 사랑니와의 공간이 안나오는 것 같다. 이런 복병도 있다.

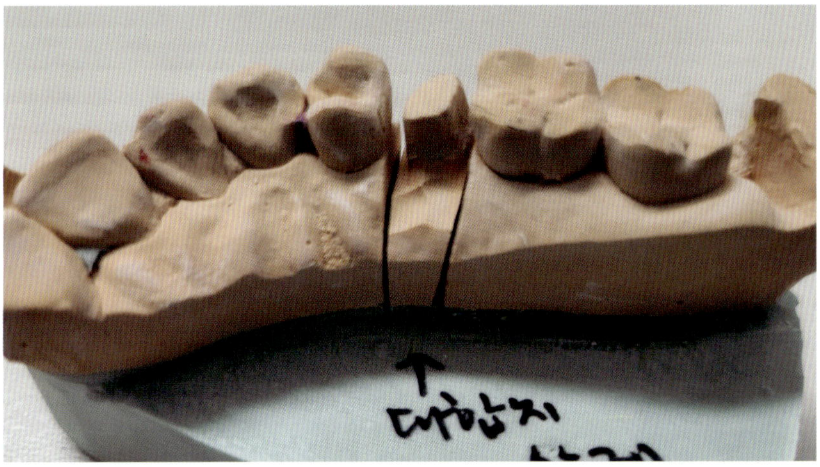

필자가 초년차때 했던 실수. 제2소구치의 교합면을 편평하고 얕게 깎아놔, 그것이 깎은 것처럼 보일지라도 인접치의 소와열구 높이와 비교했을 때 동일하다. 즉, 프렙한 치아의 소와열구부위에서 대합치와의 공간이 안나오는 상태이다. 그래서 기공소와 소통하여 크라운 시적하는날 대합치를 삭제하기로 하였다.
이 경우, 환자가 당일 대합치 삭제를 거부한다면 상당히 곤란해지며, 재프렙하고 다시 기공소에 맡겨야 한다.

바쁠 때 대합치와의 공간을 확인하기 위해선 스텝이 Rubber 바이트를 뜨거나, 술자가 익스플로러를 통과시켜 확인하는 등의 방법이 편리하다.

6) 치아의 모든 면중에서 원심-설측(DL)이 가장 안보이고, 프렙하기도 힘들고 항상 각지게 나온다.
이 부분은 그냥 마음을 내려놓고, 적당히 포기하고 많이 다듬으면 된다.
아무리 고개를 비틀고 미러로 잘보려고 용을써도, 보기가 힘들다.
그냥 다들 그렇게 해내고 있다.

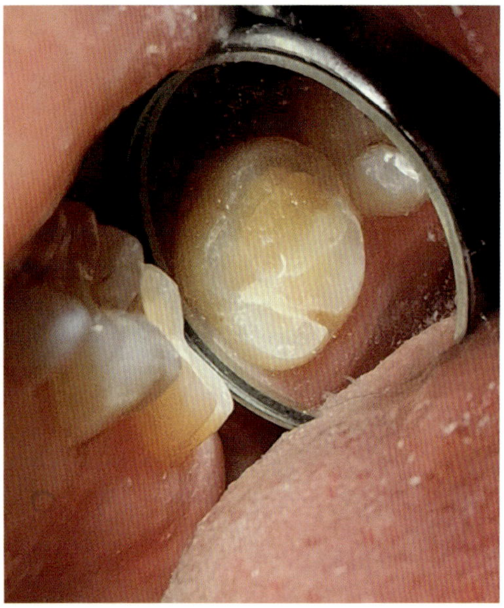

우리가 상악 #20번대 치아를 프렙할때의 view이다.
#26번 치아를 프렙한다고 해보자.
환자가 고개를 술자쪽으로 돌리면 buccal은 잘보일 것 같다.
환자가 고개를 반대로 돌리면 lingual은 잘보일 것 같다.
또, distobuccal은 미러를 쓰면 보일 것 같다.
그런데, distolingual(distopalatal)은 미러를 써도 잘 보일까?
그리고 쉽게 미러를 보면서 프렙할 수 있을까?

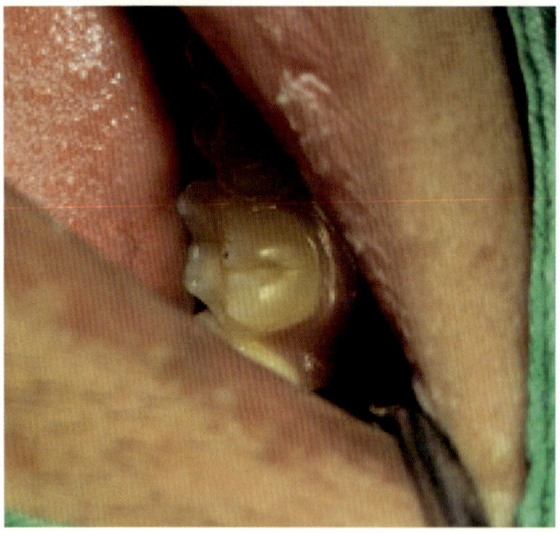

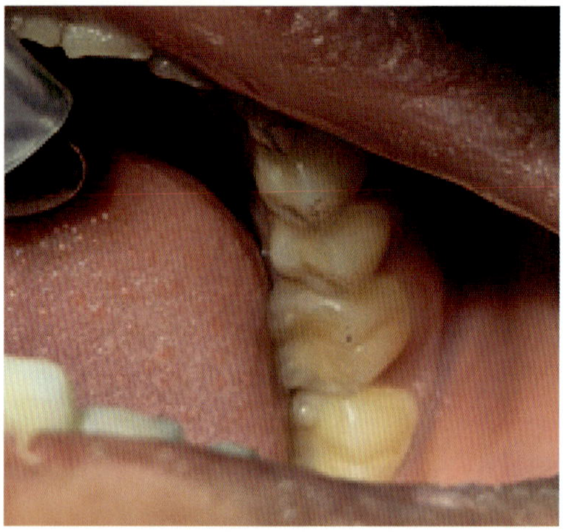

우리가 하악 #40번대 치아를 프렙할때의 view이다.
(좌) 고개를 이렇게 반대로 돌리고 구각부쪽을 많이 리트랙션하면 인접면을 수월하게 관찰할 수 있다.
심지어는 distal인접면도 보면서 할 수 있을 것 같다. distobuccal도 직접시야로 보일것같다.
distolingual은 볼수가 없다. (우) 고개가 정면을 보고 있는 상황이다.
buccal면은 이 상태에서도 관찰이 쉽다. lingual면은 고개를 오른쪽으로 더 돌리면 보일 것 같다.
distobuccal도 보일것같다. distolingual은 보기 어려워 보인다. 하악치아는 설측경사 되있기 때문이다.

개인적으로 발견한 특별한방법이 3가지 있긴한데, 첫 번째는 distal쪽과 lingual쪽을 먼저 prep하고 distolingual 꼭지점부분을 후에 다듬는 것이다. 이렇게 하면 일단 시야가 많이 좋아진 상태에서 하기 때문에 DL부위를 보면서 하기 좋다.(그래도 완전히 보이는건 아니다)
두번째는, DL부위는 너무 어려운 부위이므로, 그냥 작정하고 prep량을 늘리고 bur도 눕혀서 많이 깎는 것이다.
개인적으로는 이 부위의 치질을 보존하기보다는, margin이 잘 이어지게 나오는게 더 중요하다고 생각한다. 치질은 많이 보존되어있는데 DL꼭지점부분이 불룩하고, margin도 그 부위에서 위아래로 엇갈려서 나중에 leakage로 썩어버리면, 무슨 의미가 있나 싶다.
세 번째는, 대학병원에서 사랑니발치를 할때처럼 체어를 완전히 올리고, 술자는 서있는 상태로 환자의 12시방향에 서서 위에서 내려다보듯이 하는 방법도 있다. 환자 입안으로 술자의 머리가 들어갈 만큼 고개를 많이 꺾어야 하지만, 이 특수한 상황을 위해서라면 몸을 좀 희생해서 정신적인 스트레스를 낮추는것도 나쁘지 않을 것 같다. 단, 환자의 체어각도 조절도 잘하고 고개경사 조절도 잘해야하며, 개구량을 개구기로 엄청 크게 한 상태에서 라이트를 잘 맞춰가면서 해야 '겨우' 할 수 있을 것이다.

7) 또한 초심자는 프렙을 할 때 자주 환자의 볼, 혀에 상처를 낼 수 있다.
이를 방지하기 위해 리트랙션을 어시스트와 볼, 혀를 하나씩 나누어 철저하게 당겨야하며,
어시스트가 리트랙션에 미숙하다면 다른 숙련된 어시스트와 손을 바꿀 것을 요청하는 것이 좋다.(환자가 듣지 못하는 선에서)

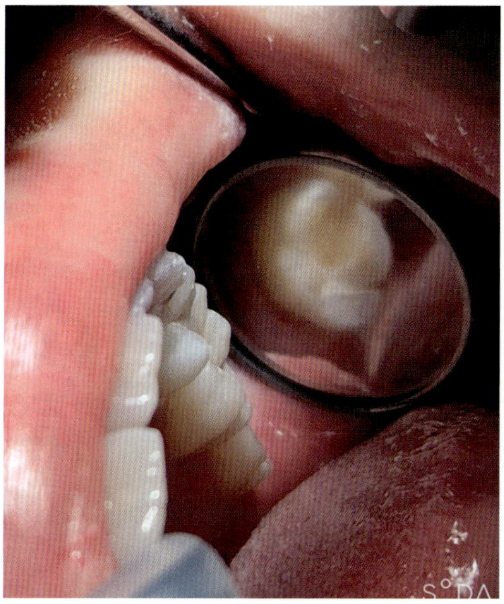

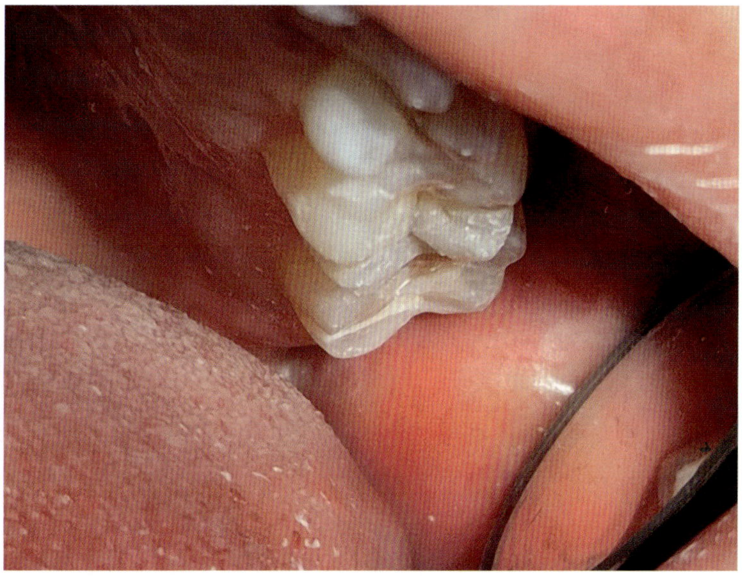

(좌) 상악 대구치 구개측을 프렙하다가 혀가 다칠 수 있어 보인다. 환자는 목에 물이 차면 혀를 움직이는 작용이 자기도 모르게 일어날 수 있다.
혀가 움직일때는 치아 구개측면에 닿을 정도까지 '갑자기' 올라 올 수 있다.
(우) 상악 대구치 협측을 그대로 프렙하면 100% 볼이 다칠 수 있어 보인다.

여기까지가 필자의 가이드라인이다.
프렙은 위 가이드라인을 활용해 반드시 덴티폼 상에서 실습해보고 들어가는 것이 좋다.
엔도-크라운이란 것은 그래도 수십만원의 비용을 환자로부터 받는 술식이며, 치관이 완전히 파괴되어 발치에 이를경우 임플란트비용이상의 어떤 배상과 소통문제에 직면할 수 있다.

대부분 초심자는 AO 구멍을 넓게 형성하고, 크라운 프렙량도 많고 taper가 크기 때문에 치경부쪽의 치질이 위태위태한 경우가 많다. 그것은 곰손이기 때문에, 버를 조작하는 손이 문제라기 보다도 시야와 각도가 부적절하거나, 최적화 되지 못한 상태에서 버를 조작하므로 그렇게 될 수 밖에 없다. 모든 고난은 주로 이 factor에 귀인된다.

엔도를 아무리 잘해도 치관이 뎅강 부러져 파절되면 그 다음은 임플란트이다. 엔도를 잘 못하고 보철을 잘하면 pulpotomy와 화학적 세정을 했다 치고 향후 몇십년간 통증없이 잘 쓸 확률과 re-endo의 찬스라도 있다.

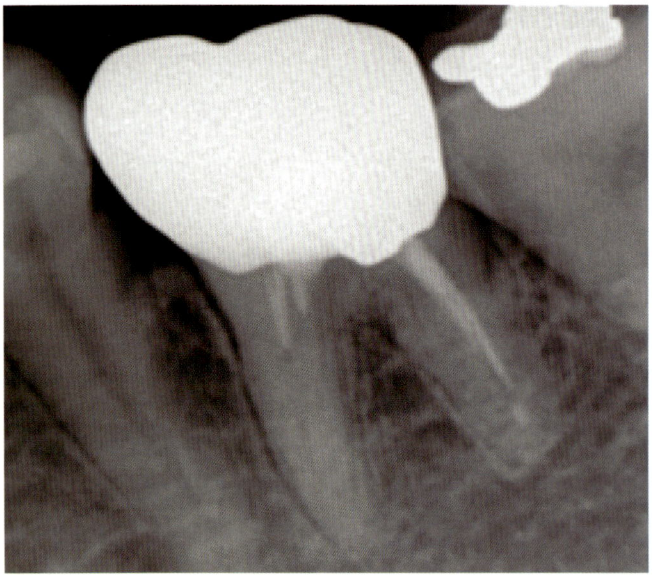

endo가 이렇게 끝난 치아도 lesion없고 통증없고 몇십년동안 잘 쓴다. 필자의 케이스는 아니다.

8) 프렙에 걸리는 시간에 대하여

필자가 2년차때 취업을 위해 면접을 보러다녔을 때, '프렙이 몇분 걸리느냐' 라는 질문을 많이 받았다. 그때는 프렙이 20~30분정도 걸렸던 것 같다. 그런데 보철과출신 누구누구는 3분만에 거의 완벽에 가까이 한다는 말도 들었다. 그래서 도대체 무엇 때문에 이렇게 큰 차이가 날까 여러모로 생각해 보았다. 그리고 '프렙을 빨리 하는 것이 과연 중요한가?'도 생각해보았다.

지금 필자가 생각해보면, '프렙을 빨리 하는 것'은 내가 봐야할 일환자수가 20명 이상이면 중요하고, 10명 남짓이면 그다지 중요하지 않다.

처음에는 한 치아당 45분정도 잡고하라. 빨리하려고 하지마라.

백화점에 있는 고급 미용실에서는 1시간내내 머리를 다듬어준다. 1차컷, 2차컷, 3차컷을 한다.

입을 오래 벌리고 있어서 환자의 턱이 아플것이 걱정되면 개구기를 사용하라.

몇번만 하다보면 자연스럽게 30분 또는 그 이하로 줄어든다.

빨리 하는 것은 내가 머리써서 정교하게 집중해서 되는 것이 아니다. 대부분은 좋은 시야와 좋은 각도를 만들어내는 능력에 달렸고, '미궁'에 빠지지 말아야 한다.

고속버스는 고속도로에서 일반적으로 시속105km로 정속주행한다.

마침 자차가 있어, 혼잡시간에 서울<->전주를 칼치기 해가면서 140정도를 밟고가면 105키로로 달리는 고속버스보다 10분빨리 도착해서 2시간 30분 정도 걸린다.

그러나 새벽에 전주에 내려가는 고속버스는 105킬로만 밟고 가는데도 1시간50분만에 도착한다. 왜 이런 일이 발생하는가?

위의 이야기와 마찬가지다. 빨리 가는 것은 내가 칼치기를 하고 가속페달을 최대로 밟는다고 해서 되는 것이 아니다. 고속도로에 차가 없고 구간단속이 없어야 빨리간다. 휴게소(미궁)도 딱 10분동안 정차하고 한곳만 들러야 한다.(거기서 유튜브보거나 잠을 자면 다음날 가는수도 있다.) 소요시간은 도로상황에 90%가 달려있고 내 운전factor에 달린 것은 10%남짓이다.

9) 스텝들이 impression을 하는데 소요되는 시간은 술자의 프렙에 많이 좌우된다.
impression과 그 후 과정을 하는데에는 30분~1시간 30분도 걸릴 수 있다.
왜 이렇게 차이가 많이나고 왜 이렇게 오래걸리는가?
대부분은 '출혈' 그리고 '마진 인상채득' 때문이다.
출혈이 있으면 인상이 제대로 되지 않고, 마진을 출혈이 덮고 있게 된다.
또한 치과의사가 프렙할 때 마진을 주지 않았거나, 마진이 여러개 있거나, 주로 인접면에서 잇몸을 많이 갈아버려서 마진이 너무 sub-gingival로 위치하고 있을 때, 스텝들은 어떻게든 '뚜렷한 마진 한 줄'을 찾으려고 인상을 뜨고, 뜨고, 또 뜰 수 있다.

buccal, lingual 프렙을 잘 못하는 사람은 없다.

mesial, distal인접면은 보이지가 않으므로, 프렙할 때 과다하게 치은을 갈기 쉽고, 또 인접면의 치은 모양자체도 편평하게 이어지지 않고 약간 물결모양으로 가운데가 더 높고 볼록하기 때문에, 출혈이 잦은 부위이다. 출혈이 있으므로 치과의사 본인도 마진이 부여되었는지, 어디 있는지 확인하기가 쉽지가 않다.
따라서 인접면 프렙에만 포커스를 잘 맞추면, impression소요시간은 많이 줄어든다.

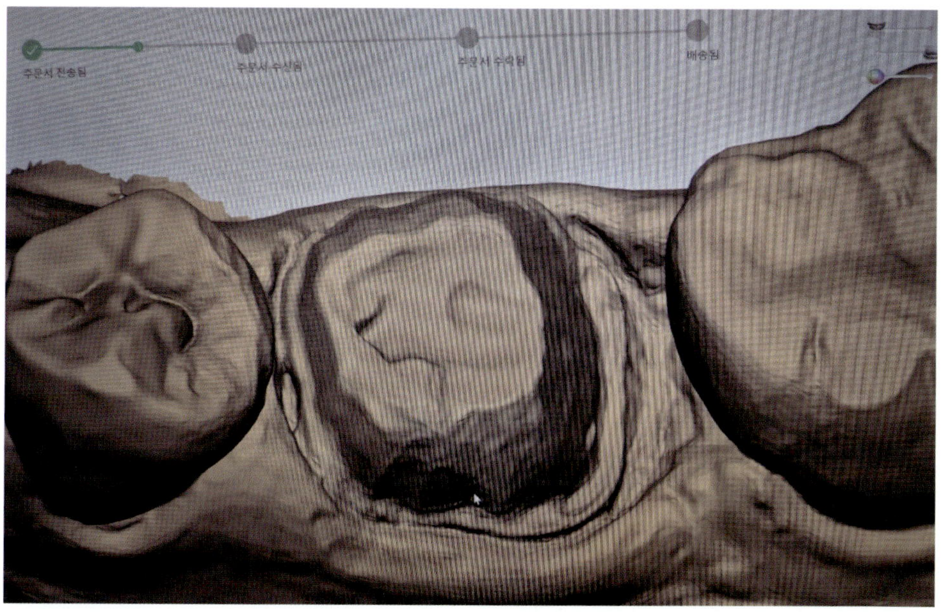

인상재로 본을 뜨지 않고 디지털 스캐닝을 하는 모습. 요즘은 거의 다 이런방식으로 바뀌었다.

*크라운의 탈락과 관계 있는 사항

1) Taper가 너무 높으면 쉽게 탈락한다. 이미 고정성보철학에서 6~10도 가량의 taper가 가장 이상적이고, 그 이상으로 올라갈수록 급격하게 탈락률이 높아지는 그래프를 배운바 있다.

2) 길이(높이)가 짧으면 쉽게 탈락한다. 이것이 taper보다도 더 결정적인 것 같기도 하다. 왜냐하면 탈락해오는 크라운들을 보면 항상 길이가 짧기 때문이다.

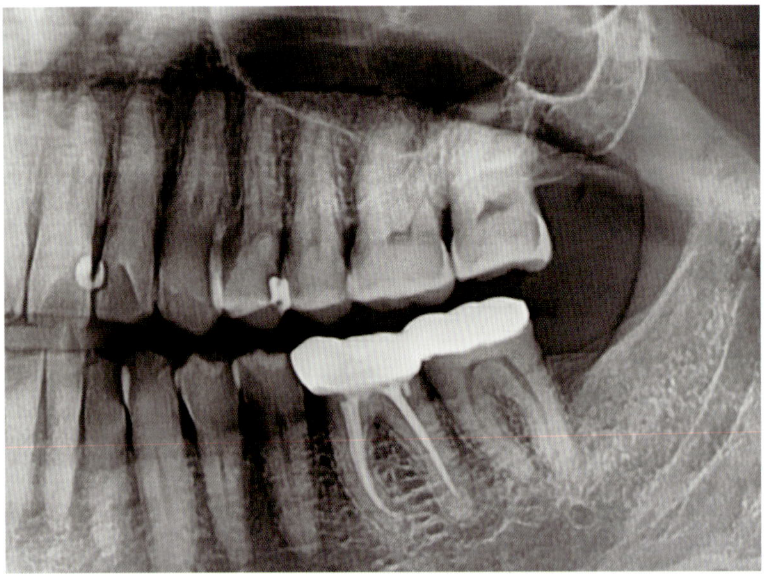

필자가 원내생때 아버지에게 시행한 #37 crown. 길이가 짧은 편이다.
시행후 1개월뒤 크라운이 탈락하여 근처 치과에서 다시 붙이셨다.
#37 distal부위의 잇몸 두께를 보면 상당히 두꺼워 보인다. 이런 부분들을 치은절제술 하고 치관의 길이를 늘렸으면 되는데, 원내생이라 그런걸 신경쓸 여력도 없었다.

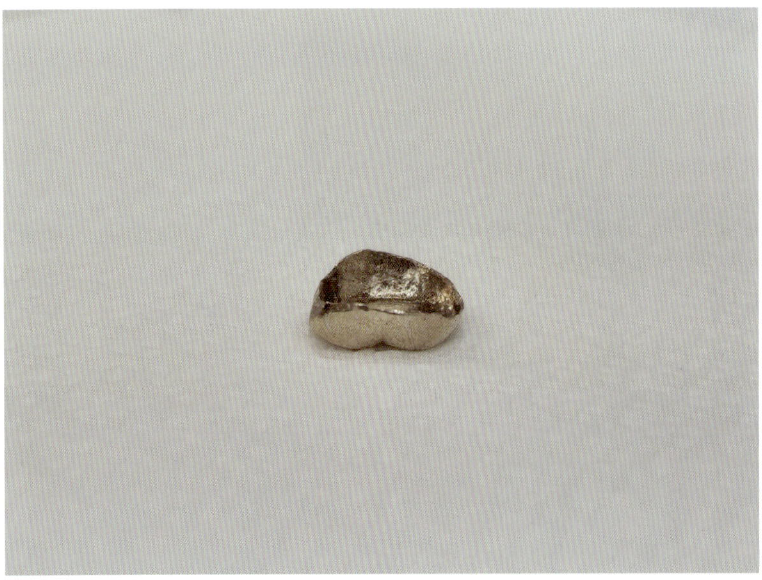

타원의 gold crown이 탈락해온 케이스.
이런 짧은 crown은 붙일 때 '빡세게' 붙이고,
몇시간동안 아무것도 안씹어야 '겨우' 탈락하지 않고 유지된다.

크라운의 T/S(Temporary setting)

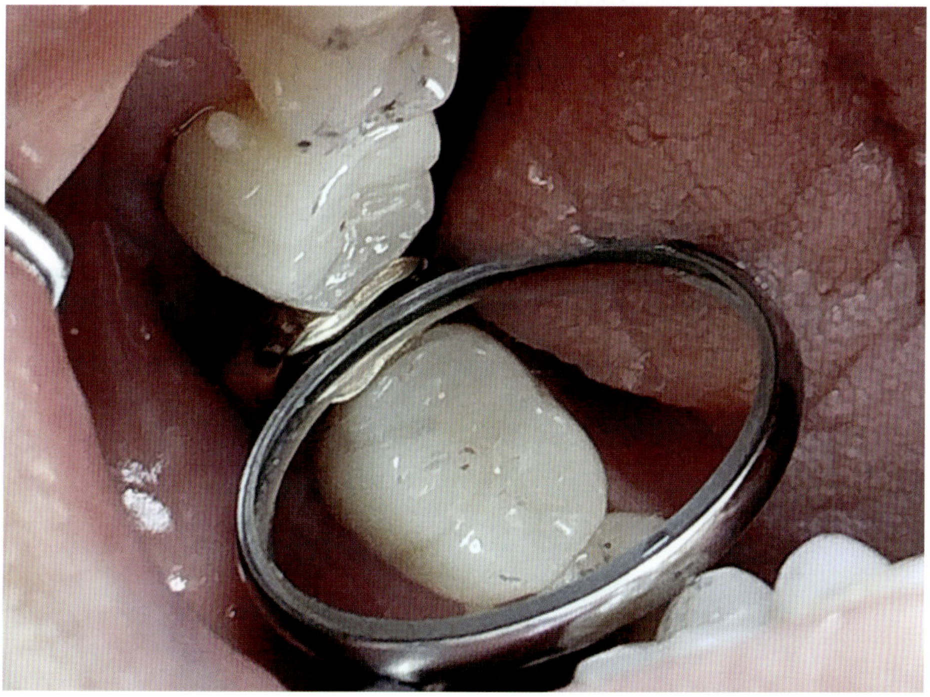

한번에 Final setting을 하지 않고, temporary setting을 하는이유는 '경과관찰'을 하기 위함이다.
무엇을 경과관찰 하느냐면, 일단 엔도가 끝난 후 다시 통증이 발생하여 re-endo에 들어가야 하는지, 그리고 크라운을 사용해보면서 치간에 음식이 끼거나 높이 등에서 불편한 점이 있는지이다.
크라운의 색깔이며, 마진의 위치이며, 그런 요소도 중요하긴 하지만 그건 전치부에서 두드러진다.

T/S 후 엔도적 통증이 발생하면 크라운을 ejecting하고 다시 구멍을 뚫어 re-endo를 할 수 있고(만일 zirconia crown을 F/S하였다면 그것을 뜯기는 시간적, 물리적 에너지가 엄청나게 소요된다), 음식이 많이 껴서 불편하면 크라운을 re-make할 수 있다.

자칫 T/S가 단순히 교합조정을 하는 것으로 보일 수도 있는데, 그렇지는 않다.
크라운의 마진이 프렙된 마진하고 맞아야하며, 인상채득이 불량했다든가 기공이 불량했다든가 하여 마진이 안맞을시 leakage로 인해 cement가 washout되고 2차우식이 일어날 수 있다.
또한 크라운이 끝까지 제대로 들어갔는지, 인접면에서 중간에 걸려서 안들어가지는 않는지 확인해야 하며, 크라운과 인접치 사이에 치실이 어느정도 저항감으로 들어가는지 확인한다.
인접면 contact이 너무 loose하면 높은확률로 foodpacking이 될 확률이 있다.
특히 옆 치아가 동요도가 있는 경우에는 더 그러하다.

일단 치아가 crown prep이 되면, 인접면이 잘려서 소실되어있고, 임시치아를 씌우기는 하지만, 컨택이 안 일어나게 되있는 경우도 있고 임시치아가 빠져버린 경우도 있다.
그럴때는 공간을 폐쇄하는 쪽으로 치아들이 움직이기 때문에, 추후 crown을 시적할 때 contact이 tight하거나, 인접면에 한번 걸려서 시적이 안되는 경우가 많다.

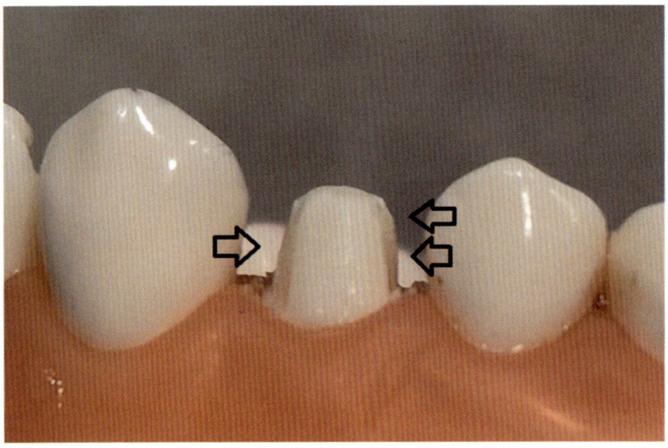

crown prep된 치아 주위로
공간폐쇄가 일어나는 모식도

이러한 경우에는 M-D중 어느쪽 인접면이 걸리는것인지는 치실또는 교합지로 확인할 수 있으며, 필자는 교합지를 컨택부위에 넣어서 인접면을 조금씩 조정(삭제)해가며 맞추고 있다. 다만 이 과정에서 교합지를 위치시키기가 너무 고되어, 다른 방법도 찾아보는 중이다.

교합지를 물릴 때 가장 중요한 점은 치아를 건조시키는 것이다.
스텝도 그렇고 치과의사도 그렇고 치아를 air로 대충 불면, 여전히 치아는 미끌거리는 상태이고, 특히 zirconia crown의 경우 좀 더 미끌거린다.
확실히 건조를 하고, 교합지도 뚫려있는 것을 계속 쓰지 말고 제때제때 갈아줘야 교합점이 찍히게 된다. 이런 이유로 인하여, 교합지를 물릴때마다 교합점이 찍히는 양상이 '확연하게' 차이나는 경우를 너무나도 많이 보았다.
심지어 교합점이 아예 안찍혀서 '크라운이 안물리나?' 라고 생각하였다가, 제대로 교합지를 물렸을때는 교합이 높은점 3개가 도드라지게 찍힌 적도 있다.
우리가 원내생에서 어시를 설때는 교합지를 매번 안갈면 큰일날 것같은 분위기였지 않은가?

교합조정을 할 때에는 모든 교합점을 다 삭제하면 안된다.
너무 많이 삭제하여 추후에 교합이 되지않고 대합치와 뜰 경우, 일부 환자는 즉시 치아가 안물리는 것을 느끼며, 추후에 '음식이 씹히지가 않는다', '껌을 씹을 때 껌이 치아에 그냥 붙어있다' 등의 증상을 호소한다.
교합이 under가 될 때는 크라운을 re-make해야한다.

<교합조정>

해당치아가 교합이 낮으면 교합점이 안찍힐 것이다.
그러나 교합지를 물릴 때, 교합지는 넓고 인접치아들에서는 교합지가 물리기 때문에, 교합지를 당겨도 빠지지않고 마치 잘 물리는 것처럼 보일 수 있다. 반대쪽에 교합지를 물려도 교합지는 잘 물릴 것이다.

해당치아가 교합이 높으면 교합점이 과도하게 찍히고, 이때 교합점이 찍히는 모양은 마치 '부엉이 눈'과 같다. 이것으로 높은 부위와 일반적인 부위를 구분할 수 있다.
교합지를 물리고 당겨보면 전혀 빠지지 않고, 교합지가 뚫릴 듯하게 '콱' 물려져 있다.

반대쪽에 교합지를 물리면 그 부위는 교합이 되지 않기 때문에 교합점도 잘 찍히지 않고, 당겼을 때 쉽게 빠질 것이다.

단순히 치아에 빨간색, 파란색이 짙게 묻어있다고 해서 그것이 교합이 많이 닿거나 높은점을 의미하는 것이 아니다. 교합지는 스치기만해도 어떤 '영역'으로 색깔을 남긴다.
정말 교합이 높은 부위는 뭔가 '콱 씹힌것처럼' 도드라지게 보이는 특징이 있다. 이 점이 가장 중요하다. 이것을 보는 눈을 천천히 키워가는게 좋다. 필자도 여기에 대해 아직 배워야 할게 많다.

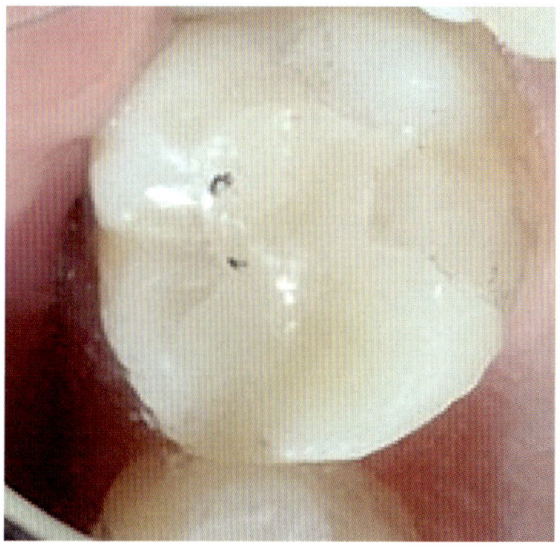
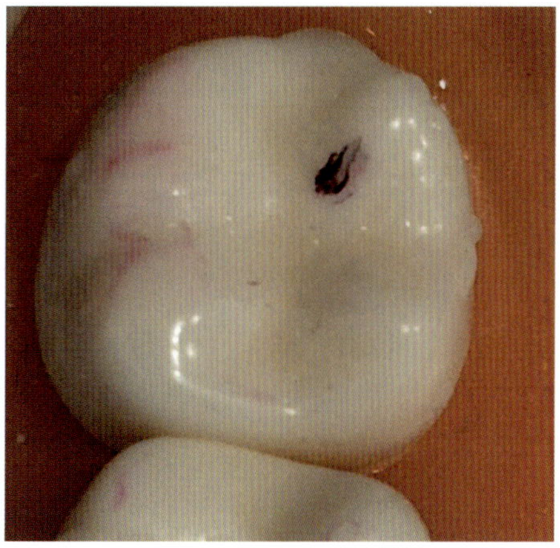

(좌)사진에 명확치는 않으나, 위쪽점은 교합점이 뭔가 테두리가 져있다. 이런 점이 높은 교합점이다.
(우)마찬가지로 모형상의 높은 교합점이다.

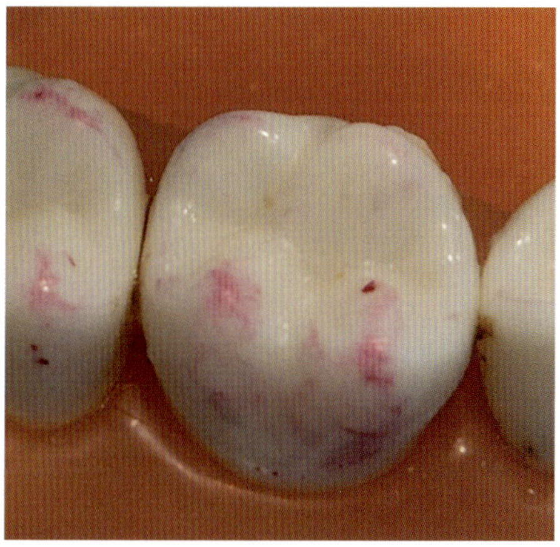

이렇게 교합지가 스치면서 '영역'으로 묻어나온 색깔은 별로 중요하지 않다.

교합이 높을 때(조기접촉)는 대부분의 환자가 알아차리며, 소아의 경우는 민감하게 인지하지 못하여 괜찮다고 하는 경우가 많으나, 교합지를 물려보면 선명하게 높은 점이 찍힐 경우가 많다.
교합을 체크할때는 교합지를 해당치아만 물리지 말고, 인접치도 물리고 반대쪽도 물리는 것이 좋다.
그렇게 전반적인 교합상태를 확인해야지, 해당치아 1개만 확인하면 특히 노인들의 경우에는 곤란해질 수가 있다.
노인들의 경우 구치부가 몇개 안남아있고, 전치부가 교합이 세게 되면서 동시에 마모된 경우가 많다.
이때, 구치부 쪽에 동시에 여러 크라운이나 브릿지를 시공할 때, 높은 교합점이 찍혀도 삭제에 신중해야한다. 왜냐면 그 교합점을 삭제했다가는 전체적 교합의 vertical stop이 사라져 전치부쪽에서 더 과하게 교합되는 경우가 있기 때문이다. 이런 경우는 상당한 환자가 심한 이질감을 호소하게 된다.

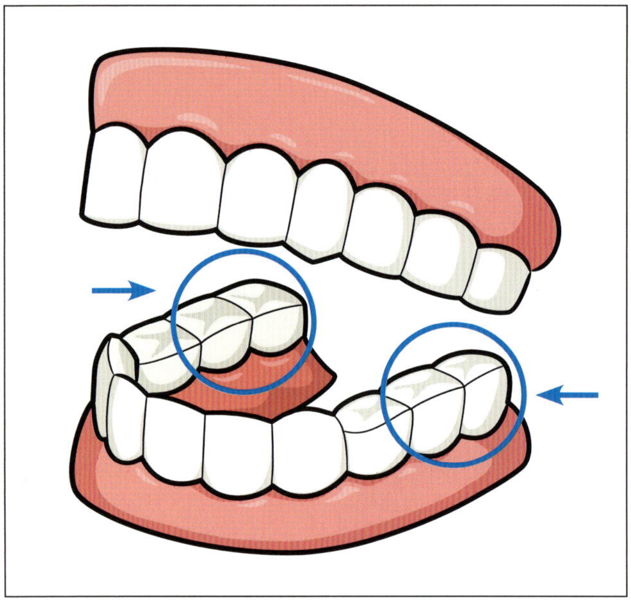

구치부가 심하게 마모되어 전치부도 세게 물리고있던 노인 환자에서, 양측의 구치부가 몇 개 안남은 상태의 모식도
화살표처럼 구치부가 몇 개 없을 때, 양쪽 구치부 브릿지를 동시에 시공할때는 높은 교합점삭제에 매우 신중해야한다.
높아 보이는 교합점도 그곳이 교합고경을 유지하고 있는 'vertical stop'일 수가 있다.
그 점을 삭제해버리는 순간 전치부에서 vertical stop이 생기면서 전치부가 더 세게 물릴 수가 있다.

#초심자 전투력 상승 키트 14

크라운프렙

교합면을치고 프렙을시작하기(단, 너무 많이 치면 안됨)
Bur를 세워서 측면을 깎기
처음에는 마진을 만드려하지않고, 거친bur(파랑, 초록등)로 치경부언더컷만 제거하면서 깎기
Buccal, lingual면을 삭제하면서 좌우 인접면근처로 최대한 연장하기
인접면을 분리할때는 뾰족한 bur의 끝단이 어디쯤에 위치하는지에 집중하기
모든치아의 원심설측은 보면서 깎는게 거의 불가능하므로, 각진부분을 없앤다는 마음으로 supra-gingival로 많이다듬기
매끈한 bur를 사용하여 margin부여하기
대합치와의 공간은 왁스바이트를 물려 눈으로 확인하기

크라운 T/S

bite검사를 시행하여 엔도 후 치아 상태를 확인한다.(타진은 하지 말것. 너무 세서 비추천함)
치아의 margin과 크라운의 margin이 뜨는지 확인한다.
크라운이 치아에 완전히 안착되는지 확인한다. 인접면에서 걸릴 경우 인접면을 조정한다.
교합조정을 시행하는데, 도드라지는 높은 교합점 위주로 삭제한다.
좌/우 양쪽악에서 교합지가 물려서 안빠지는지 확인한다.
교합이 under가 되는것보단 over가 되는게 낫다. 많이 삭제하지 말라.

이것도 많다! 최소로 줄여보자

프렙할때는 교합면을 많이 치고 시작해라
거친버로 1차프렙: 마진 만들지말고 B,L언더컷부터 제거해라(인접면근처까지 쭉 연장하여)
뾰족버로 인접면을 분리해라
매끈한버로 2차프렙: 치아를 쭉~ 둘러가며 마진을 부여해라
T/S할때는 bite검사해보고, margin적합성 확인하고, 높은 교합점 위주로 조정해 준다

신규 내원한 환자를 대상으로, 당일 '치주소파술'을 청구할 수는 없다.
스케일링을 한 후에 시행해야 보험적용이 되는것은 보험청구계열에 있어 상식이라고 할 수 있다. 그러나 보험관련 상식이 없거나 공부가 안되었다면 이를 모를 수 있다.
또한 우리가 환자에게 치근활택을 시행할 때, 즉, 큐렛의 날로 치면을 긁을 때는 치근활택뿐만아니라 열구내 치태의 제거, 염증치주 일부의 소파가 동시에 일어나기 마련이다. 그러므로 치근활택과 치주소파는 완전히 분리되어 있는것은 아니다. 보통 임상에서 치주소파술(큐레티지)을 시행할때는, 좌, 우, 그리고 전치부로 나누어 시행한다.

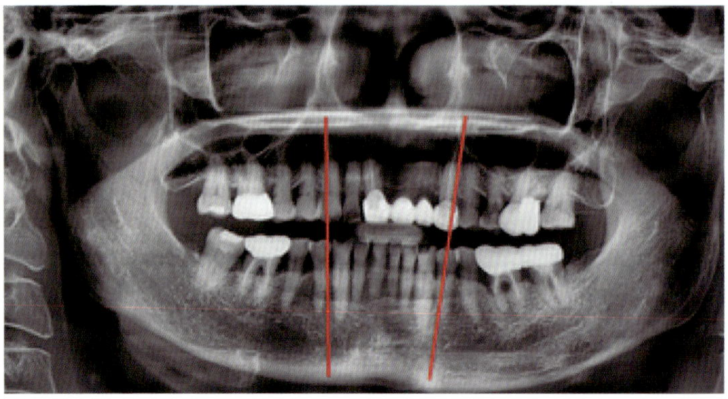

그렇게 8개 치아, 32개 가량의 치면을 혼신을 다하여 치료하고 술자의 손목을 혹사시키며, 치주염의 불씨를 일단 제압함에도 불구하고, 끝나고나면 본인부담금이 2만원정도로 책정되는, 스케일링보다 저렴한 희한한 수가를 가진 술식이기도 하다.

그럼 큐레티지는 누구한테 어떤 상태일 때 시행하는가?
큐레티지는 보통은 잇몸이 안좋은 어르신들께 시행하는것이 좋으나,
'잇몸이 안좋다'는 것이 어떤것인가에 대해 인식이 바로 서있어야 바른 진단을 내릴 수 있다.

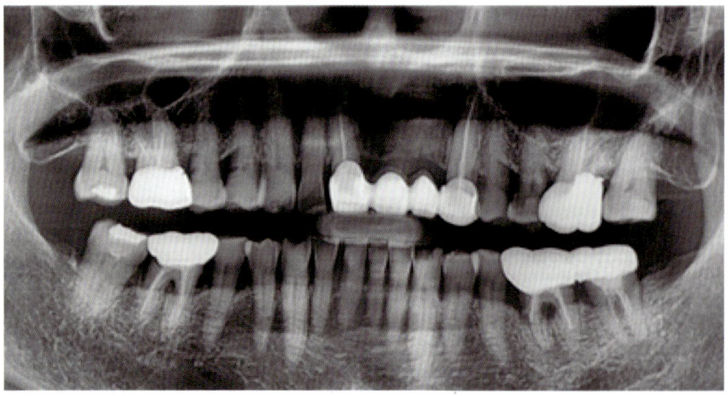

이 환자는 프루빙시 ppd가 전체적으로 5이상 나온곳이 많았으며, 치조골과 잇몸높이의 차이가 많이 났었다. 큐레티지를 시행하기에 적절해 보이며, 실제로 시행했을 때 별 무리없이 치은열구 내로 기구접근이 가능하여 염증조직이 많이 소파되었으며, 열구내 치태도 상당량 제거되었다.

잇몸이 안좋을때는 '씹을때 아파요' '양치할때 피가나요'등의 표현이 많으며, 육안검진시 잇몸의 발적 및 부음, 프루빙(사실 프루빙이 아니고 치실이나 익스플로러만 치은열구에 갖다대도)시 높은 ppd와

bop가 나타난다. 프루빙은 정말 정석적인 치주검사방법이기는하나, 간혹 일부 여성환자들은 프루빙시 극심한 통증을 호소하며 이는 환자-의사간 관계를 해칠수도 있으므로 주의하여 시행하여야 한다.
단지 치조골이 소실되었고 높이가 낮다고 해서 큐레티지가 필요한 것은 아니다.

초심자는 파노라마를 보고 치조골의 높이가 낮다고 해서 단순히 잇몸이 안좋다고 생각하여 큐레티지를 권고할 수 있으나, 이는 ppd와 염증증세를 확인하고 해야할 일로서, 잇몸뼈가 낮아도 ppd는 높지않고 이미 큐레티지를 시행하고 얼마 안된 상태일 수도 있어 진단에 주의를 요한다.

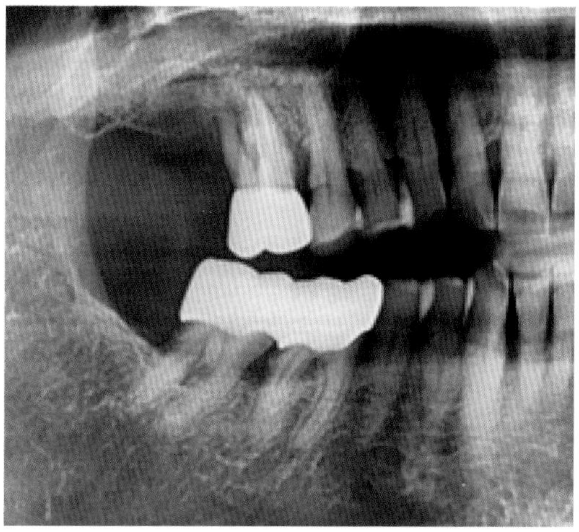

이 사진에서, #16치아의 상태는 어떠한가? 꼭 발치해야하는가?
꼭 큐레티지가 필요한가?
육안 확인시, #16치아의 distal부위는 치은도 거의 apical까지 내려가 있었다.
ppd는 높지않았고, 탐침시 출혈도 안나타났다. 씹을 때 아픈 증상도 없었다.

특히 30~40대초반 여성들은 임신과 출산 및 생리현상에 의해 치은염 증세가 자주 호발하며, 이는 본인의 치간칫솔이나 치실사용, 양치질의 완성도와는 약간은 별개의 문제라고 생각된다.
또한 그 나이대의 여성들은 ppd가 많이 높지않아도 치주통증을 자주 호소하며, 이에 대해서는 단순하게 스케일링을 시행할것인지 스케일링후에 큐레티지까지 시행할것인지에 대해서는 주의가 필요하다.
왜냐하면, 큐레티지 시행시 ppd가 별로 높지않은 경우, 정상조직이 많이 손상되어 시술 후 큰 통증을 호소하고(약도 안듣는다고들 한다) 시술이 잘못된것이 아닌지 컴플레인이 호발하기 때문이다.

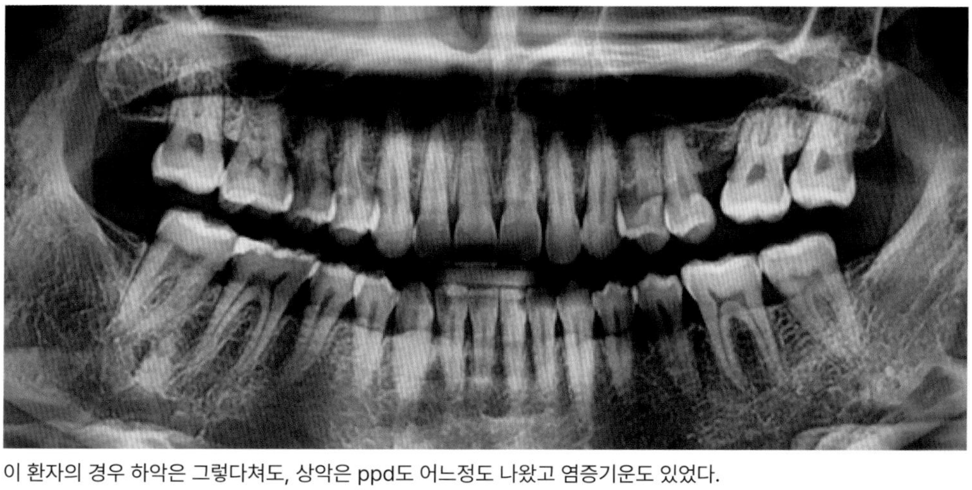

이 환자의 경우 하악은 그렇다쳐도, 상악은 ppd도 어느정도 나왔고 염증기운도 있었다.
큐레티지를 시행하고 약 2주뒤에 다시 내원하였는데, 15일동안 계속 씹지도 못하고 아팠다고 했다.
이번에는 약을 오래 처방해 줬으면 좋겠다고 하였다.

따라서 이들에게 치주소파술을 시행할것인지에 대해서는 한번더 고심해야하며, 왠만하면 스케일링만으로도 통증이 해결된다. 그러나 그래도 해결이 안되는 부위는 큐레티지가 필요하며, 그러한 치료의 시퀀스는 앞서 언급했듯이 이미 보험청구상에 반영되어 있다.
이 부분에 있어서는 매우 미묘한 차이로 컴플레인이 발생할 수 있다. 만약, '스케일링후에도 잇몸통증이 남아있으면 내원하십시오' 라든가, '스케일링후에 follow-up체크를 위해 내원하십시오' 라고 하면 문제가 안되지만, '스케일링만 하면 해결될겁니다' 라고 한뒤 추후에 아무 내원에 대한 언급이 없으면, 일부 여성환자의 경우는 자발적으로 재-내원을 하여 치료를 받는것이 아니라, '저 치과는 엉터리네' 또는 '저 치과는 대충하네'라는 인식을 가지고 다른 치과로 내원하는 사례도 있다.

초심자는 당장의 환자를 진단내리고 하는데에 급급할 수 있기 때문에, follow-up에 대해서는 상당히 신경쓰기 힘들 수 밖에 없으므로, 이를 주의하도록 해야한다. 일반적으로 치주소파술 시행시, ppd가 높고, 큐렛을 삽입할때 저항감이 적은 염증부위에 시행했을 경우, 치은열구 안쪽으로 기구접근도 쉽고 술후 큰 통증이나 후유증도 발생하지 않는 경향을 보였다. 통증도 몇일이면 금방 호전되고 평소보다 잇몸이 좋아졌다고 환자도 느꼈다.

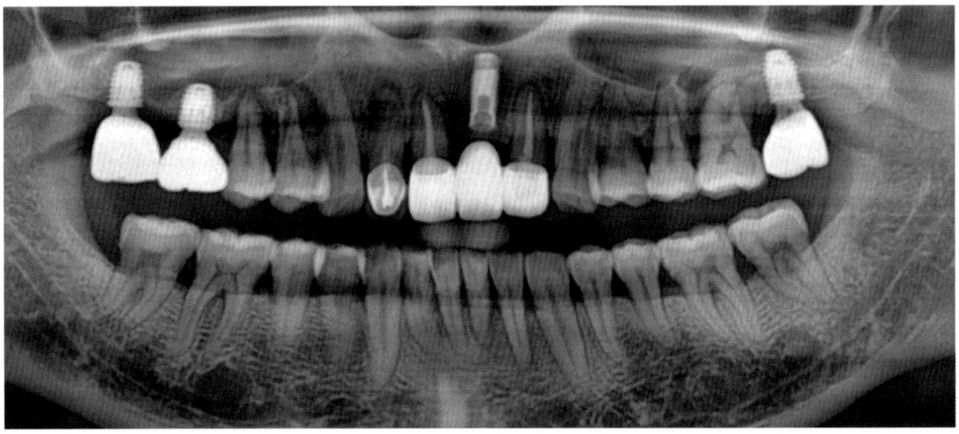

이 환자의 상악치아의 경우 일부는 발치가 필요하며, 거의 대부분 심하게 치주염에 이환된 것을 볼 수 있다.
육안검진시 잇몸높이는 거의 cej근처까지 있었으며, ppd는 잴 수도 없을 정도로 상당히 높은 부위가 많았다.
큐레티지시 큰 힘을 가하지 않고도 엄청난 양의 염증치은이소파되었다. 다음 내원시 그동안 엄청나게 아팠겠거니 생각해서 물어보니, 환자는 치료 당일만 아팠으며, 지금은 잇몸이 더 좋아진 것 같다고 하였다.

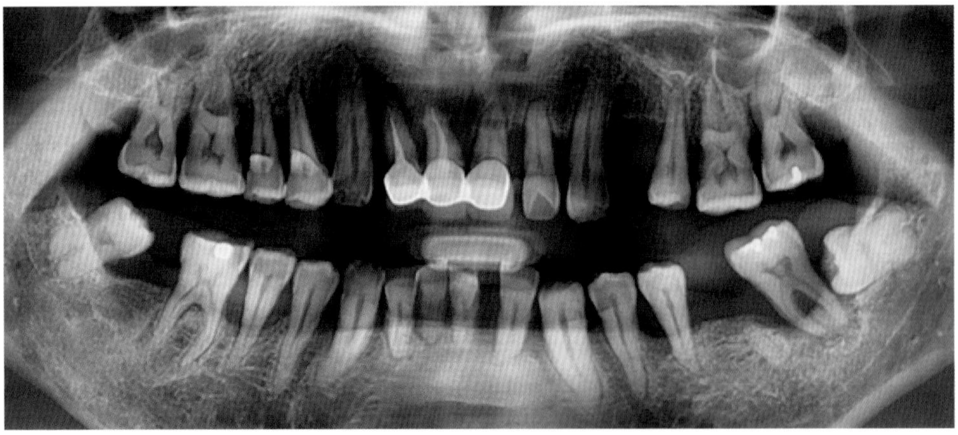

이 환자의 전체적 치아 상태를 볼 때, 큐레티지를 하면 오히려 더 증상이 악화될 수 있어보인다. 이렇게 치주염이 심한경우에는 큐레티지 후에 오히려 흔들리는 치아가 더 늘어나고, 통증이 매우 심화될 수 있다. 정말 길고 충분한 설명, 그리고 그에 대한 환자의 이해없이는 큐레티지를 시행하지 않는 것이 좋다.

다만 첫장에서도 말했듯이, 치주염이 심하여 동요도가 있고 치조골이 매우 조금 남았을때, 치아의 예후가 좋지않다는 충분한 설명없이는 굉장히 큰 컴플레인에 휘말릴 수 있다. 시술 후 치아가 더 흔들리고 통증이 심해졌다는 비극적이고도 당연한 컴플레인이 호발하게 된다.
필자가 노인분들을 만나고 얘기를 해봐도 종종 많은분들이 잇몸치료라는 것에 대해 굉장한 혐오감과 오해를 갖고있었으며, 잇몸치료를 하고부터 치아가 망가졌고 치과의사가 '돌팔이'라는 얘기를 하는 분들이 꽤 있었다.심지어는 큐레티지할때 '마취하고부터 치아가 이상해졌다' '고개가 너무 많이 흔들려서 이상해졌다' '치아에 물이 들어가서 이상해졌다' 라는 극히 이해할수 없는 주관적 추정을 하는 사례도 있었고, 여러 저명한 치과병원의 문앞에서 레지던트의 이름을 거론하며 피켓시위를 하는 노인분들도 많이 보았다.
그러므로 이런 경우에 시술을 할것인지에 대해 한번더 고심해야하고, 될수있으면 치주과나 대학병원에서 정확한 진단과 설명, 그리고 flap operation술식 등을 위해 refer하는것이 좋다.

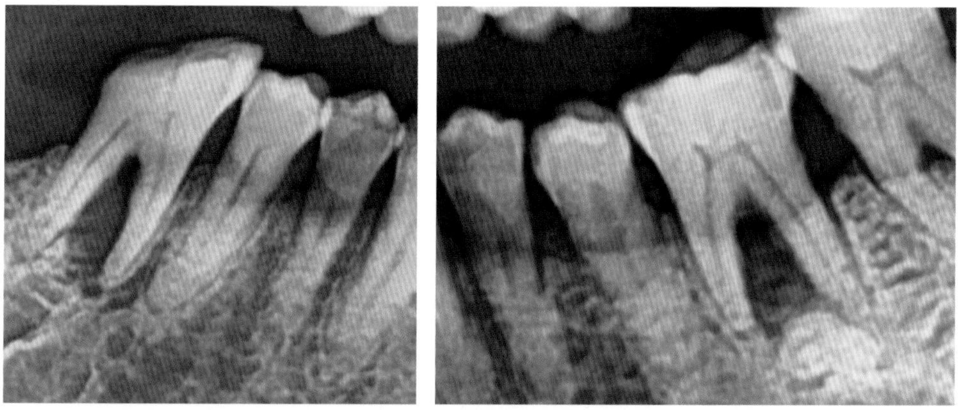

이 치아들의 경우는 현재 동요도도 없고, 통증도 없는상태이다. 그러나 mesial쪽의 치조골이 뿌리 끝까지 소실되어 보인다. 이 경우 큐레티지를 왜 시행해야 하는가? mesial치조골의 끝까지 기구가 도달 할 수 있겠는가? 술후에 동요도가 더 안늘어나고, 통증이 안생기게할 자신이 있는가? 그리고 치아를 더 오래쓰게 할 수 있는가?

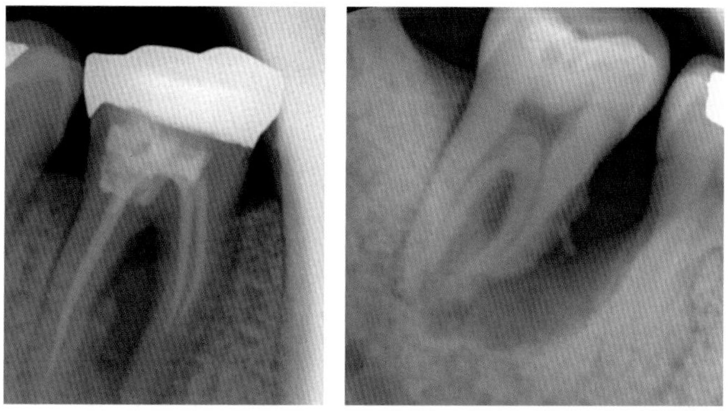

(좌측사진)이 치아의 경우에는 동요도가 없고, 통증도 없었으며,
환자도 멀쩡한 치아라고 생각하고 있었다.
그러나 육안검진시 협측부위에 약간의 pus가 나오는 fistula가 있었다.
이 경우는 어떻게 처치할 것인가? 큐레티지를 시행할것인가?
시행하고 염증 증세가 오히려 더 촉발되면 어떻게 할 것인가?
(우측사진)이 치아의 경우도 동요도가 없고, 통증도 없었으며,
단지 음식이 조금 끼는 불편함이 있었다고 한다.
육안검진시에도 겉으로는 별다른 이상이 없어 보였다.
이 치아에 큐레티지를 시행하면, 전보다 더 나아지게 할 수 있는가?
치아의 수명을 더 늘릴 수 있는가?

큐레티지 후에 일어나는 일반적인 후유증으로는, 치은퇴축으로 인해 시린증상이 많이 나타날 수 있고, 또한 치은퇴축으로인한 food-packing, 그로인한 우식발생위험은 더 커질 수 있다.
환자들은 '잇몸 사이 공간이 커지고', '치아가 길쭉해진다' 라고 느낀다.
이에 대한 충분한 설명없이는, 대부분의 환자들이 '잇몸치료'를 받는다고 하면 치은을 더 위로 차오르게 하는 술식으로 당연스레 오해하게 되므로, 설명은 필수적이다.
너무나도 환자와 치과의사의 인식이 다르고, 오해하기 쉬운 영역이다.

개인적으로 큐레티지 술식에서 사용하는 방법은 다음과 같다.

마취를 할 때, 치간유두마취를 하면 그게 제대로 치은열구심부까지 마취가될지도 의심스럽고 환자도 너무 아프고 술자도 시린지를 너무 세게 쏴야하므로 너무 힘들다. 가장 두드러지는 것은, 마취가 잘 안된다는 점이다.

필자는 그냥 전정마취를 전체적으로 한다음에, 마취가 어느정도 퍼지고 난후 치주인대마취를 부분부분 시행하는 편이다. 그게 더 broad함과 specific한 면을 동시에 갖춘 방법이라고 생각된다.(그러나 정석적으로는 치간유두마취가 추천되는 것 같다. 그래도 필자는 그렇게 하지 않는다. 그렇게 하면 마취만 10분이 걸리고 마취도 제대로 되지 않는다.)

Gracey큐렛 11-12번, 13-14번 두 종류를 사용하면 거의 모든 치면에 닿을수있고, 15-16번은 개인적으로는 너무 꼬부라져있어서, 그런 치면이 있는사람도 잘 없고, 필자는 잘 사용하지않는다. furcation부위에 사용한다고 하면 또 모르겠다. 모든 큐렛이 다 같은 사이즈는 아니다.

보다 정밀하거나 굴곡이 다른부위에 사용하기위해 mini-five, after-five 라는 큐렛종류도 있다.(이름은 좀 생소할지도 모르나, 그냥 그렇게 명명이 되어있는걸 어찌할 방법은없다. 5mm이상의 깊은포켓에도 잘 들어간다고하여 'five'가 붙어있다. 'mini'는 더 작은버전이다)

그냥 보통의 gracey-curette으로 치근활택을 하다보면 가끔 날이 치면깊숙한 곳에 잘 안닿거나, furcation부위를 잘 못 긁는 느낌을 받을것이다.

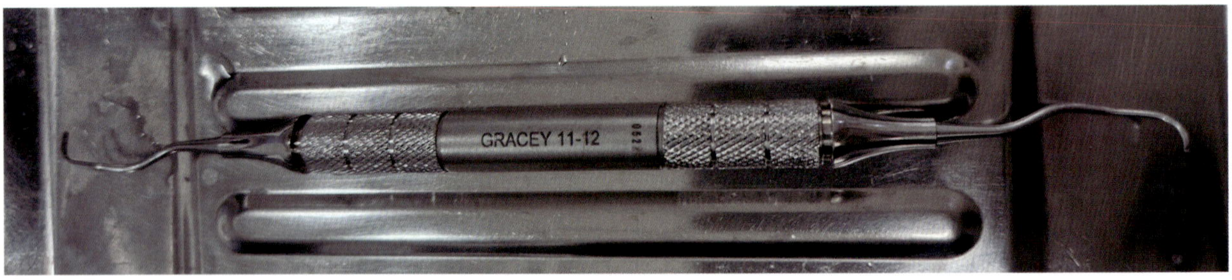

기초적인 큐렛 적합 방법은 모형상에다가 몇번 적합시키면 금방 알수있다.

그러나 힘조절을 하는것은 구내에서 해봐야 알수 있는데, 이 힘조절이 잘 안되어 구내에서 초심자가 하는 실수가 있다. 치은열구에서 위아래로 왔다갔다하는 모션을 하다가, 치면에 침이 묻어있을때 큐렛의 날이 미끄러져서 협측 잇몸어딘가에 콱 찍힐수가 있다.

이렇게 찍힐때마다 우리가 아프타성구내염이 났을때 처럼 그렇게 궤양이 생겨버리는 것이다.

치면을 교합면방향으로 훑어올릴때는 그런일이 생기지않는다. 한번 훑어올린다음에 다시 치은열구에 집어넣으려고 하방으로 가는 동작을할때, 그때가 큐렛의 날이 치면에서 확 미끄러지며 일탈하여 치은부위를 찍는 순간이다.

큐렛을 위아래로 잘게잘게 흔들면서 큐레티지하면 이런일이 더 잘 생기게 된다.

요즘은 한번 이렇게 될 경우, '잇몸치료하다가 잇몸이 파였어요' 하면서 다음 반대악 치료날에 내원하지 않기도 한다.

치면이 미끌거리지않게 침이 제거되어있어야하고, 큐렛의 날도 치면에 딱 붙어서 다녀야하는데, 설측을 큐레티지할때나 원심쪽의 치아를 큐레티지할때 날이 치면에 딱 붙어서 움직이는 그 '각'을 제대로 내려면 팔도 많이 꺾어야하고 환자의 고개도 제때제때 맞게 돌려줘야한다.

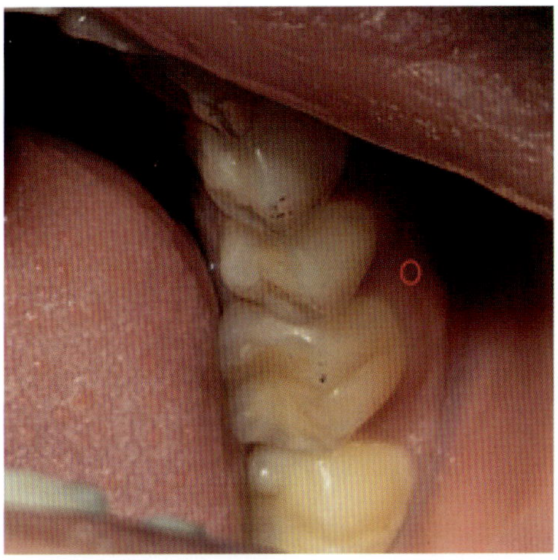

큐렛이 미끄러져서 빨간색 동그라미 같은 부위에 콱 박혀버릴 수가 있다.
만약 그렇게 된다면 소독을 잘하고, 연고를 도포해준다.

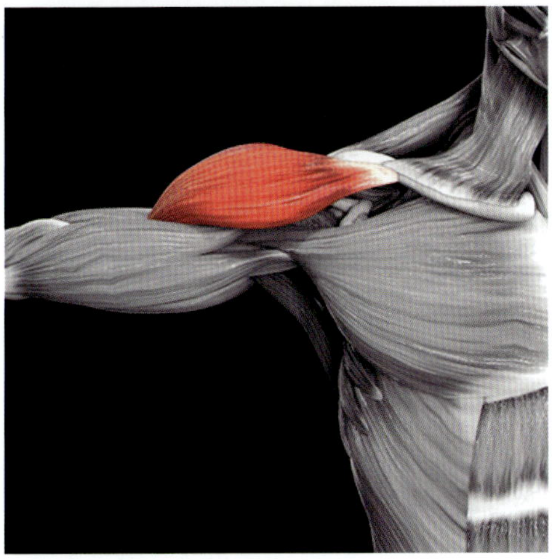

내 팔이라는 '대근육'의 힘이 큐렛을 쥐고 있는 손가락이라는 '소근육'과 이어지며, 큐렛의 끝단이라는 '미세부위' 까지 전해지며 정밀히 컨트롤되야하기에, 이는 근육적인, 운동적인 면이 단련되어야하는 영역일 것이다.
이걸 앉아서 진료하려면 몇 가지 문제가 있는데, 내 오른팔을 환자의 가슴팍에 올려둘 수도 없고, 오른 팔꿈치를 환자에게 안 닿게 계속 들어 올리고 큐렛을 긁어야 해서 어깨 삼각근 버티기 운동을 하는 것마냥 여간 힘이 드는 게 아니다.
(헬스를 좋아한다면 이렇게 해라)

이렇기 때문에 필자는 거즈로 자주자주 치면을 건조시키며, 애초에 체어를 위로 끝까지 올려서 서서 수술자세로 진료한다. 그게 훨씬 안정적이고 실수가 없고 편한것 같다.

술식을 마친후에는 반드시 과산화수소수, 베타딘등으로 잇몸을 소독해주고 항생제가 포함된 처방을 내려야하며, 그렇지 않을시 술식이 오히려 감염의 불씨를 지피는 꼴이되어 한 몇일뒤에 잇몸에서는 고름이 나오고, 치아는 흔들리고, 환자는 불신에 가득차서 치과를 찾아오게 될 것이다.

애초에 면역력 및 연조직 회복력이 떨어지는 여성들도 가끔 있다. 술후 소독을 하여도 후에 치주적으로 감염증세를 보일 수 있으며, 이분들은 술후 클로르헥시딘 가글소독제까지 처방하는것이 좋을 것이다.

이렇게 경우에 따라 리스크가 큰 치료이긴 하지만 너무 걱정할 필요는 없다.
필자는 원내생때 외래교수님께서 해주시는 큐레티지를 받았었는데, 큐렛의 날이 내 치아의 치경부에 잘 안착되며 긁어갈때 그 좋은 느낌을 잊지 못한다.
정말로 시원하고 상쾌하며 간지러운곳을 긁어주는것처럼 기분이 좋아지기까지 했다.
앞서 한 얘기들에 너무 주눅들지 말고, 누군가 당신의 정교한 손놀림에 큰 감동을 얻고 갈 것이므로, 자부심있게 진료하시면 좋겠다.
이것은 정말로 내 손 그 자체로 환자를 치료하는 것이다. 낮은 수가로. 얼마나 의사다운가?

#초심자 전투력 상승 키트 15

- 큐레티지를 진단내릴때는 ppd와 bop확인하기
- 치조골이 거의 소실된 예후가 불량한 치아는,
  애초에 예후가 안좋음을 고지하고, 환자분께서 인지가 안될시
  시행하지 않는다.
- 술후 치은퇴축과 시린증상이 생긴다고 고지하기
- 최소 전정마취는 하고 시작하기(아무 마취도 안하면 안된다)
- 큐렛을 조작할때는 살살하기 - 치은열구에서 피가나는
  그 자체로도 의미가 있다
- 술식 끝날때 h2o2, betadine소독하기
- 술후 약처방하기

Extraction (전신병력조사포함)

우리가 할 수 있는 일반진료 중에서, 발치가 유독 특이한 것은 가장 침습적인 술식이라는 것이다. 치아 섹셔닝 및 주변골의 삭제, 경우에 따라 플랩을 열어야하고, 골삭제를 하거나 치아를 꺼낼 때는 막대한 출혈이 일어남과 동시에 세균이 혈행으로 유입될수있는 리스크가 존재한다.

단순히 '난발치가 어렵다' '매복사랑니 발치가 어렵다'라는 사실 이전에, 환자의 병력을 조사하고 현재 감염의 심도를 평가하고 술후 약처방을 알맞게 잘 하는 것이 가장 중요하다.
다시 말해, 발치 환자 내원시 그 치료의 처음(상태평가)과 끝(약처방)은 환자의 생명을 좌지우지 할수도 있는 단계이며, 그 중간단계인 '발치' 그 자체는 치아와 치조골, 그리고 가끔 신경관 근방 부위에 국한된 행위이다.

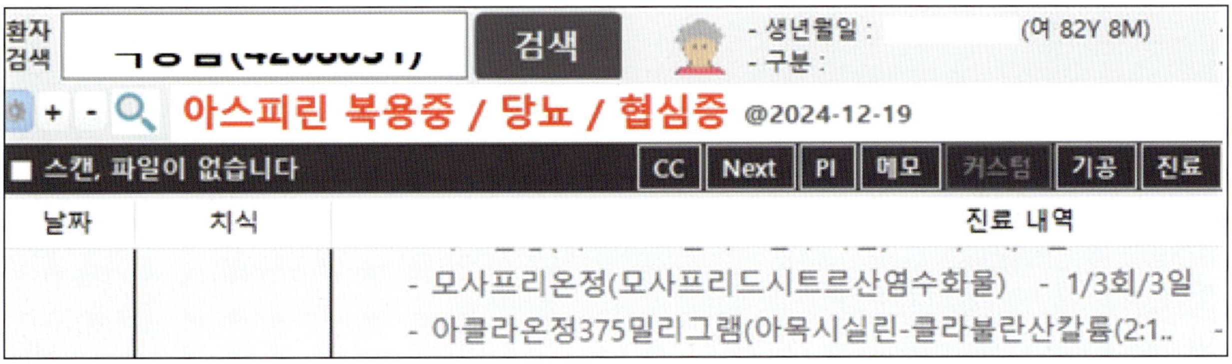

<전신질환>

발치전에는 대표적으로 당뇨, 골다공증약, 감염성질환과 환자의면역상태, 심장질환(허혈성질환,부정맥, 심장판막질환)등이 대표적으로 고려되어야하고 만일 환자가 중증 기저질환 상태에서 술식전이나 후에 항생제처방이없었다면 세균감염, 패혈증으로 인한 사망이 일어날 수 있다.
술식 중 환자가 극심한 스트레스(통증 등)를 받거나 발작이 일어나 vital sign이 급격히 악화될 경우, 119에 연락해야하는 상황이 벌어질 수 있다.
특히, 에피네프린이 함유된 마취제가 혈관내에 자입되어 과량이 혈류로 흘러 들어갈 경우, 중증의 심혈관질환 환자에서는 응급상황이 초래 될 여지가 있다.
초심자의 경우 마취 needle의 자입이 안정적이지 않아서인지 몰라도, 혈관을 많이 찌르는 경향이 있다. 흡인해 보면 피가 딸려오는 경우가 많다.
필자는 마취가 가장 중요하다고 생각한다. 왜냐하면 에피네프린의 혈류 자입 문제도 있고, 통증을 없애는 중대한 문제가 있기 때문이다. 치과치료의 주된 스트레스는 바로 '통증'이 아닐까. 그리고 다가올 통증에 대한 '두려움'이 아닐까 생각한다. 이것을 마취를 잘 하여 해결할 수 있다고 생각한다.

환자가 사망하는 문제는 왠만해서는 대부분의 치과의사가 평생 겪지 않는 문제지만, 신경을 쓰지 않으면 문제상황 '직전'까지는 항상 갈 수 있으며, 신경을 써도 통제가 불가능하게 문제가 발생하기도 한다. 필자가 이전에 출장검진을 나갔을 때, 한 여학생이 의과검진부스에서 채혈 중에 의식을 잃고 쓰러져, 호흡수와 혈압이 계속 떨어지는 사례를 본적이 있다. 이때 뛰어가서 vital sign체크, 기도확보나 cpr같은 뭔가를 해보려고 했는데, 나중에 생각해보니 가장 중요한 것은 119에 바로 연락해야 한다는 것이 었다. 아이러니하게도 자신이 많이 공부를 했고 뭘좀 안다고 생각하는순간 자신의 힘으로 어떻게든 회생시켜보려고, 그럼 환자가 빨리 깨어나지 않을까 하고 지체되는 시간이 있다는 것이다.
위급상황이 일어나면 빨리 119에 연락부터 하고 보라는 충고를 여러분께 드리고 싶다.
거동이 불편한 노인들이 단지 병원에 가기 위하여 119를 부르는 사례도 많은데, 환자의 vital sign이 위협을 받는 쓰러진 상황에서는 당연히 119에 먼저 연락해야한다.

또한 마취 후에 환자가 극심한 쇼크증세를 보이는 경우를 본 적이 있다.
저혈압이 있는 환자였는데, 마취후에 심장이 두근거리고, 머리가 조여오고 하다가 혈압이 60까지 떨어지고 온몸에 힘이 빠지는 증세를 보았다. 마취시 물론 흡인을 하였고 피는 딸려오지 않았었다. 이에 대한 원인은 아직 규명되지 않았고, 저런 상황도 일어날 수 있구나 하는 것을 알게 되었다.

술 후 지혈이 안되는 문제도 있는데, 간수치가 심각하게 안좋거나, 아스피린을 일주일이상 끊지않고 내원했을경우(비록 요즘은 아스피린을 끊지않고 술식을 진행하여, 지혈보다는 허혈성질환관리에 좀더 비중을 두는 분위기도 일부 있지만) 환자는 거의 대부분 다음날까지 입안에 조금씩 피가 새면서 발치와상방에 뭉글뭉글한 피떡이 큼지막하게 져있는 상황을 맞이할 수 있다. 그러나 이는 자주 볼 수 있는 상황으로서, 후속조치가 이뤄지면 크게 심각한 상태는 아니다.
스케일링만 했는데 전악에서 몇일동안 피가 새어나오는 환자도 본적이 있다. 환자는 응급실을 다녀왔다고 했는데, 응급실에서 다음날에 치과에 가보라고 해서 온 것이다. 확인해보니 치은열구에서 계속 피가 스며나오고 있었다. 환자는 치과에서 뭔가 '잘못건드린게 아니냐'는 질문을 계속했고(의료진이 보기엔 잘못 건드릴만한 구조자체가 없지만, 환자들은 이런표현을 많이쓴다) 환자를 안심시키고 지혈하고 보내기까지 약 1시간가량을 함께 하였다.

필자의 다른 에피소드 중,
분명히 아무 병력이 없는 건강한 젊은 남성 환자였고, 발치도 빨리 끝났고 별 문제가 없었는데 다음날 피가 안 멈춘다고 오는 환자가 있었다.
혹시 병력조사를 잘못한 것인지 의심되어 환자에게 다시 물어봤을때, 알고보니 환자가 '발치전 안내 문자'를 잘못 읽고, '다른 진통제를 미리 복용하고 오면 좋다'고 했는데 아스피린을(그게 집에 어떻게 있었는지도 모른다)복용하고 온 경우였다.

발치 후에 그냥 거즈만 물리는것보다 더 좋은 방법은, 술 후 손가락을 이용한 발치와의 압접, 그리고 출혈정도가 너무 심하면 술자가 직접 압박지혈을 해본다든지 하고, 셀라인에 적신 멸균거즈를 물리는것이 좋다. 거즈를 물릴때는 환자가 제대로 물고 있는지, 거즈가 발치와를 압박하고 있는지 재차 확인할 필요가 있다. 거즈를 한 장만 대충 물리면 발치와에 압박이 전혀 안되기 때문이다.

그리고 지혈이 잘 되기위한 주의사항까지 설명하는 노력이 필요하다.

다시 본론으로 돌아가, 발치후에는 골과 연조직의 회복(힐링)문제도 있다.
골다공증약을 4년이상 복용한 환자나 비스포네이트가 함유된 항암치료 이력이 있는 환자는 mronj발병가능성이 '특히' 높다. 1달 골다공증약을 복용한 사람과는 다르다.
그런데 골다공증약을 몇 개월 끊고 온다고 해서, 그 효과가 완전히 사라지는 것은 아니고, 약종류에 따라 영구적으로 효과가 지속되는 약도 있다. 이 경우는 환자에게 가능성에 대해 설명하고 동의서를 받고 진행하면 된다.

그러면, 약을 끊고 와야 발치든 임플란트든 할 수 있는건 알겠는데, 그 '과정'은 어떠해야 할까?
환자가 골다공증약을 복용중이거나 아스피린을 복용중일때 그것을 치과의사 맘대로 '2개월을 끊어주시오' '1주일을 끊어주시오' 하는것이 아니다.
협진을 의뢰하는 과정을 잘 모르면 그렇게 생각할 수도 있다.
환자가 어떤 약을 먹고 있을 때, 그 약을 끊으면 앓고있던 기저질환이 심각해지거나 응급상황이 올 가능성이 증가한다.
그래도 그 약을 끊고 발치든 임플란트든 하는 것은, 잠시는 약을 끊어도 환자의 기저질환의 상태가 큰 문제는 안 생길 것이라고 평가가 내려졌기 때문이다.
그런 '질환에 대한 평가'는 치과의사가 하는 것이 아니라 의과 주치의와 함께 하는것이며, 여기서도 의사가 약을 끊으라, 말라고 하는 것이 아니라, 현 상태에 대한 평가를 내려주면 최종결정은 환자가 하는 것이다.
사실상 환자가 결정한다는 것이 이루어질까 싶지만, 누군가의 생명권을 '결정'하는 것은 의사가 했다가는 후에 소송을 당할 여지가 있게끔 판례들이 나오고 있다.
판례들에 따르면 심지어 국소마취를 할때도 마취제 알러지는 없는지, 마취후 부작용은 없었는지, 흡인을 했는지, 심지어 마취후 부작용이 나타날 수 있다 설명하고 동의를 했는지 까지 차팅해야 문제가 일어났을 때 과실이 없다.
이는 현실적으로 하기 힘든 행위이며, 치과에 내원한 환자에게 마취 공포심을 유발하고 '이 치과에서 마취하는것에 뭔가 문제가 있나' 라는 생각이 들게 만들어 환자를 떠나게 할 수 있다.

골다공증 약물치료중인 환자는 어떻게 해야할까?

만일 골다공증 증세가 심하면 약을 끊고 발치/임플란트를 하기보다는, 약을 치과치료에 지장을 줄이는 다른 약으로 대체해야 하며, 아예 복용약을 바꿀 수 없으면, 치과치료를 보류하는 것이 맞을 것이다.
 발치 중 bur를 사용한 뼈삭제가 너무 무리하게 진행되었거나, 술 후 발치와에 혈병유지가 안될 경우에는 드라이소켓이 발생하여 socket이 감염될 수도 있다.
간단한 사례이지만, 필자가 1년차이던 시절에, 컨디션이 안좋은 환자의 유착된 상악6번 잔존치근을 약 45분가량 걸려 발치한 적이 있는데, 뼈 삭제를 많이해서 그런지 1주일 뒤에 다시 아프다고 내원하였고, 확인해보니 발치와의 뼈가 그대로 드러난 상태였다. 적절한 소독처치 및 약처방 후에 환자는 회복되게 되었다.

본격! 발치의 실제

발치의 술기에 대해 알아보자.

먼저, 치관이 포셉으로 잡을부분이 남아있다면 엘리베이터와 함께 포셉을 첫째로 사용해보는것이 맞다. 포셉은 위로 잡아 뽑는것이 아니라 옆으로 미는 운동, 그리고 B-L로 왔다갔다하는 운동이 효율적이다. 회전운동이 효율적이라고 해서 처음부터 치아에 회전을 먹이면 치아는 꿈쩍도 하지 않는다. 뼈가 단단한 사람은 'B-L로 왔다갔다' 자체도 되지 않는다.
필자와 친구인 구강외과 치과의사가 알려준 유용한 팁이 있는데, 그럴때는 그냥 치아를 포셉으로 잡아 한쪽으로 지긋이 밀고 있으면 된다. 그러면 내부에서 bleeding이 나면서 치조골이 팽창되어 점점 더 잘 움직여진다.
socket은 옆으로 벌어질 것이고, bleeding 자체도 치아의 luxation을 도울 것이다.
만약 치관부위가 소실되어있고, 치관의 우식이 심하거나 치근부만 잔존할 경우, 엘레베이터를 사용 할 수 밖에 없다.

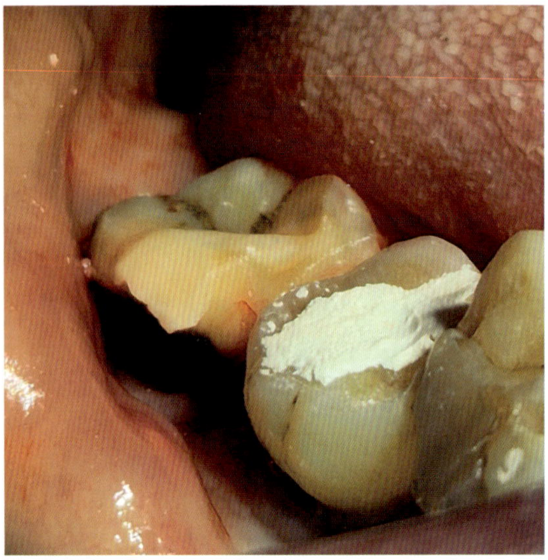

위 치아의 경우 치경부 우식이 있다. 포셉으로 세게 잡을 경우 치관이 파절될 것이 분명해 보인다.
처음부터 엘리베이터를 쓰거나, 포셉으로 한번 시도후 파절되면 치근부위에 엘리베이터를 써야 할 것 같다.

단, 여기서도 치아의 유착 또는 치근이 갈고리모양으로 박혀있다면 아무리 엘리베이터를 잘 꽂고 조작하여도 꿈쩍도 안하게된다. 여러분들이 차차 알아가야 할 감각중에서 가장 중요한 감각이 이것이다. '아 안나오겠구나' 하는 그 감각을 알아가야 한다.
초심자는 자신의 힘이 부족한줄 알고, 또는 100번을 흔들면 나올줄 알고 계속 럭세이션을 시도할 수가 있다. 그러나 치아는 꿈쩍도 안하고, 무리해서 힘주다보면 치조골만 위태로워 질 수 있다.
처음에는 간단하게 '쑥' 뽑아지는 발치부터 하여 '치아가 나오려고 하는' 감각을 익혀야한다.
그렇게해서 점차 고령 남성의 유착된 치아 발치를 시도해보고, 마치 '공사장 땅에 박힌 철근을 손으로 잡아 빼려 할 때의 느낌'처럼 '치아가 안나오려고 하는' 감각을 알아가야 한다.

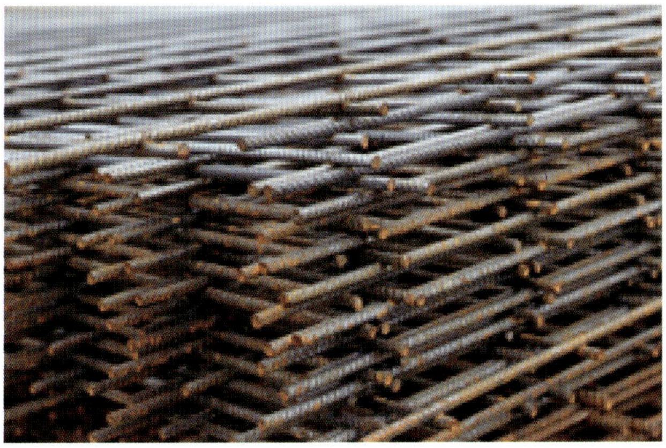

유착된 치아를 발치할때의 느낌은
공사장에 박혀있는 철근을 뽑아내는 느낌과 비슷하다.

그걸 알고 난 뒤부터, 섹셔닝을 할것인지 계속 흔들것인지 판단을 할 수가 있게 된다.
웬만한 치아는 큰 힘 안들여도, 엘리베이팅을 할때 지렛대 힘이 워낙 강력하기 때문에 탈구가 쉽게 된다. 만일 힘을 들여도 꿈쩍하지 않는다면, 이제부터는 치근을 개별로 분할하는 섹셔닝&주위 골 삭제를 시도해야 될 때이다. 이 판단을 내릴 수 있는 것이 내공이다.

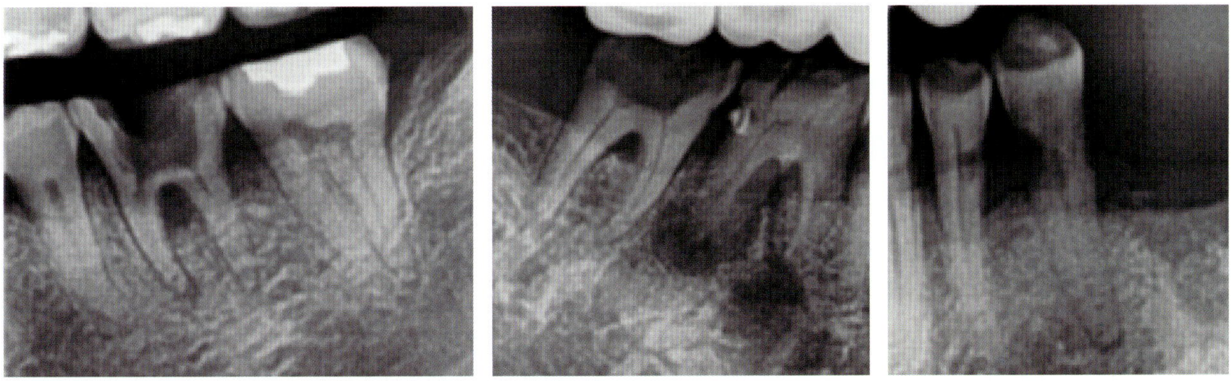

잡으면 부러지는 케이스 - 이 경우 포셉은 잡지도 말고, 엘리베이터로 꺼내야한다.

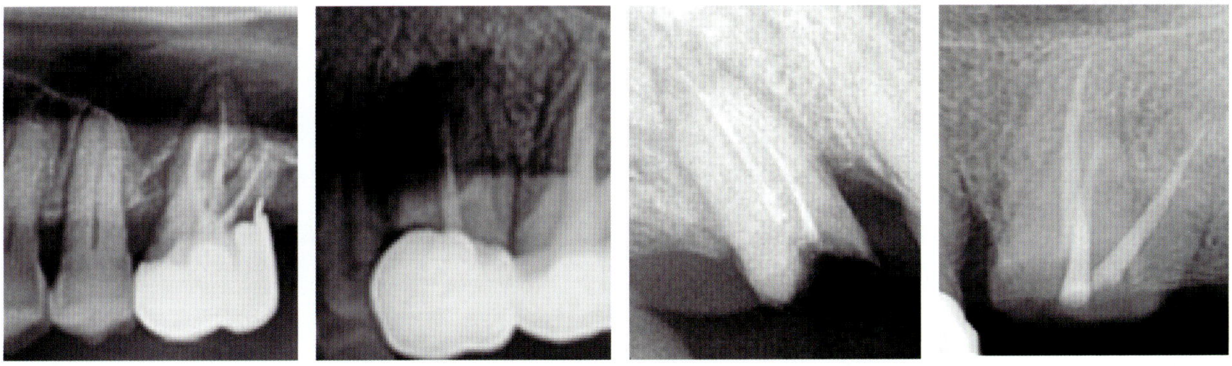

엔도된 치근은 거의 유착되어있다. 치주인대강을 굳이 살펴볼 필요도 없다. 치주인대강이 넓게보여도 잘 안 뽑힌다.
엔도된 치근은 그냥 '안 뽑히는 치아'의 표본이다. 가장 오른쪽 사진을 보자. 정말 뼈와 일체가 된것같다.
일단 포셉으로 한번 흔들어보기는 하는데, 거의 무조건 섹셔닝하여 뽑는다. 중격골까지 삭제해야 나올 확률이 높다.
꺼낼때는 elevator로도 잘 안나오고 root picker로 하면 아주 약간 더 잘 나오는 경우가 많다.
초심자는 치근과 뼈의 경계를 구분하기가 제일 어렵다. elevator로는 치주인대에 박히는 느낌이 덜하지만 root picker로는 박히는 느낌이 더 잘 들 수 있다. 나중에는 지혈능력과 시야가 좋아져서 아주 깊은 곳 아니면 root picker는 거의 안쓰고 elevator만으로 발치하게 된다.

초심자는 바로 이 시점을 포착할 수가 없어, 무한대의 엘리베이팅을 시도한다.
왜냐면, 자신이 엘레베이팅을 잘 못해서 꿈쩍하지 않나보다 라고 자신에게 귀인하기 때문이다.

초심자가 술식에서 막힐 때, 돌파가 잘 안되는 것은,
바로 '실력이 부족한 자신에게 귀인' 하기 때문인 것 같다.

지금 잘 안되고 있는게 '내 술기 때문인지', '도구 때문인지', '환자의 구강조건 때문인지' 혼자서 어떻게 판단을 하겠는가?
이것은 혼자서 절대로 파악할 수 없는 영역이며, 옆에서 모든걸 꿰뚫고 있는 사수가 붙어서 분석을 내려야 그 분석이 나에게로 전달 될 수 있다.

숙련된 치과의사가 진료를 할 때 '도구 때문이다 -> 도구를 바꾸자', '환자 factor 때문이다 -> 개구기를 사용하자, 어려운 케이스의 치아이다.' 라고 판단이 가능한 것은 왜인가?
그건 '내 술기는 왠만해선 통하는 술기이고, 지금 안되는 것은 다른 문제 때문이다' 라고 인식하고 있기 때문이다.

난발치를 할 때, 경력자의 모든 사고과정은 이런 식으로 이루어진다. 초심자의 사고 방식과 비교해 본다.

1) 포셉으로 안 흔들리면

경력자의 생각: 충분히 힘을 가하고 해도 안흔들리네, 안나올만한 이유가 있나 보다.
뿌리쪽에서 뭔가 단단히 잡고 있나 보다.

초심자의 생각: 내가 힘이 약한가? 어떤 원장님은 맥주병따듯이 발치한다는데 나는 뭐지?
발치기술이란것은 한 30년동안 서서히 느는 그런 영역인가?
내가 뭔가 방향을 잘못 잡고 있나? 치아를 회전시켜야 하는건가? 꿈쩍도 안하는데?
계속 밀면 흔들리려나? 어쩔 도리가 없으니까 일단 계속 해보자ㅠ

2) 엘리베이터를 써도 안 흔들리면

경력자의 생각: 원래 이정도면 나올텐데도 안흔들리네, 정말 치근의 유착이 심한가 보다, 안되겠다,
치아를 잘라서 유착을 약화시켜 발치하는 수밖에 없겠다

초심자의 생각: 엘리베이터를 여기다 꽂는게 맞나? 대충 맞는 것 같은데, 치아의 4방면에
모두 꽂아봐야 하나? 힘이 약해서 안나오는건가? 다른 데다 꽂아야 나오는건가?
여러번 하다보면 나오겠지? 나는 섹셔닝은 못할것같고 어쩔 도리가 없으니까
일단 계속 해보자 ㅠ

3) 치근을 잘 섹셔닝 했는데도 안 흔들리면

경력자의 생각: 정말 정말 유착이 심한가보다, 또는 정말 정말 뿌리의 만곡이 심한가보다,
치근주변의 골을 삭제해줘야 겠다.

초심자의 생각: 내가 섹셔닝을 잘 못했나? 치아가 다 안잘린거 아니야? 분명 치관부위는 흔들리는데
왜 안나오지? 근데 섹셔닝이 지금 된건지 안된건지 모르겠다.
피 때문에 보이지도 않네. 이걸 어떻게 확인해야 하지?
(PA를 찍어봐라.)

4) 주변골까지 삭제하고 root-picker도 써봤는데 잔존치근이 안흔들리면

경력자의 생각: 골을 조금 더 삭제해야되나보다. 조금 더 진전을 시키면 나올 것이다.
얼마 안 남았다. 거의 다 왔다.

초심자의 생각: 아 이건 내가 할 수 없는 케이스 였나 보다. 큰일났네. 치아를 다 갈아서 빼야 하나?
다 갈아버릴 순 있을 것 같은데, cementum부분이 발치와에 조금 남아있어도 될려나?
조금 더 해볼까? 지금이 1시간째 발치를 하고 있는데 만일 발치에 실패한다면
환자에겐 뭐라고 말하지? 턱 안아프려나? 환자도 참 대단하네...
그런데 어떻게 나에게 이런 시련이 오지? 피는 나오고, 치근인지 뼈인지 구분도 안되고
이를 어떻게 해야 하나? 다들 나처럼 이런 성장통을 겪는건가? 아님 나에게만
무슨 문제가 있었나? 1년차의 시련이란 생각보다 큰 걸?? 병원에 남을 걸 그랬나?
어쨌든 나는 더 이상 방향을 못잡겠고, 환자도 너무 힘들어하니,
그만 중단하고 대표원장님께 도와달라고 해야겠다ㅠ

그리고 대표원장님이 오시면 '이러니까 아무리 해도 안되지' 하고 분석이 끝난 후, 1분만에 다 뽑고 끝나버리게 된다.
30분이 넘게 술식이 길어지면 무조건 대표원장께 콜하는 것이 좋다. 그 이상 넘어가면 잘못된 방향으로 하고 있을 가능성이 높다. 그리고 안되는 이유를 서로 분석하는 것이 좋다.

에피소드를 또 하나 첨부하겠다. 필자가 자동차 핸들을 수리하러 수리점에 간적이 있었다.
수리를 위해서는 핸들을 탈거해야하는데, 필자의 차가 약간 올드카여서 정비공이 평소에 보던 차들과 달라 조금 당황해했다.
그래도 일단 평상시 다른차에 하던대로 십자드라이버를 넣어서 볼트를 풀려고 하는데 좁은틈으로 접근해야하고, 각도도 심지어 한번 꺾여야하고 해서 드라이버가 볼트에 접근이 안되고 있었다.
설상가상으로 뭔가 '보안장치'가 건드려져서 크락션이 계속 울리는 것이었다. '핸들이 탈거되지않으면 작업이 중단될 수 있습니다' 라는 설명을 들었고, '내 차는 참 핸들을 풀기도 어렵구나. 공간이 너무 협소하구나.'라고 나는 미안하게 생각하면서 시간은 계속 흘러 약 20분이 지났다.
정비공은 좀 더 가는 드라이버로 교체도 해보고 땀도 삘삘 흘리면서 계속 같은 시도를 하였다. 그 와중에 크락션은 20분동안 계속 울려서 주위 사람들의 민원도 걱정되는데, 일은 전혀 진척이 없었다.
결국, 더는 못하겠는지 정비공이 사수에게 도움을 요청하러 갔다.
사수는 오자마자 '왜 핸들을 이렇게 바짝 붙여놓고 해' '핸들 앞으로 움직이는 버튼이 어디있더라' 하더니 단숨에 핸들을 앞으로 쭉 튀어나오게 위치를 조정한 후, 아까 보던 것과는 천지차이로 넓은 시야를 확보해 내었다. 이제는 공간이 운동장만 하고, 각도도 한번 꺾일 필요도 없이 볼트가 떡하니 나타났다.
드라이버를 갖다대자마자 볼트는 쓱쓱 잘 풀려서 내부가 열렸고, 크락션도 멎었다.
내 차와 20여분간을 끙끙거리며 씨름하던 정비공은 옆에 서서 머쓱한 표정을 지으며, '핸들 이동시키는 버튼이 없는줄 알았어요' 라고 하였다.
이 정비공은 필자의 차가 올드카라서, 핸들을 앞으로 조정하는 버튼이 없나보다 지레짐작해서 일을 어렵게 만들고, 같은 접근방식으로는 아무리 시도해도 안되었던 것이다.

경력이 더 많은 사람이 와서 약간의 다른 시각과 각도에서 사물을 바라보면, 안풀리던 일이 단 1분도 안되서 풀리게 된다. 나는 이 상황이 왜 이리도 치과에서의 상황과 닮았는지, 헛웃음이 나올 뿐이었다.

<섹셔닝>

섹셔닝은 치아를 개별 뿌리로 분할하는 것이다.

섹셔닝을 하고 나면 분할된 틈 사이로 엘레베이터를 집어 넣을 수 있게 되고, 치근이 분리되었으므로 치조골을 잡고 버티는 힘이 약해져 Root-forcep등으로 잡아뽑기 쉽게 해준다.

다만, 난발치의 경우 유착이 너무심하여 섹셔닝을 해도 잘 나오지 않는 경우가 많다.

이때는 되도록 surgical bur로 septum bone(치간중격골)을 삭제하면서 엘리베이팅을 시도해본다.

그리하여 '뼈 한번치고 - 엘레베이터또는 루트피커로 탈구조작 한번하고'를 발치가 될때까지 무한반복하는 과정이 바로 '난발치'이다.

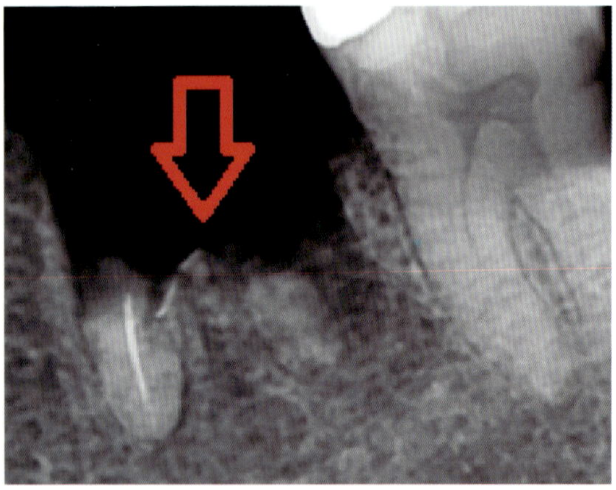

치근이 정말 치조골에 '쩔어 붙어서' 나오지 않을 때, 중격골을 칠 수밖에 없다.

때문에 난발치는 시간이 얼마나 걸릴지 예상을 할수가 없는것이다.

처음에는 1시간가량 걸려도 다 발치를 못하고 포기할 수도 있고, 섹셔닝을 해도 각 치근이 분할되었는지 아닌지 구별을 할 수도 없다.

구분을 할 수 없는 것은 두가지 측면이 있는데, 하나는 치근이개부치질을 뚫고 중격골까지 bur가 도달하였는지 구분이 안되는 것이고, 다른 하나는 치근이 각각으로 분리가 되었는지, 아니면 2개는 붙어있고 1개는 분리된 식인건지 구별이 안되는 것이다.

아무리 구내의 발치 socket을 들여다보고 있어도 이것은 답이 나오지 않는다.

그냥 그 즉시 PA를 찍거나, 아니면 교합면을 많이치고 엔도 Access opening을 하듯이 넓게 삭제하여, 치수강 윗부분을 싹 다 갈아서 없애버리고, 넓은시야를 확보한 후, 치수저를 보고 천공을 내듯이 치아의 바닥을 분할하면 된다.

엘레베이터는 첨부가 좁은게 좋다. 만일 어시스트가 오리물갈퀴처럼 둥글고 넓은 엘리베이터를 갖고 왔다면 그건 포장을 뜯지도 말아라.

좁은 걸 써야 깊이 박힌 작은 치근에도 잘 적합시킬 수 있다.

처음엔 난발치 할때는 루트피커가 없으면 못뽑는줄 알고 있지만, 하다보면 루트피커 안써도 좁은 엘리베이터 하나로 다 뽑는 경우가 많다.

그럼 만약에, 모든 발치케이스에서 포셉, 엘리베이터를 시도해보는 과정을 패스하고, 처음부터 치아를 섹셔닝하고 들어가는 것은 어떤가?

그건 그리 좋지않은 순서이다.
왜냐면 가장 처음에 포셉 발치할 기회가 있는데, 그렇게 안하고 바로 섹셔닝하고 엘레베이팅할때 치관부위만 뎅강 깨져버리면 그다음부터는 치관부위가 아예 없어져 버리기 때문에 포셉을 아예 써보지도 못한다. 물론 엘리베이터는 언제나 쓸 수 있다.
또한, '처음에 비록 흔들리지는 않지만 몇번의 엘리베이팅을 하는 시도' 자체가 치근을 약간 유동적으로 만들어 준다. 이 과정을 완전히 생략하면, 아무리 섹셔닝을 잘하고 치근탈구를 시도하더라도 '한번도 흔들린적 없이 완전히 유착된 치근'이 잘 뽑힐 가능성은 낮다.

또한 섹셔닝은 굉장히 어려워서, '섹셔닝을 하면 더 좋지' 보다는 '필요할 때 한다'라는 마음가짐이 초심자에게는 더 유리할 수 있다. 크라운프렙을 할 때, 눈으로 보이는 치관부위의 장축을 잡는것도 어려운데, 난발치를 할 때 눈으로 보이지 않는 치근부위로 들어가 furcation부위를 절단하는 '옳은 방향'을 잡는 것이 쉽겠는가?
고수들도 bur로 섹셔닝 시도 후에는 PA사진을 찍어 방향이 올바른지 확인한다.

상악 대구치의 경우 가장 어려운데, 각각의 치근이개부들을 정확히 bur로 잘라줘야 하는데, 그건 '깊이'도 적당히 들어가야하고 '방향'도 알맞아야 하므로, 초심자는 처음에 치수강 바닥 일부를 천공하고 일부를 계속해서 스크래치 내는 수준에서 끝날 확률이 높다.

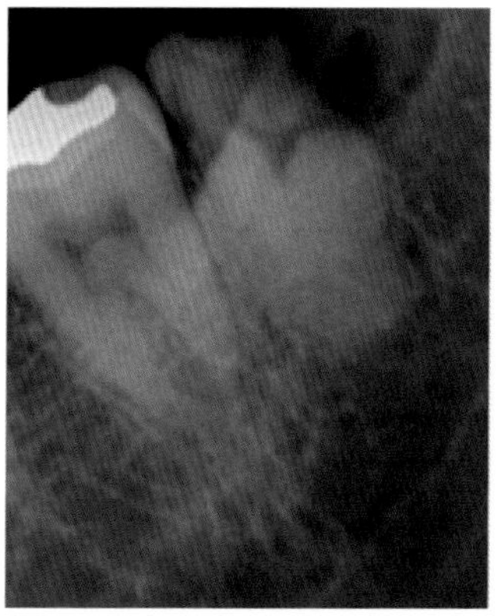

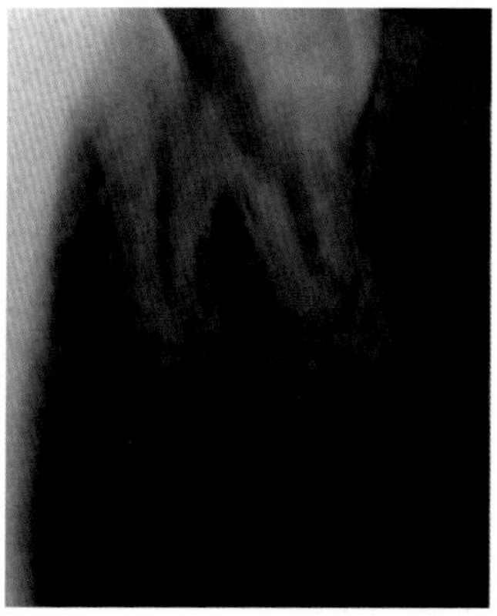

하악 사랑니발치시
섹셔닝의 방향이 엉뚱한곳(distal쪽으로 치우쳐서)으로 가고 있다.
방사선사진상에서 보면 정말 바보같아 보이지만, 실제로 구내에서는 방향은 자연스레 distal로 향하게 된다.

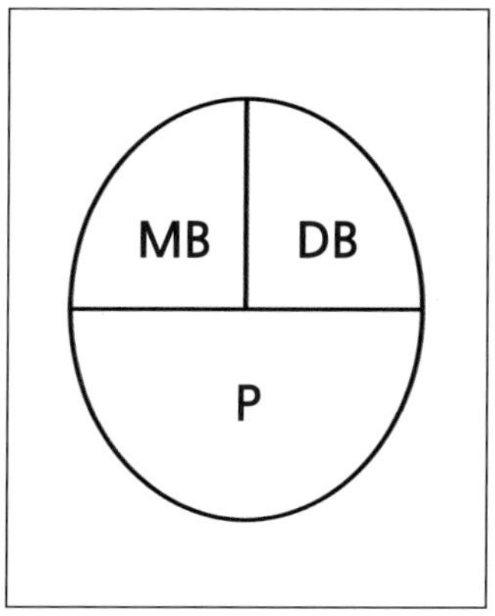

상악 제1대구치를 섹셔닝할 때는 이렇게 그냥 단순한 form이 가장 좋다.
Y자형이니 U자형이니 초심자가 이렇게 하면 치근이 어딨는지 모르고 하기 때문에 더 말리게 된다.
섹셔닝라인은 단순하면서도 약간 두툼하게 하는 것이 좋은데, 잘린 여부도 알기 쉽고, 어디가 잘렸는지 잘 보이게 된다.

이런 상태에서 섹셔닝이 된건 줄 알고, 엘리베이터를 어딘가에 꽂아 탈구조작을 하면 치아의 바닥은 붙어있고, 윗부분(치관부분)만 계속 해서 약화되고 있는 상태이기 때문에 치관만 뎅강 깨져 나가게 된다. 상부의 치질이 이런식으로 계속 깨져나가게 되면, 술자가 엘리베이터를 꽂을 수 있는 '치질과 bone의 경계부위'는 계속해서 깊은곳으로 이동한다. 그러면 점점더 조작하기 어려워진다.

이렇게 하여 대략적인 발치란 무엇인가에 대해 알아봤는데, 훌륭한 치과의사는 발치를 빨리하는 사람이 아니다. 그보다는 발치를 조심스럽고 안전하게 진행하는 사람이며, 치식을 헷갈리지 않는 사람이다.

<치식을 헷갈리는 일>

치식을 헷갈리는 것은 상악 사랑니를 뽑는 상황에서 가장 발생하기 쉽다.
대부분의 상악 사랑니는 상악결절쪽 굉장히 후방에 위치하며, 설상가상으로 distal쪽으로 경사를 가지며 치아도 작기 때문에 술자의 시야에서 벗어나는 경우가 많다.
완전히 치관이 맹출 된 경우도 거의 없고, 대부분 반 이상 매복되어 있기 때문에 구내에서 잘 확인이 되지 않는다.
우리가 환자의 구각부에 리트랙션을 해서 최대로 후방부로 젖힐 때 딱 드러나는 부위도 공교롭게도 7번치아이다. 만약 7번치아가 후방쪽으로 경사져있거나, 부분맹출하거나 왜소한 상황이면 8번치아로 오해를 할 수도 있는 그런 상황이다.

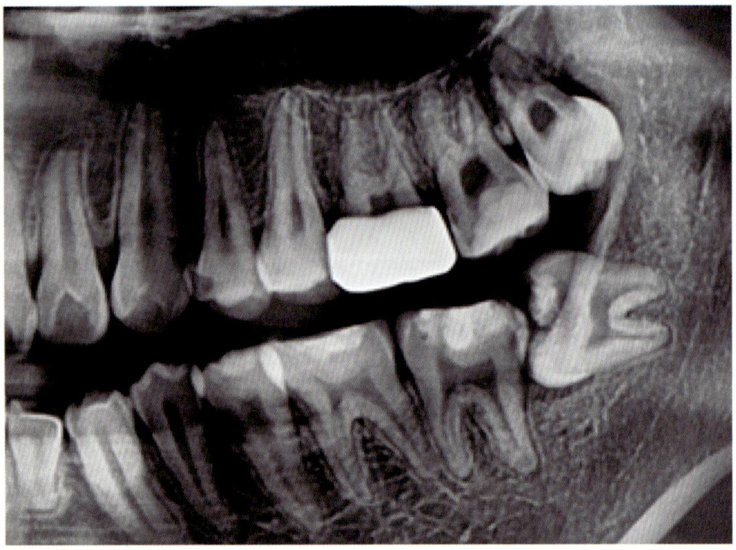

상악 사랑니를 보라. 거의 상악결절 끄트머리에 붙어있다. 그리고 distal쪽으로 경사져있다.
이 경우 입안을 대충 들여다보면 사랑니는 제2대구치에 완전히 가려진다. 그래서 최후방치아처럼 보이기도 한다.
포셉을 잘못 갖다 대기 딱 좋은 상황이다.
그리고 파노상에서는 치관이 다 맹출한것처럼 보여도 실제 입안에서는 잇몸이 치관을 부분적으로 덮고 있다.

이 때문에 정말 체어타임이 바쁜 상황에서, 파노라마를 확인하지 않고 그냥 구내에서 대충 '맨 뒤에 있는 치아가 사랑니 겠지'라는 마음으로 뽑다간 7번치아를 잡고 흔들 수 있다.
맨 뒤의 치아가 사랑니일거라는 생각은, 초심자에서 일어나기 쉽다. 경력자들은 대부분 '사랑니는 굉장히 후방쪽에서, 기껏해야 잇몸밖으로 치관일부만 빼꼼 내밀고 있다'라는 인식이 있기 때문이다.

만약 초심자가 7번을 잡고 흔드는 상황까지 펼쳐졌다고 하자.
그래도 7번치아는 잘 나오지 않는다. 치주가 멀쩡한 7번치아는, 치근이 거의 cone shape인 사랑니와는 달리 치근도 3개로 나눠져 있고 발치시 저항감이 매우 세기 때문에 뭔가 이상함이 감지 될 것이다.
이 이상함이 감지될 때 치식을 다시 확인하고 이 '망해가고 있는' 늪에서 빨리 빠져나와야 한다. 거기서 '우직하게' 더 흔들다가는 7번치아를 발치 할 수 있다.
이런 경우는 감각적인 데이터베이스가 없는 초심자에서는 일어날 수도 있지만, 경력이 쌓일수록 감각정보에 민감해지기 때문에 '어라? 뭐가 이상한데?'하고 감지하여 잘 일어나지는 않는다.

오히려 경력자들이 치식을 헷갈리기 가장 좋은 상황은, 6,7,8번 치아가 똑바로 맹출해 있을 때, 7번을 레진할 것을 8번을 레진하고, 7번을 엔도할 것을 8번을 엔도하는 것이다.
이 원인은, '똑바로 맹출한 최후방 치아가 7번이다'라는 선입견이 있기 때문이다.
8번은 대부분 똑바로 맹출해있지 않고 사선으로 매복되어 치관일부만 잇몸밖에 드러나 있다.
만약 사랑니를 레진하고, 엔도했으면 그건 7번치아를 발치하는것보다는 훨씬 덜 한 문제이다. 어떻게든 좋게 흘러갈 여지가 다분하다. 그리고 육안으로 볼 때 그 치아에 충치가 있으니까 레진을 했을 것이고, 엔도를 했지 않겠는가.

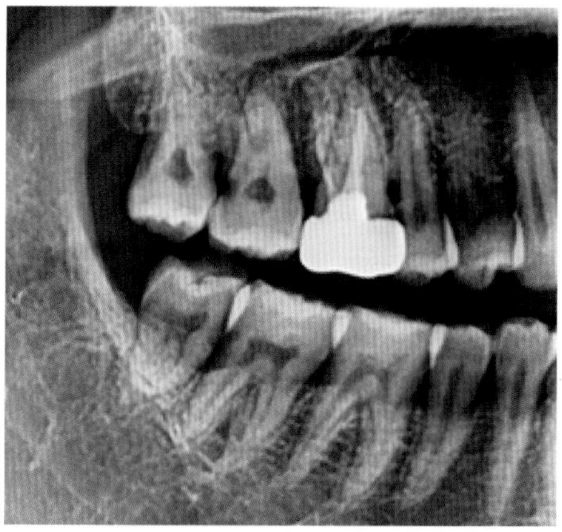

이런 상황일 때, 무심코 '똑바로 맹출한 가장 뒤쪽의 치아가 #7번이겠지' 생각하면 높은 확률로 사랑니에 치료를 할 수가 있다.

그리고 첨언하자면,
환자의 치식을 확인할때는 항상 스텝이 적어놓는 메모보드- 파노라마- 구내 이렇게 3개를 교차검증하는 습관을 들여야 하며, 모든 술식을 할 때 치아를 구내에서 한번 확인하고, 그 술식의 적응증이 아니면 '진단' 자체를 의심하고, 그 치아에다가 술식자체를 진행하지 말아야 한다.
이런 상황에서 차트에 치식이 잘못 표기되었거나, 반대악이거나 하는 것을 종종 발견하곤 한다. 스텝분들도 좌우를 헷갈려서 적어놓는 경우도 있다.
바쁘면, 충분히 그렇게 될 수 있으며, 그 누구도 탓할 수 없다. 그냥 그 치아에다가 치료한 내가 이상한 놈이 될 뿐이다.

그럼에도 불구하고, 너무 바쁘거나, 여러 가지 일에 정신이 팔려있거나, 내가 진단을 내리지 않았는데

의사의 손이 바뀌면서 처음보는 환자의 사랑니 발치를 해야하는 상황에서는, 치식 교차검증은 이루어지기 힘들다.
그럴때는, 필자의 경우, 항상 #6,7,8번 치아가 어디에 있는지 항상 확인한다.
그중에 한 치아가 없어도, 3개 치아에 대한 존재유무와 각각의 위치를 반드시 확인한다.
그냥 대구치는 세개를 무조건 세어보는 것이 습관화 되어야 할 것 같다.
2개만 세지 않는다. #6,7,8번 치아 3개 모두를 알파, 브라보, 찰리처럼 어딨는지 불러봐야 한다. 세 자매라고 생각하라.

<사랑니발치시 신경손상>

사랑니발치시 신경손상은 총 6번의 과정에서 일어날 수 있다.
즉, 안전하게 사랑니발치를 하기 위해서는 6개의 허들을 모두 넘어야 한다고 볼 수 있다.

1) Flap을 열 때 하악부위의 무심하고 잘못된방향의 incision은 mental nerve또는 lingual nerve의 손상을 일으킬 수 있고, skull모형상에서 미리 절개선을 긋는 연습을 할 필요가 있어 보인다.
구강내에서 무심코 7번치아 뒤쪽으로 긋다가는 곧바로 내사선쪽으로 향하게 된다.
아주 극소수긴 하지만, 설신경이 7번치아 뒤쪽의 꽤 상방까지 주행하는 케이스도 있으므로 주의를 요한다.

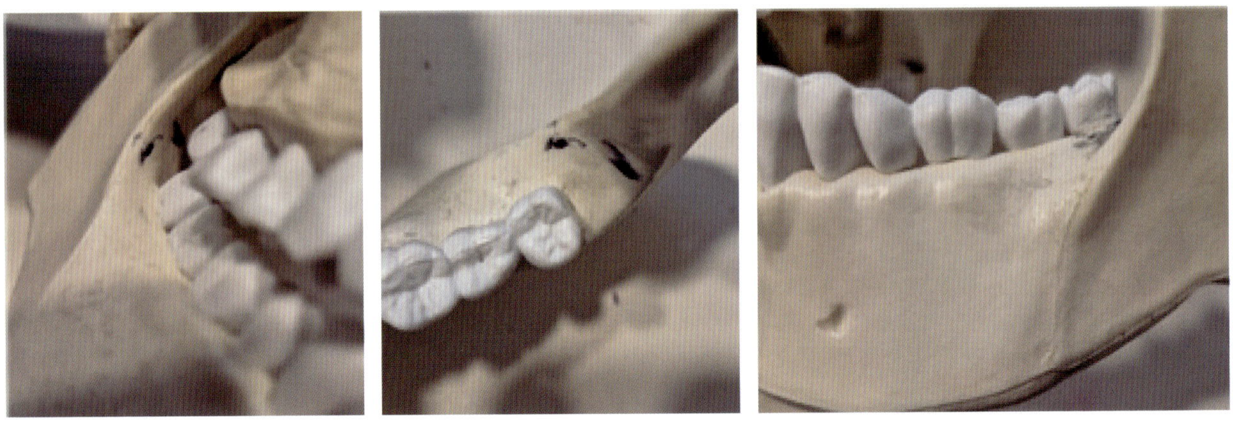

필자가 가지고 있는 skull모형. 여기서는 사랑니가 똑바로 맹출해있으나, 환자에서는 대부분 저 부위가 잇몸으로 덮여져 있다.
따라서 손으로 블록마취를 잡을 때처럼 내사선, 외사선까지 촉진해보는 것이 좋다.

2) 심지어는 초심자의 경우 flap을 젖힐때의 periosteal eleveator 조작이 무리하거나 설측으로 튕길 경우에도 설신경의 손상이 일어날 수 있다.

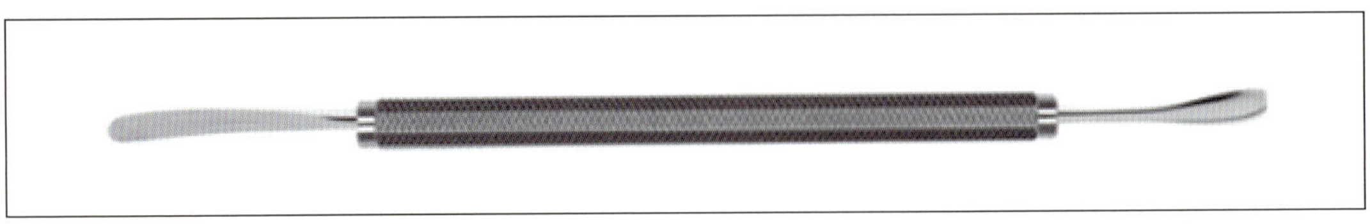

골막기자도 날의 단면이 꽤 날카롭다. 미끄러져서 연조직에 찍힐 경우 연조직이 약간 절개되면서 움푹하게 파인다.

3) 매복사랑니의 치관을 분리할때 surgical fissure bur를 무리하게 설측으로 조작하여 연조직이 말려들면, 동시에 연조직이 찢어질 수가 있고(글러브에 bur가 말리는 상황은 크라운 교합조정을 할 때 경험해 볼 수 있다) 이때 설신경의 손상이 일어날 수도 있다.

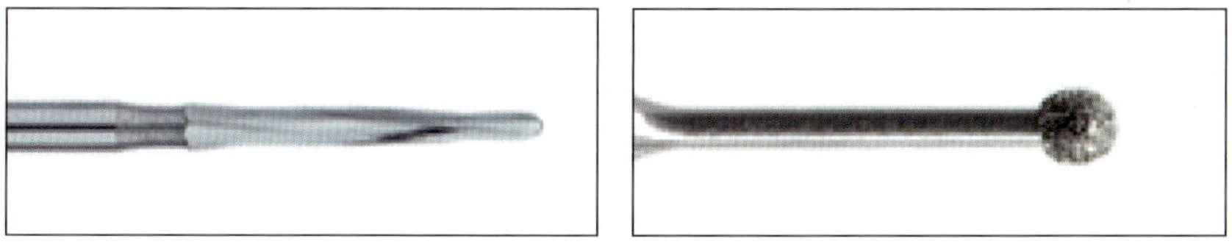

발치시 사용될 수 있는 다양한 bur들. round bur가 안전을 위해 좀 더 추천된다. 다만 삭제력은...

fissure bur를 사용할 때 설측flap이 손상받는 일은 드물기는 하지만, 사랑니의 협측이나 distal쪽의 flap은 쉽게 말려들고, 종종 손상도 일어나는 편이니 각별한 주의가 요구된다.

또한 치관분리시 치관을 bur로만 완벽히 분리하기위해 설측골을 뚫고 나갈때는 높을 확률로 설신경의 절단을 일으키게 된다.

사랑니부위의 설측골은 정말 생선뼈 두께 정도로 얇으며, 이 때문에 설측판이 종종 파절되기도하며, 설측골을 뚫고 잔존치근이 간극으로 빠져버리기도 하는 부위이므로 경계해야한다.

따라서 치관분리시 bur로는 협측과 하방부위 위주로 어느정도 절단을 해놓은후, elevator등으로 설측을 포함한 최종치관분리를 하는 것이 권장된다.

치아의 하방부위까지 bur로 섹셔닝할때에는 하치조신경과의 거리를 각별히 생각해야하며,

치아의 협측골을 삭제할때에도 바로 그 '협측부위'에 하치조신경이 지나갈 수 있다는 점을 상기하고 너무 깊이까지는 삭제하지 말아야 한다. 다들 신경이 치아보다 설측에 있다고 오해하는 경우가 많은데, 대부분의 매복사랑니는 그렇지 않다.

다시 말해 이 과정은, 조심하면 조심하려고 할수록 안전하고, 과감하면 과감할수록 신경손상경험의 직전까지도 갈 수 있게 된다. 항상 외과술식을 할때는 '머리로 배우는건 따로' '손으로 배우는건 따로' 라고 생각하며, 세미나 등을 통해 아무리 많이 알고 있는 것 같아도 손이 익을 6개월~1년 가량은 절대 과감하면 안될 것 같다.

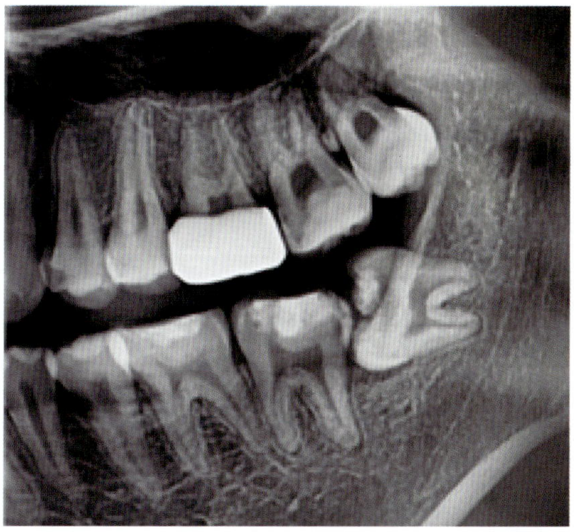

약간 매복되어있는 사랑니(#38)케이스이다. 대부분의 중하위 난이도의 매복사랑니는 이정도의 위치이다.

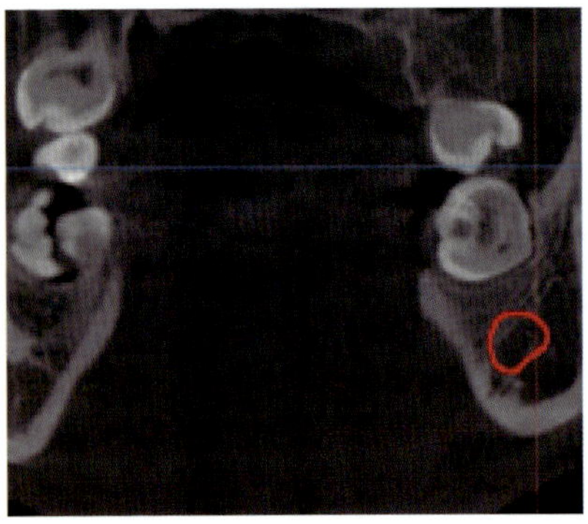

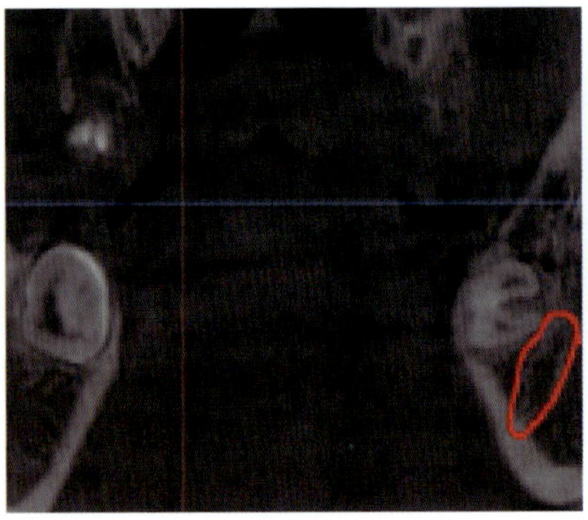

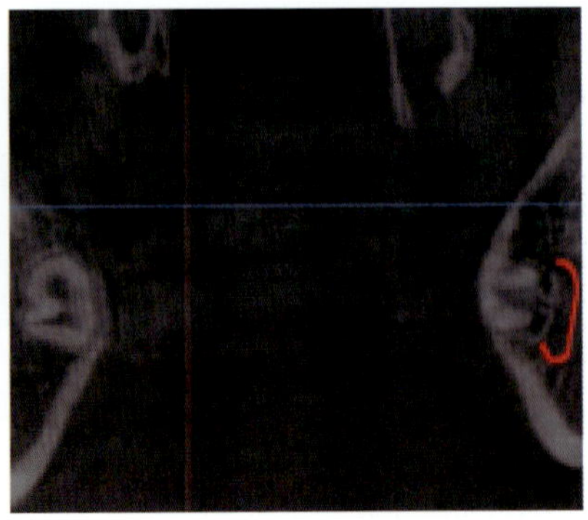

(좌)ct확인시 치관 하방부위에 하치조신경이 어느정도 깊이에 있는지 보인다
(중)치근이개부를 지나 치근부에는 협측하방에 위치한다. 설측 피질골이 거의 없다.
(우)치근첨부에 다다르면 그 협측부위에서 직접적으로 접하고 있다.
신경관과 접할 정도의 사랑니는 거의 이러한 신경주행을 보이고 있으므로, '표본'처럼 인지하고 있는게 좋다.

4) 잔존치근을 발치기자로 엘리베이팅할 때, 엘리베이터 끝이 미끄러져서 설측flap속에 박힐 수가 있다. 심지어는 목구멍쪽을 찌를 수가 있다. 대부분의 의사가 직간접적으로 경험한다.
그럴 수 밖에 없다. 술자의 위치가 딱 그렇게 형성되게 되고, 잔존치근부위는 fulcrum이 잘 안걸리고 미끄러지기 때문이다. (*여기서 끝이 뭉툭하고 투박한 엘리베이터를 썼을 때 더 그러기가 쉽다. #38 사랑니를 뽑을때, 가끔 환자의 10시방향에서는 엘레베이터를 꽂을 각도가 너무 안나와서 환자의 2~3시방향으로 이동해서 luxation을 시도하는 경우가 있는데, 그러면 발치기자의 접근각도는 너무 잘 나오지만 바로 이때가 목구멍이 찔릴수 있는 상황이다. 왜냐하면 발치기자의 끝이 향하고 있는 방향이 딱 flap의 설측부분 이자 목구멍방향이기 때문이다. 10시방향에서 조작하면 발치기자가 flap의 협측이자 환자의 볼쪽을 향하기때문에 그런일이 잘 일어나지 않는다.)
따라서 사랑니의 잔존치근을 엘리베이팅할때는 특히 신중하고 섬세한 조작이 필요해보인다.

5) 잔존치근이 엘리베이터로 나오지 않아, furcation부위를 bur로 삭제하여 치근을 2분할 할때에도 하치조신경은 손상받을 수 있다. 특히 이 경우, 시야확보와 방사선사진 참조는 매우 중요한데, 각종 연조직과 bleeding이 혼재하는 상황에서 치근과 해면골이 구분이 쉽지 않기 때문이다. 치근을 분할해야하는데 bur로 해면골을 삭제하고 있는 경우도 있다. 그쪽으로 더 삭제하다가는 하치조신경 손상을 일으키고 말 것이다. 거즈 등으로 압박지혈을 실시하고, saline으로 세척하며, 시야를 확실히 한다음에 bur로 삭제를 해야할 것이다. 만약 매복사랑니가 아니고 그냥 똑바로 맹출했는데 유착이되어 섹셔닝을 해야하는 치아일 경우, 섹셔닝의 방향이 엇나가기가 매우 쉽다. 이런경우는 PA촬영을 하여 지금 bur의 방향이 어디로 가고 있는지, furcation부위로 맞게 가고 있는지 반드시 확인해야 한다.

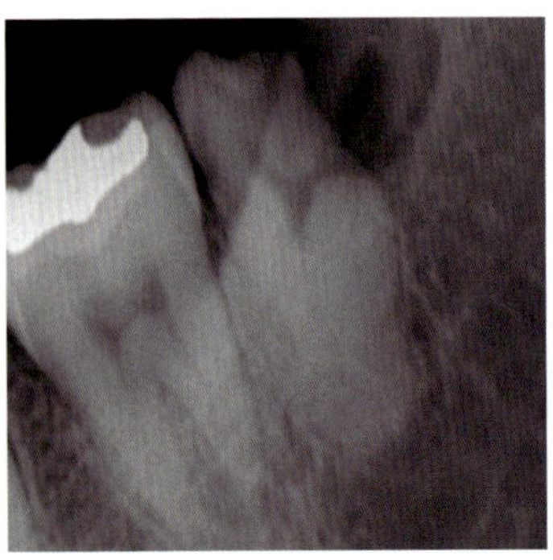

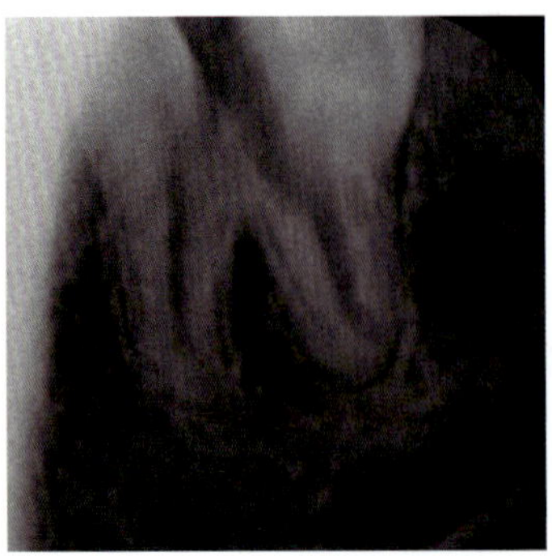

섹셔닝의 방향이 엉뚱한곳(distal쪽으로 치우쳐서)으로 가고 있다. 이대로 PA확인없이 계속가다간 하치조신경으로 갔을 것이다.
방사선사진상에서 보면 정말 한심해 보이지만, 실제로 구내에서는 장축에 대한 시각적 착시가 일어나며, 뼈와 치근부를 구별하기가 쉽지 않다.

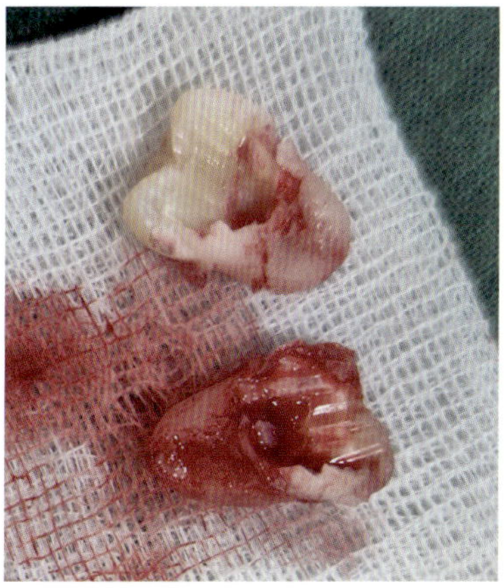

path를 수정하여 정확히 sectioning된 치아

6) 치근첨부가 만곡등으로 인하여 부러질 경우, 그것을 빼내려다가 치근이 설측뼈를 뚫고 빠질 수 있고, 엘리베이팅을 하다가 하치조관을 압박할 수 있다. 또한 상악의 경우에는 상악동으로 넘어갈 수도 있다.

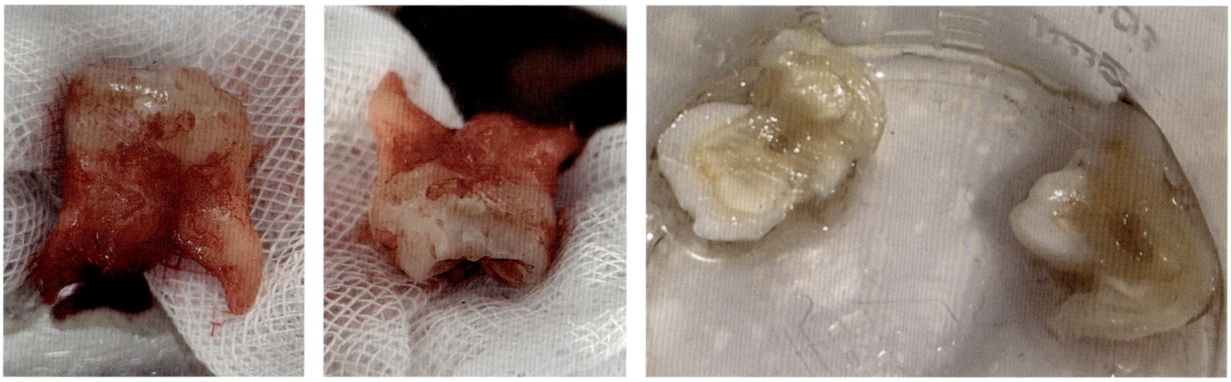

필자가 뽑은 사랑니중, 가장 기괴하게 만곡된 사랑니들.
특히 좌측의 치아는 부러지지 않고 어떻게 그냥 나왔는지 신기할 따름이다.

7) 치근 사이에 뼈를 물고 오므리고 있는 경우, 그 뼈가 부러지면서 함께 발거가 되게 된다.

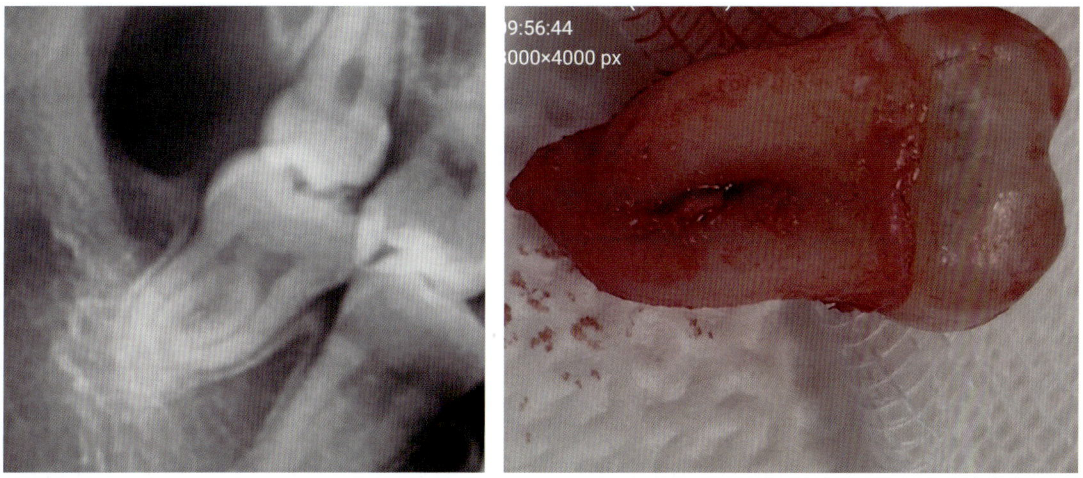

#48 사랑니의 뿌리만곡이 약간 기괴하다. 발거시 뚝 소리가 나더니 사이에 골을 물고 나왔다.
포셉이나 엘리베이터나 똑같이 그랬을 것이다. 섹셔닝을 하고 뽑았어야 했나 싶다.

#초심자 전투력 상승 키트 16

병력대처

골다공증,암환자: 비스포스포네이트 복용여부확인,
협진의뢰서 작성후 약변경/중단후 발치
간,신장이안좋거나 감염성질환: 감염방지,멸균술식,소독철저,
지혈철저

허혈성심장질환: 스트레스조절을 위한 편안한 분위기 형성, 마취시
에피네프린 혈관주입 안되게 흡인/또는 scandonest 사용

부정맥환자: 에피네프린 마취제 혈관주입 안되게 함
(심장세동의 위험성)

심장판막질환: 예방적항생제 사용 필요함.

발치의 실제

차트-파노라마-구내에서 치식을 3번 교차검증하기.
(대구치를 뽑을때는 항상 #6,7,8번 치아 3개의 존재여부를 확인
하고 각 치아와 인사한다 – 그들은 가족이다.)

엘레베이터&포셉을 모두 사용하며 발치시도

유착 및 치근굴곡으로 발치가 잘 안되면 furcation부위
섹셔닝 또는 개별치근으로 섹셔닝

섹셔닝하고 엘리베이터를 쓰다가 윗부분 치관이 부러져나가면,
septum bone및 치아주위치조골을 삭제하고,
다시 엘레베이팅/루트피커를 시도하는것을 무한반복
(항상 치조골을 치는것보다는 치아만 섹셔닝하여 나오게하는게
우선이다. 그러나 그게 항상 가능하지는 않다.)

I & D

환자가 가끔 swelling이 크게 잡혀 내원할 경우가 있다.
swelling은 대부분 원인치아의 치근을 중심으로 생기게 되나, 가끔은 옆 치아가 원인인 경우도 있어서 방사선사진으로 병소에 대한 확인이 필요하다.

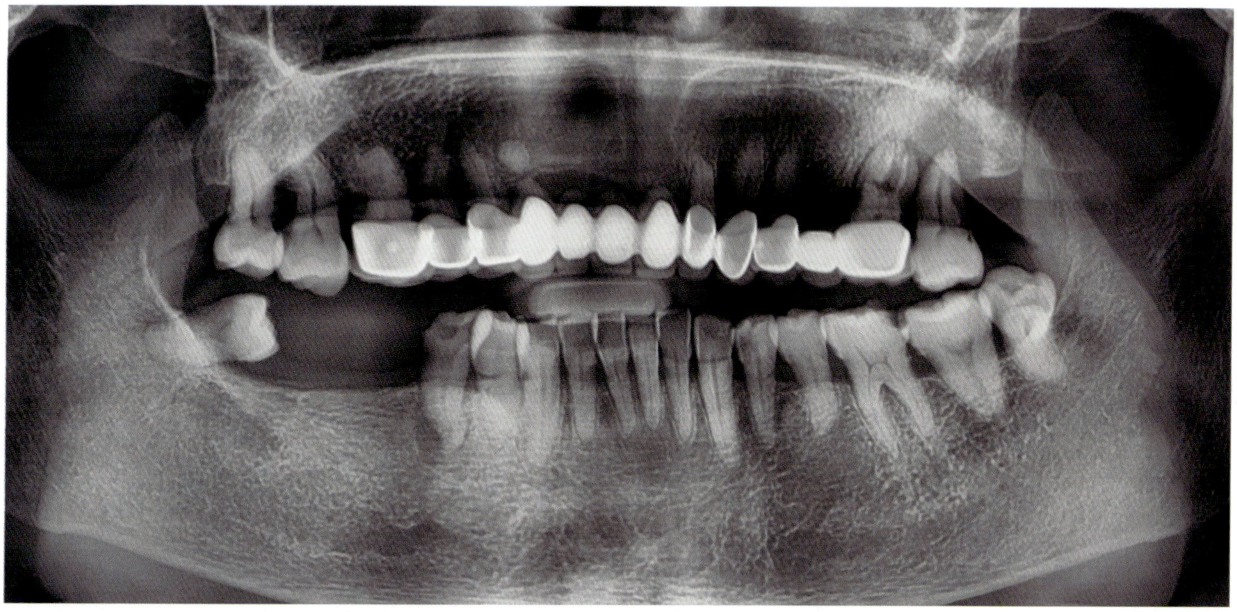

I&D가 필요한 상황에서의 방사선사진(#27) - 환자는 측두부위까지 발적, 열감, 부종이 있었고,
눈밑 부위까지 부어서 눈을 제대로 뜰수 없는 상황이었다.
#27을 발치하였는데, 아무런 pus discharge도 되지 않아 당황스러웠다. 치아하나만 달랑 미끄러지듯이 나왔다.
항생제를 강력하게 처방하고, 추후 I&D를 위해 구강외과에 refer하였다.

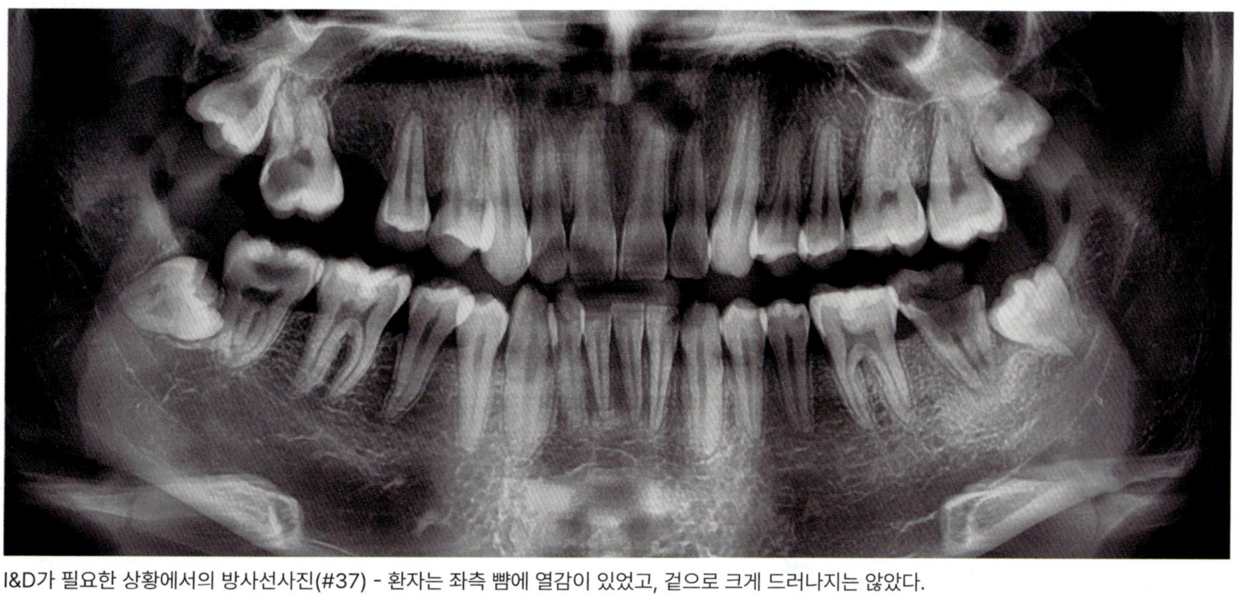

I&D가 필요한 상황에서의 방사선사진(#37) - 환자는 좌측 뺨에 열감이 있었고, 겉으로 크게 드러나지는 않았다.
구내에서도 별다른 swelling된 부위가 없었다.
pus가 많이 없나 보다라고 생각하고 엘리베이터를 꽂는 즉시, 치아의 협측 flap이 약간 opening되면서 수도꼭지가 터지듯이
요구르트 빛깔의 pus가 끝도 없이 방출되었다. 약 100ml정도 나오지 않았나 기억한다.

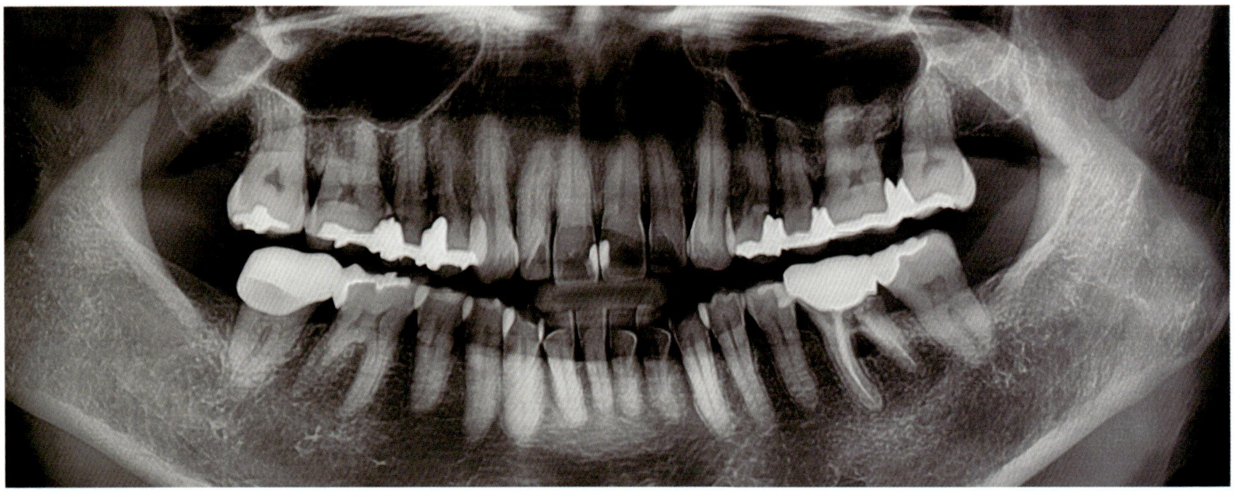

#36치아가 전체적으로 반투명하며 어두워보이는데, 크라운내부가 완전히 삭고, pus가 있었다.
발치시 많은양의 pus가 흘러나왔으며, 엘리베이터를 꽂을때마다 치질이 바스러져서 마치 다크초콜릿과 같은 질감이었다.
결국 뼈삭제를 많이하여 발치하였고, 환자는 그 후 며칠간 많이 부었다고 하였다.

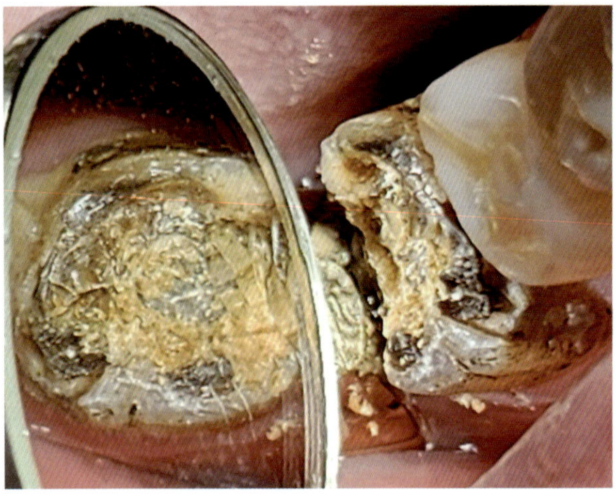

삭은 치아의 사진. 다른 환자의 케이스이지만,
치아가 긁히면서 바스라질 것 같은(스콘 재질 같은) 질감이다.

환자가 너무 심한 간극농양 증세를 보이며 얼굴이 부어서 올 경우에는 단순히 swelling만 체크할 것이 아니라, 연하곤란이나 호흡곤란증세가 있었는지 확인하고, 만약 있었다면 I&D만 해서 될일이 아니라, 항생제를 주사하면서 입원이 가능한 대학병원또는 구강외과에 리퍼해야한다. 봉와직염일 경우는 딱딱하며, 배농이 되지 않아 I&D를 하면 안된다.
구내에 swelling은 크게 잡혔는데, 위의 심각한 증상은 아니라면 예방적항생제를 투여후, I&D를 적절히 할수있는곳에서 배농을 하고, pus를 상당량 제거한뒤, 발치 등의 술식에 들어가야한다.
특히, 부은 얼굴에 대한 시각적, 촉각적 평가를 통해 어느 간극까지 부어있는지 대충 파악을하고, 그 간극농양을 배농하기위해서는 어느 부위에 구내절개를 하는지 알고 있어야 한다. 이를 모르고 적합한 부위에 incision을 넣지 않고 단순히 해당치아 발치와 그 주위 incision, 그 주위 플랩의 젖힘 만으로는 안면부위에 종창을 일으키고 있는 pus들이 성공적으로 빠져나올 확률은 낮은것 같다.
I&D는 초심자의 경우 감염의 심도를 분석하기 힘들기 때문에, 손대지 않는것이 추천되며, 만약 해야할 상황이 오면 절개하는 위치에 각별히 조심해야한다. 보통 swelling이 되어있으면 최대풍융부가 존재하기 때문에, 그곳을 puncture시키면 pus를 방출 시킬 수 있다. 단순 puncture정도야 큰 문제가 없지만, incision을 긋는 것은 조심해야 한다.

하악 협측부에는 많은 신경과 혈관이 분포하므로 조심해야하며, 특히 하악 4,5,6번의 전정부위에 incision을 넣다가는 mental nerve를 자를 수 있다. 당연히, 사랑니 설측부위에는 incision을 긋지 말아야 한다. 설신경도 위치하거니와, 감염의 위험성과 전파에 있어서 아주 요주의 부위이기 때문이다. 이 부위가 한번 감염되면 항생제를 1주일치를 써도 잘 낫지 않는 경향이 있다.

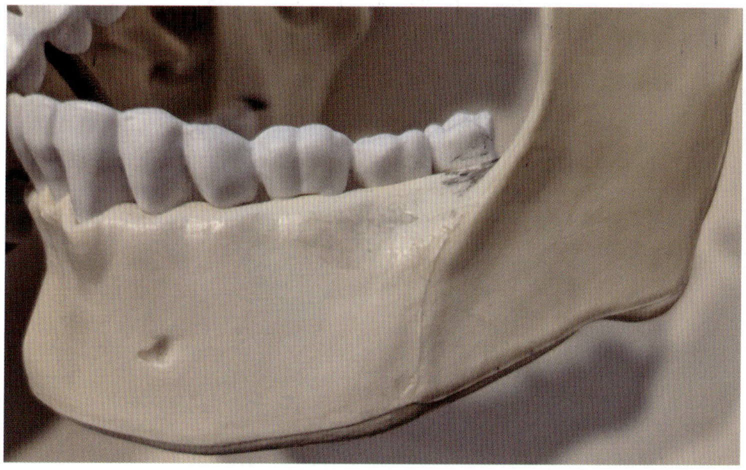

mental foramen의 위치

예상할 수 있는 최악의 경우는 다음과 같다.

ver1 : 구내&구외 검진을 제대로 하지 못하여, 환자가 심각한 감염상태인데도 얼굴이 붓거나, 연하곤란이 있는 상황을 캐치 하지 못한다.(전신감염으로 사망할수도 있는 컨디션이다)

환자는 90살의 중증 당뇨 환자인데, 병력조사를 하지 않았다.(침습적 치료로 인한 감염으로 사망할수도 있는 컨디션이다)

부어오른 부위 주변에 Incision을 넣고, 원인치아 발치를 했는데, pus는 잘 배출되지 않는다.

발치는 했으므로 약을 3일치만 처방하고 알아서 낫겠지하고 생각한다. 환자는 마침 일요일이어서, 약국이 문을 닫아 조제하지 않는다. 환자는 후에 생존을 위협하는 중증감염으로 119에 실려간다.

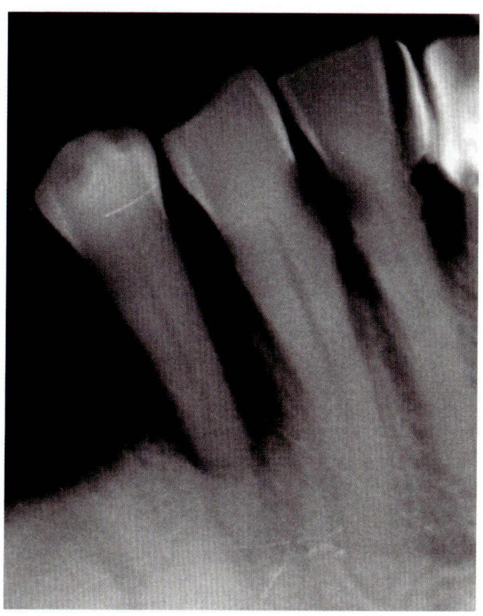

ver2: 하악 제1소구치~제1대구치 부위 협측부가 swelling 되어있어, vestibule근방에 incision을 뼈에 닿게 깊게 긋고 배농을 한다. 마침 또 잇몸뼈 높이가 얼마 없어 mental foramen이 가깝다. nerve가 잘렸다. 몇일뒤 환자는 그 부위에 감각이 없다며, 마취가 왜 아직도 안풀리냐고 하며 내원한다.

하악에서 perio-origin으로 swelling되어 내원하였다.
mess를 사용하기에 위치가 너무 안좋다.

#초심자 전투력 상승 키트 17

- 심각한 상황일 경우 구강외과 refer가 최선

- 여의치 않을경우 swelling의 최대풍융부만 puncture 시키거나 작게 째고 배농 후 드레싱, 소독 철저히 한 후 항생제 1주일치 처방, 그 후에 발치 하는것이 추천됨 (혈류로의 pus유입방지를 위하여 예방적 항생제 및 배농, 소독한 후 발치가 권장됨)

치아 외상의 경우, 유치, 미성숙영구치, 성숙 영구치의 처치와 기간 등이 모두 다르다.
따라서 너무 세부적인 기준이나 follow-up 기간 등을 떠올릴려고 하기 보다는,
공통적이고 본질적인 원칙을 기억해두는 것이 좋다.
그것만 숙지하고 떠올리기에도 만만한 일은 아니다.

치과에 찾아오는 대부분의 외상 환자는, 넘어져서 앞니를 부딪혀 오는 환자이다.
보통 입술주변이나 얼굴에도 찰과상을 입은 상태이며, 앞니의 경우 절단연쪽이 약간 부러져서 오는 경우가 대다수이다. 가장 기본적으로 파노라마 또는 Peri-apical사진을 찍어야 하고, 육안으로 확인 및 타진검사, EPT검사 등이 시행될 수 있다.

Peri-apical사진을 보면 치근위치의 변위는 대부분 없고, 치주인대강의 폭은 평범한 치아와 비교하여 약간더 좁거나 약간더 넓은 양상이 나타난다.
치근이 협-설측 변위가 일어났는지 여부를 정확히 진단하기 위해서는 CT를 찍어봐야만 알수 있으며, Peri-apical사진으로 판별은 불가능하다.

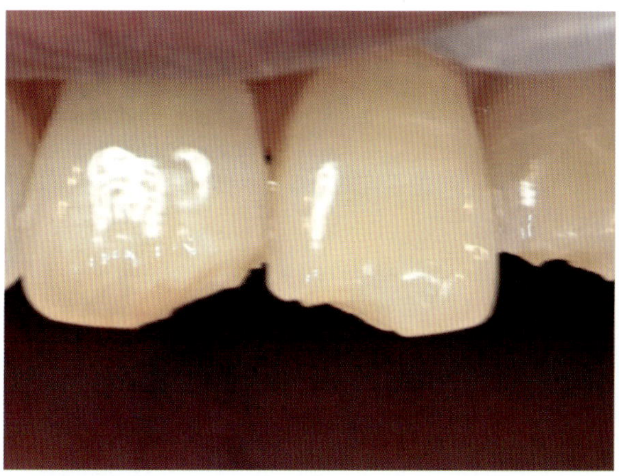

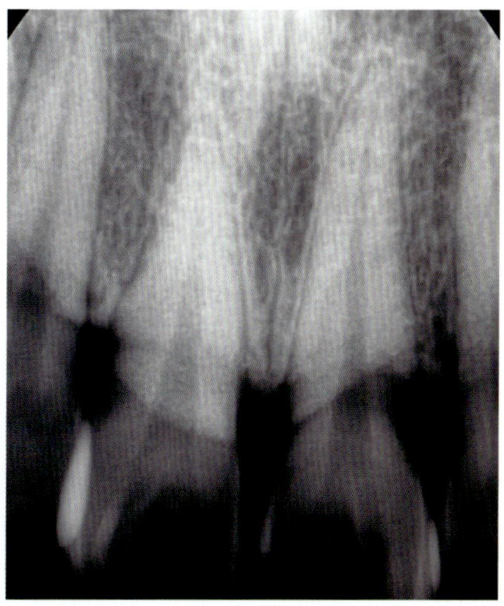

(좌)대부분의 치아 외상 케이스는 위 사진과 같다. 대부분 물기가 많은곳에서, 얼음이 언 곳에서 미끄러져 부딪힌 것이다.
(우)PA촬영시 왜곡으로 인해 마치 치근파절처럼 보일 수 있다. 하지만 치근부의 색깔과 치관부의 색깔이 완전히 다른 것을 보라.
치근파절이 아니고 코의 음영이 나온 것으로 추정된다. 환자는 얼굴과 입술에 심한 찰과상 및 앞니 치관일부가 파절되어 내원하였다.
어떤 식으로 진탕/탈구가 되었는지 보기 위해 치주인대강을 유심히 살펴보면 좋다.

타진시에는 당연히 심한 통증을 호소하며, EPT검사시에는 반응을 하면 그나마 낫다고 볼수 있지만, 반응을 하지 않는다고 해서 치수의 손상이라고 볼 순 없다.
동요도도 눈에 띄게 나타나지 않는 경우가 대부분이다.
치관이 파절되지 않았을 경우, 전치부가 교합되지 않게 약간만 조정하고, 치관이 파절된 경우에는 수복해준다. 몇 주 뒤에도 치수의 반응이 나타나지 않고 치근단사진 및 치관의 색상에 병적인 변화가 나타

나면, 신경치료를 해야할 가능성이 있다고 환자에게 설명하면 된다.

개인적인 경험으로는 성인은 치근의 위치 변화는 거의 없고, 치관파절이 잦으며,
유아는 치근의 위치변화나 아탈구는 잦으며 치관파절은 적다.
치아 외상이 일어났을 때, 그 손상은 크게 치주, 치관, 신경으로 나눌 수 있다.

<Perio>

만약, 치아가 치조골에 함입되거나 정출되거나 엇나간 경우에는 마취후 제 위치에 정복해주어야 하고, 동요도가 너무 심한 상태의 치주적 손상이 있으면 wire로 고정해주는 것이 바람직하겠으며, 그러나 wire는 계속 유지하는 것이 아니며 어느 순간(몇주 뒤 또는 몇 달 뒤)에는 제거해 주어야한다. 자세한 기준이나 기간같은 것은 외우지 말고, 여러분들이 책을 찾아보고 프린트하여 원장실 귀퉁이에 붙여놓는 것이 좋겠다.

<Crown-Restoration>

치아가 깨진 부분이 있으면, 특히 치수가 노출되었거나 할 경우, 경우에 따라 일부 partial pulpotomy를 시행할 수 있으며, 소독하고 잘 sealing하는 것이 필요하다.
치관이 깨진 부분은 수복과 교합조정을 해줘야 할 것이다.

<Endo>

또한 외상성으로 신경이 손상받았으면 추후 엔도를 해야할 가능성이 당연히 있겠으며, 처음에는 타진에 통증을 느끼고 EPT검사에서도 반응 안하다가 나중에 저절로 회복이 되는 경우가 많다.
follow-up을 하다보면 나중에 치관이 변색되고 방사선상 치근주위로 투과성이 나타날 수 있으며, fistula가 나타나는 등 치수염 증세를 보여 엔도를 할 수도 있다.

이런 원칙을 알고 있는 상태에서 외상당한 치아를 follow-up하고 주기적으로 Periapical사진을 찍더라도, 초심자의 경우 이것을 엔도해야하는지 말아야하는지 판단자체가 힘들 수 있다.
왜냐하면 방사선 사진에서는 명확한 lesion이 생겨서 골의 변화가 나타나기 전까지는, 치수염이 있어도 전혀 티가 나지 않는다.
이때는 타진반응에 대한 민감하고 섬세한 판단, 그리고 air나 hot자극에 대한 통증이 존재하는지 섬세하게 판단하여 종합적인 결론을 내려야한다.
엔도를 하자니, 맞게 판단한 것인지 의심이 되고, 엔도를 안하자니, 앞으로 극심한 통증을 겪을것이 예상되는 상황이다. 이때는 언제 엔도에 들어가야 하는지 여러분들도 한번 고민해 보길 바란다. 필자가 여러 치과 블로그를 찾아보며 각 치과의 진료철학을 살펴보니 스펙트럼이 매우 다양하다.
뚜렷한 육안상,방사선상 징후가 없어도 현재 아픈 증상만으로 엔도에 들어가는 곳이 있고, 계속 경과관찰을 하다가 fistula나 방사선투과상이 나타날 때 엔도에 들어가는 곳도 있다.

몇가지 특수 상황도 있는데,

치근발육이 진행중인 미성숙-영구전치의 경우, 엔도를 안해도 저절로 증상이 호전되면 다행이나, 만약 증상이 심해지고 엔도를 해야 할 상황이 올 수도 있다.

이때, 치근발육이 진행중인 open-apex를 엔도하는 것은 굉장히 어려운 일이고, 상당한 리스크(엔도의 실패 및 치근발육의 중단)를 가지고 있으므로, 이에 적절히 대처할 수 있는 보존과등 이나 대학병원으로 refer하는 것이 권장된다.

또한, 유치는 완전탈구가 되었을 때 다시 재식을 하지 않는다는 점이 특이한 점이다.

영구치의 경우 등장액에 넣고 1시간내에 치과에 와서 셀라인으로 세척한 후 재식 및 고정 하는 것은 누구나 알고 있는 점이다.

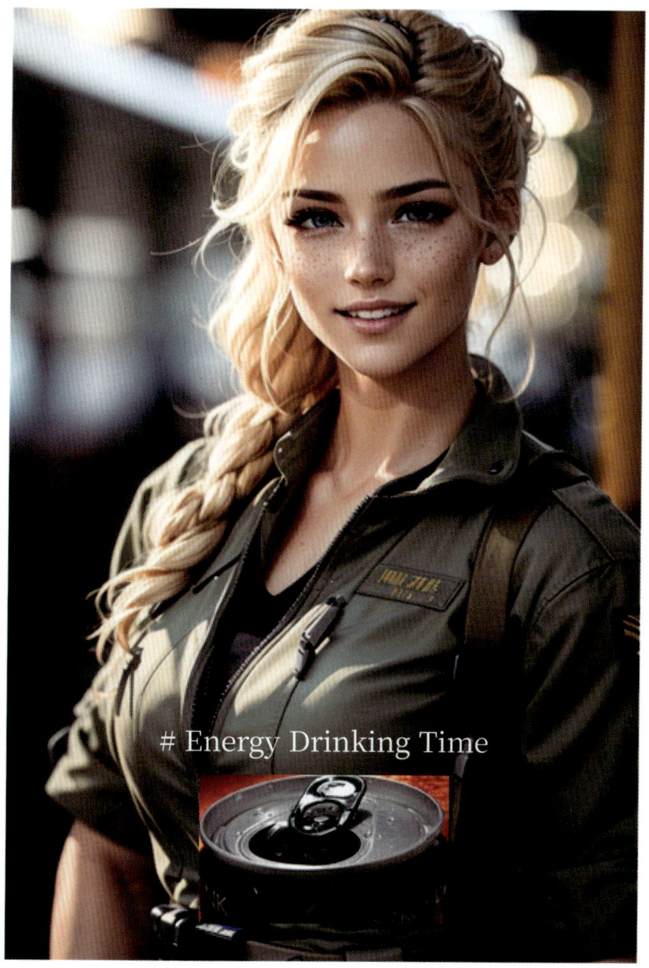

유치를 수복하거나, 소아의 영구치를 수복하는 것은, 필자 개인적으로는 성인에게 하는것보다 최소 '10배'는 더 힘든 작업이다.

소아는 일단 키가 작기 때문에, 일반 성인용 체어에 누우면 헤드레스트 부위까지 올라가지 않아 고개가 아래로 숙여진 상태이며, 이에 따라 술자는 고개를 엄청나게 꺾지 않으면 구내를 들여다 볼수가 없다.
또한 개구량은 당연히 기대할 수가 없고, 입을 어느정도 크게 벌린 상태이면 입안에 있는 물이 목구멍으로 넘어가고(목구멍을 닫는 능력이 발달되지않음), 석션기가 약간 깊은부위에 들어가자마자 구역반사가 일어난다.
마취를 하려고 하면 아무리 안아프게 자입하고 느리게 마취하여도 치과가 떠나갈 듯이 우는 아이도 있고(정말 1분에 1ample주입하는 속도로 해도 그럴 수 있다),
마취를 안하고 충치치료라도 하면 버가 한두번 스칠때마다 엄청난 고통을 호소하므로 굉장한 트라우마를 입음과 동시에 술식도 진행되지 않는다.

어지간히 협조도가 좋은 어린이가 아니면 처음에는 절대 입을 벌리지 않으려고 하며, 유공포를 덮으면 공포감이 상승하기 때문에 유공포를 덮지 않으려고 한다. 그러면 각종 날카로운 치과도구들을 직접 눈으로 보게 되어 지레 겁을 먹고 치료를 거부하는 경우도 많이 생긴다.
혀도 조절 할 수 없이 움직이고, 소아의 대구치 부위의 경우 어른과는 다르게 혀의 위치가 치아의 교합면 보다 높으므로(구강이 좁고 맹출이 덜 되어), 항상 침이 교합면으로 흘러내리게 되어 방습과 건조는 거의 불가능할 정도이다.

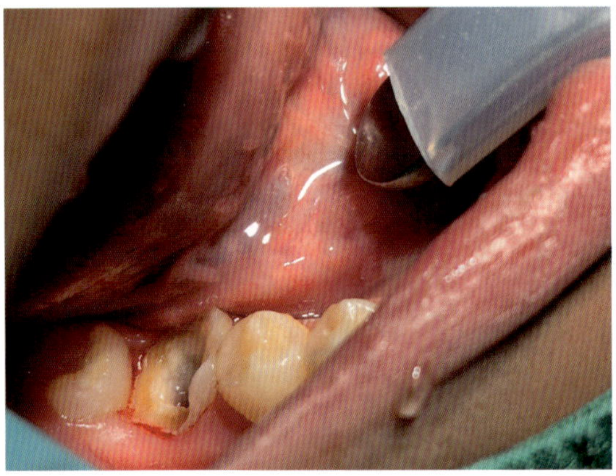

혀의 위치가 상대적으로 치아의 교합면보다 훨씬 높고,
침분비가 왕성하기 때문에 리트랙션을 하여도 침과 물이 고이게 된다.
러버댐 착용이 권장된다.

그래서 소아에게는 레진수복보다는, 방습과 건조에 영향을 덜 받는, 그리고 적층충전이 필요하지 않은 GI로 수복하는것이 효과적인 것이다. 이는 뒤에 후술 될 것이다.

이런 소아진료의 특성상 개구기와 마취 및 진정은 필수적이며, 그에 더해 옆에서 끊임없이 누군가(부모님, 또는 만화영화가 나오는 TV)가 회유하고 다독여줘야 한다.

필자가 그동안 지켜보았을 때 소아의 진료에 들어가기 위해서는 어느 정도 '회유'의 시간이 최소 10분 이상 필요하다. 사실 이 시간은 스텝개인의 성격과 아이를 다루는 기술과 육아경험등에 의해 많이 좌우된다. 이 과정에 익숙치 않으면 아이를 회유하지도 못할뿐더러, 엄청난 에너지 소모를 겪을 수가 있다. 환아가 공포감을 느끼지 않도록, 치과 스텝들과 의사가 '같은 편'임을 인식시키고 '해치지 않을 것'이라는 느낌을 부여받아야하며, 그에 대해 천정 TV나 인형등으로 '주의를 환기'할 환경도 필요하다. 다시말해, '술전-처치'가 필요하며, 경우에 따라 아산화질소 흡입진정시간을 가지기도 한다.
술 중에는 치과의사의 빠르고 정확한 우식제거와 코튼롤&거즈 등을 사용한 방습기술 및 충전을 빨리 하는 기술이 필요하다.

치료 시작전에는 아이들의 유형이 다양하다. 울면서 저항하는 아이와, 용기내어 덜 울면서 저항하지 않는 아이가 있다. 처음에 협조도가 좋은 아이는 일단은 치과체어에 잘 앉고, 각종 미러와 3-way 시린지 등에 거부감이 덜하다. 그리고 보통 술식 내내 움직이지 않고 가만히 있으며 입을 잘 벌려줄 것으로 예상된다. 이런 점으로 볼 때 술식의 난이도는 '아이의 협조도'에 90%이상 달려있을 것 같지 않은가?
하지만 꼭 그렇지는 않다.
치료 중 '통증을 경험'할 경우 아무리 협조도가 좋은 아이라도 가만히 버텨내주는 아이는 아무도 없다. 무슨 말이냐면, '적절한 마취'가 가장 중요하다는 얘기이다.
아무리 일찍 철들고 마치 20대처럼 성숙하고 강인해 보이는 아동도, 치료중에 마취가 덜 되었는데 치수 근처 까지 bur로 우식을 제거하거나 했을 때 버텨낼 수 있는 아이는 한명도 보지 못하였다. 그럴 경우 오히려, 초기에 협조도가 매우 안좋았는데 적절히 마취가 퍼진상태에서 진료를 받는 아이보다도 협조도가 훨씬 더 안좋아진다.
아이는 심하게 울고, 고개를 좌우로 흔들며, 손을 갑자기 들어올리기도 한다. 최악의 제스쳐는, 환아가 두손으로 자기 입을 막는 것이다. 이런 행동이 보일때는 당일 본원에서 진료는 거의 힘들어진다.
따라서 마취는 그야말로 가장 중요한 요소라고 할 수 있을 것이다.
아이가 마취를 무서워 한다고 해서 도포마취만 하고 들어가거나 침윤마취를 안하면 안된다. 그러면 결국은 마취에 수반되는 통증정도와는 비교가 안되는 큰 화를 당하게 될 수 있다.

아이가 머리를 좌우로 마구 흔들어대면, 그땐 일반진료를 하는 치과의원에서 진료가 불가능하다. 소아가 진료받고 갈 수 있느냐 없느냐는, 바로 여기에 달려있다.
아이가 아무리 시끄럽게 울고, 혀를 움직이고, 침이 구강내에 가득차도 입만 벌리고 가만히 있어준다면 치과 직원 모두의 헌신적인 노력에 의하여 어떻게든 치료조건을 만들 수 있는데,
입을 닫거나, 입을 손으로 막거나, 머리를 좌우로 마구 움직이는 경우는 더 이상의 진료는 불가능할 것이다. 이런 아이는, 소아치과에서 진정치료와 함께 pedi-wrap으로 감싸고 2명이상이 머리를 감싸고 개구기를 유지하는 노력이 없이는 진료가 불가능하며, 그마저도 버에 의한 구내 손상이 생길 확률이 높다.

사실, 소아진료에서 가장 효과적이고 진료에 안정감을 주는 도구는 pedi-wrap이다.
이것이 없이는 물리적인 속박을 할 도구가 사실상 없다. 즉, 환아를 컨트롤 할 수 있는 역량이 거의 없는 것이며, 진료에 있어서의 '환아의 협조도' factor에 대부분 의존하는 꼴이 되고 만다. 때문에 스텝과 진료하는 의사는 환아에게 '휘둘리는' 상황이 되기 쉽다. 그러므로 소아진료가 스트레스가 되는 것이다.

pedi wrap에 추가하여 좀 더 욕심내면 1st assist외에 2nd assist 선생님까지 있다면 더할 나위 없을 것이다. 아이 진료시 머리 고정장치로 고정을 한다 해도 한번 해드뱅잉을 시작하면 suction을 맡아줄 선생님 외에 꼭 한 사람 손이 더 필요한 경우가 자주 생기기 때문이다.
또 하나의 중요한 요소는 SS-crown이다.
Ss-crown없이 GI로만 대충 땜질(?)하는식의 진료는 자주 gi재료가 탈락해서 오는 환자들로 인해 치과 신뢰도가 추락하는 불상사를 맞을 수가 있다.

따라서 소아를 볼것이면 최소한 pedi-wrap/ss-cr의 진료 환경을 준비하여야 한다고 볼 수 있다. 그렇지 않으면 그냥 '살신성인'하여 소아를 진료하는 꼴이며, 진료퀄리티는 낮은 수준의 variation안에서 맴돌게 될 것이다. 자신의 능력 밖이라고 생각되면 과감하게 소아치과로 refer를 하는것도 그 치과 구성원과 환자 모두 만족하는 전략일 것 같다.

<유치발치>

유치발치 정도는 초심자도 해야하고, 할 수 있는 영역이다.
대부분의 아이들은 유치발치정도에 대해서는 거부감이 없다. 그리고 별로 아프지 않다는 것을 경험을 통해 알고 있다. 그러나 이는 치과의사의 진단역량에 크게 의존하는 일이기도 하다.
다시말해, 치근이 얼마나 남았을 때 안아프게 발치가 잘 되는지를 알고 있어야 한다.
치근이 거의 소실되어 남은 것이 거의 없다 하더라도, 확인해보면 동요도는 거의 없으며, 발치시 상당한 정도의 저항감과 통증을 유발하기 때문이다.

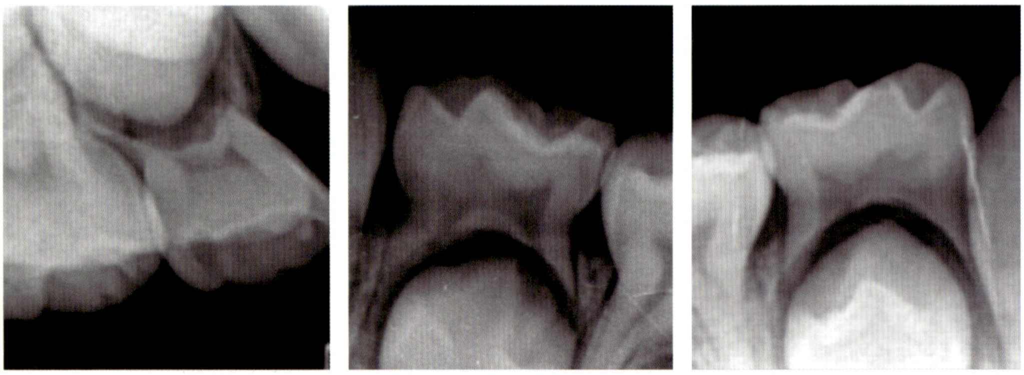

이 정도는 뽑을 날이 아직 한참 남은 것이며, 전혀 동요도가 없다.
이러한 치아를 마취없이 뽑았다가는 잘 나오지도 않고, 환아에게 엄청난 트라우마를 유발한다.

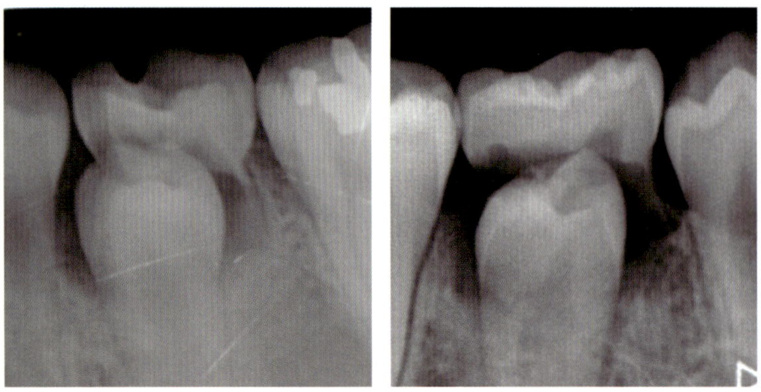

이정도로 치근이 1개 남아 보여도 잘 나오지 않는다.
동요도가 없다.
저 부분이 꽤 단단하게 뼈와 결합되어 있다.
발치기술이 좋으면 수월하게 뽑을수도 있긴 하다.

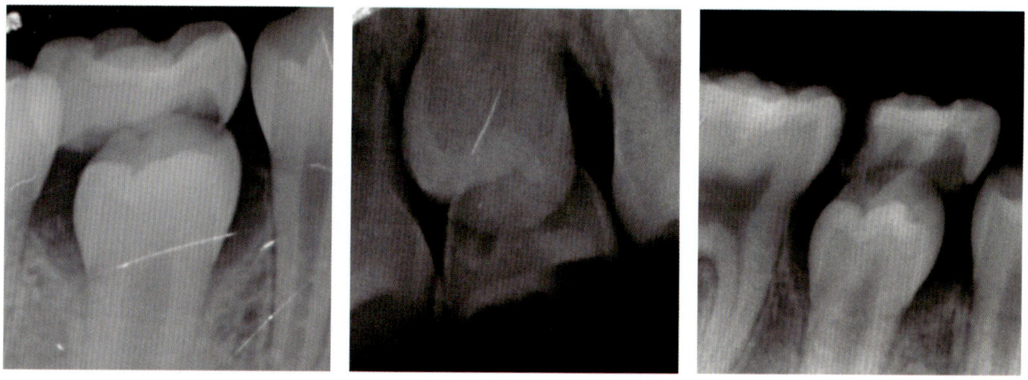

이 정도가 되었을 때 뽑는 것이 가장 알맞다. 동요도는 없는것부터 ~ 심하게 흔들리는 것까지 다양하다.
동요도와는 상관없이 포셉발치가 매우 용이하다.
환아에게 가는 통증자극은 0.1초 정도이며, 치질과 gingiva의 결합이 끊어지는 통증이 생길 뿐이다. 보통 눈한번 찌푸렸다가 마는 정도이다.
어떤 아이는 필자가 손으로 치아를 흔들어볼 때, "에이 그렇게 하지마. 집게로 해"라고 가르침을 준 적도 있다.

치근이 거의 다 소실 되기 전까지는 특별한 사유 없이는 유치발치를 하지 않는 것을 권장한다. 교정적인 치료를 도모하는 연속발치술이나, 영구치가 제길을 못찾고 맹출이 지연될때는 좀 일찍 뽑아줄 수도 있지만, 미리 아무 유치나 발치하는 경우에는 저작능력이 감소하며, 공간폐쇄도 일어나 영구치의 크라우딩을 유발할 수도 있다.

유치발치시 마취는 어느 경우에 해야할까?

방사선상에서 후속영구치가 직전까지 올라와, 치근이 다 소실된 유치이고, 구내 확인시 동요도가 상당할 경우는 마취를 아예 안해도 통증없이 뽑히지만,
치근이 조금이라도 남아있고, 구내 확인시 동요도가 거의 없는경우에는 도포마취만으로는 거의 아무런 효과도 없으며, 전정마취나 침윤마취를 반드시 시행할 것을 권장한다.
사실 이 경우에는 다음에 치아를 뽑는 것이 맞기는 하지만, 치과에서는 다양한 상황이 있을 수 있고, 만일 대표원장이 발치를 진단했을 경우, 페이닥터가 그것을 거부하고 다음에 오라고 하기에는 상당히 어색한 상황이 펼쳐질 것이다.
만일 적절한 마취를 하지 않고 동요도가 없거나 적은 유치를 발치했을 경우, 그 아이에게 평생에 걸쳐 남을 치과 트라우마를 제공할 수 있다. 적어도 다음 내원시에는 유치발치를 심하게 거부할 것이다. 그 원인을 당신이 제공하게 될 수도 있다.

개인적으로 유치발치를 실제로 할때는 위로 잡아 뽑는 것이 아니라, 수평적으로 회전시키며 돌려 뽑으면 가장 저항감이 덜하게 잘 뽑히며, 환아도 통증을 거의 느끼지 않는다.

<유치의 GI/Resin 수복>

소아의 진료의 많은 부분을 차지하는 Glass Ionomer 또는 레진 수복에 대해 다루어 보자.
주변의 지인 치과들을 참고해 볼 때, 소아치과에서는 유치수복시 높은 강도 등의 이점이 있기 때문에 레진 치료를 많이 하는 편이고(보험이 적용되는 GI의 상대적으로 낮은 수가가 시간과 노력 대비 손익분기점을 넘기기 어려운 점도 영향이 있을 것이다), 일반 성인 치과에서는 소아진료를 신속하게 마무리하기 위해 GI를 많이 하는 것이 추세인 듯 보인다.

GI를 사용할때의 이점은 무엇일까?

GI는 레진에 비하면 Etching과 Bonding 단계가 생략되므로, 수복하기가 '훨~씬' 더 편리하여 진료시간이 단축된다.

그런데 GI 수복시에는 dentin conditioner를 도포해야 한다고 배우지 않았나?

교과서적으로는 그렇다.

그런데, 도포를 하고 하든, 안하고 하든 간에 유지력에 주목할 만한 차이가 없어서 많은 개원가에서는 우식 제거 후 바로 GI로 충전하는 편이다.

또한 적층충전 스트레스가 없고, '그저 잘 짜올린다음에 흘러내리기 전에 중합을 해야하는' 레진과 비교하면 모양을 어느 정도 만들어 낼 수 있기 때문에, Chair-time이 확연히 짧아진다.

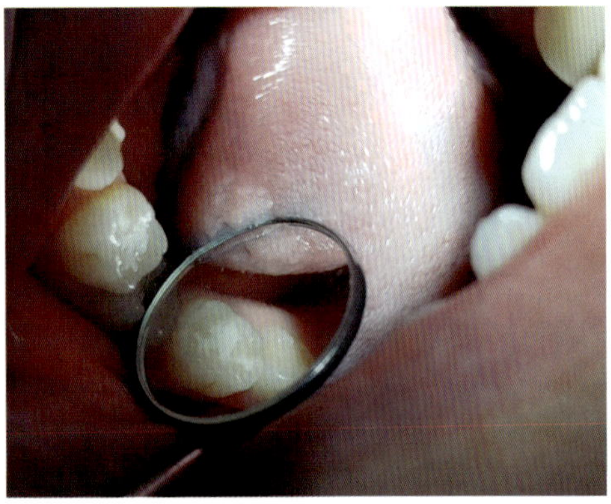

유치 교합면을 GI로 수복하였다 – Dr.김항범 원장님 제공

그렇다면 GI는 레진에 비해 얼마나 약하고 얼마나 금방 떨어질까?

필자의 임상 경험으로 비추어 볼 때, GI는 교합면 수복시 대략 2년 정도까지는 큰 탈이 없고 잘 쓰는 편으로 보여진다.

2년 이후 GI로 수복한 치아들의 50% 정도는 깨지거나 탈나는 경우가 생기는 듯 하다. 나머지 50%는 계속 유지되는 편이다.

이 정도면 나쁘지 않은 재료이지 않은가? 환자 입장에서는 1만원 남짓의 치료비로 그 정도의 기간동안 수복물을 유지할 수 있다면, 혹여나 2년정도 경과하여 떨어진다 해도 큰 불만은 없는 듯하다.

그런데, 문제는 GI를 인접면에 사용할 때이다.

유치의 경우 특히 D번(#54, #64, #74, #84 치아)의 distal면은 인접면 우식의 단골 이환부위인데, 여기에 GI로 수복할 경우 2년까지 유지를 기대하기는 어렵고, 만약 떨어져 나갈 경우 근관치료로 이어지는 경우가 생긴다.

그러면 술식을 진행한 치과의사로서 면목이 없어진다.

이런 상황을 만들지 않기 위해, 특히 유치 D번 인접면 우식에서 SS crown 수복은 매우 필요하다.

그러면 레진으로 수복할 때는 어떠한가?

유치의 레진수복은 확실히 GI수복에 비하면 기본적으로 chair-time이 2~3배 이상 걸리고, 환아의 협조도가 따라주지 않을 경우에는 3~4배 이상도 소요되는 술식이다.

레진은 강도면에서 우수하지만, 치아에 '적절한'(방습과 지혈면에서) 에칭과 본딩이 선행되지 않을 경우 오히려 GI에 비해서 계면 착색이 몇 달안에 생겨서 환자가 재내원하게 될 수 있다.
그러나, 환아를 적절히 컨트롤할 수 있는 진료환경 아래서 '잘' 시행하였을 경우에는 상대적으로 높은 수가, GI에 비해 높은 내구성(2년보다 더 오래감)을 보이기 때문에 만족도가 좋은 재료이다.

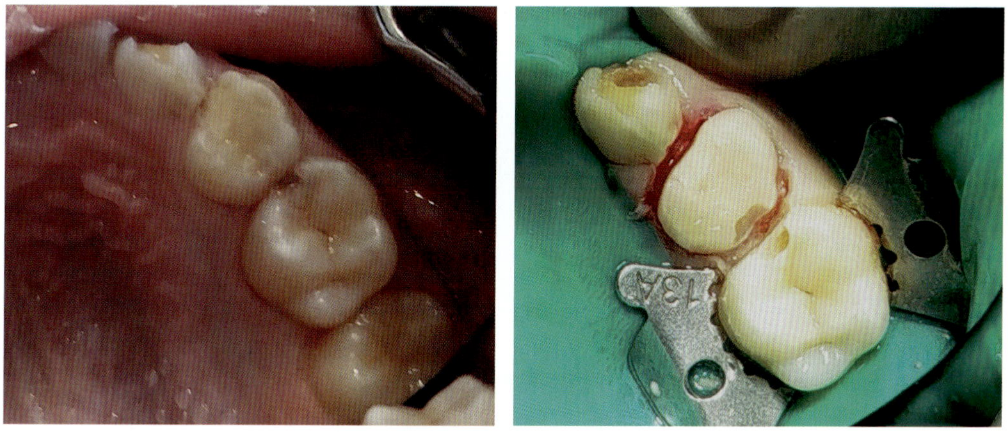

(좌)#64(D번) distal과 #65 mesial부위가 우식에 이환되었다.
(우)우식이 모두 제거되고, #64 치아는 SS-crown을 위한 prep을 한 상태이다. - Dr.김항범 원장님 제공

필자의 경우, GI와 레진을 비교하자면, 진료 중에 소아가 잘하다가도 갑자기 예상치못하게 협조도 저하가 발생했을때는 레진 술식을 이어가기가 어려운 경우가 종종 발생한다.
그러므로 유치의 레진수복보다는 GI수복을 선호하는 편이다.
다시 말해, 레진 수복을 하려면 '잘' 할 수 있는 환경이 갖춰지고, 환아가 동요하지 않게끔 마취가 적절히 이루어 져야 하며, 술자의 적절한 방습, 지혈능력이 필요하다.
그렇지 않으면 예후가 GI로 수복하는 것만도 못하게된다.
그런 의미에서 초심자들이 다루기에는 GI가 훨씬 편리할 것이다.
GI로 유치수복시 못해도 중간은 갈 수 있으나, 복합Resin으로 수복시에는 'all-or-nothing'과 같다.
잘 붙어있거나 아예 붙지 않거나 둘 중 하나일 것이다.

<유치의 엔도 및 크라운>

유치의 경우 치수강이 굉장히 넓고, 조금만 뚫고 들어가면 바로 나오는경우가 많아 오히려 성인엔도보다 몇배는 쉽다고 볼 수 있다.
게다가 근관의 개수나 위치도 성인엔도의 경우와 굉장히 유사하다.
게다가 근관장측정의 필요성도 떨어져, 파노라마상에서 대략적으로 근관장을 확인하고, 파일링하면서 저항감을 느끼는 수준에서 근관장에 대한 감을 잡는다.

유치 엔도시 성인과는 다르게 calcipex가 아닌 vitapex를 충전하는 것은 모두들 알고 있을 것이다. 이때 vitapex syringe는 calcipex보다 짤 때 잘 나오지 않아, 치근 끝까지 충전하기가 매우 어려운 점이 있다. 치근단끝까지 시린지팁을 밀어넣고, 조금씩 여러번 짜면서 치근단부위의 밀폐를 도모하고, 후에는 약간 빼서 시린지를 짜면서 딸려 올라오는식으로 충전하는 것이 좋다.

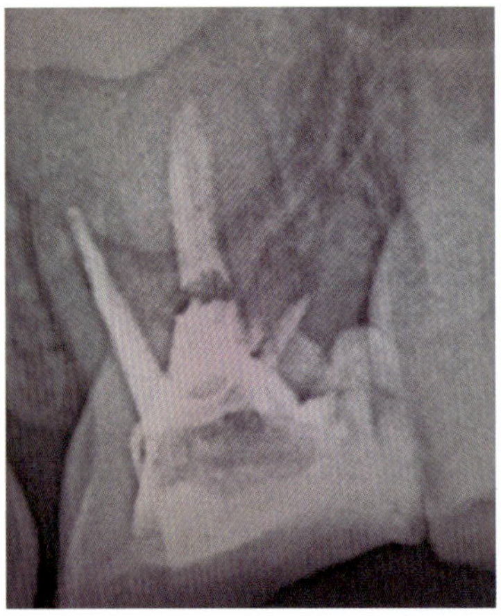

필자가 2년차때 했던 유치 엔도 및 vitapex필링 사진
파일링은 다 되었으나, vitapex가 한근관에서 끝까지 들어가지 않았다.
그때는 그냥 대강 근관안에 넣고 대강 몇초간 짜는 식으로 충전하였다.
그러다가 시린지에서 vitapex가 떡이 지면 잘 나오지 않고 빈 공간도 많이 생겼다.

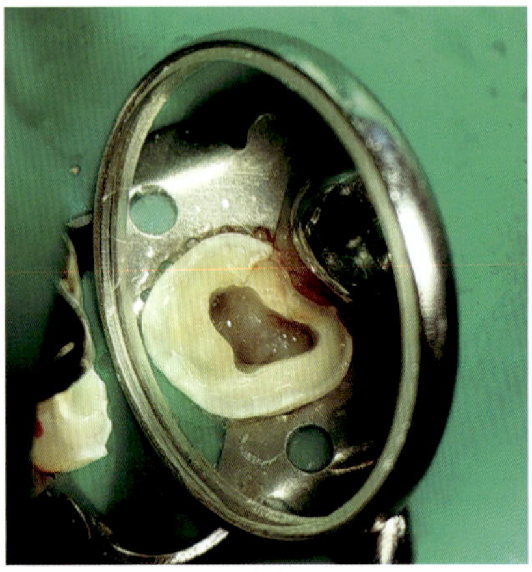

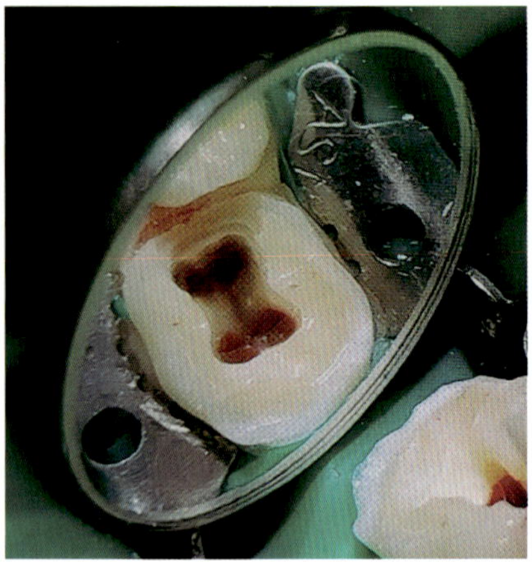

(좌) 상악 유구치 AO사진
(우) 하악 유구치 AO사진 – Dr.김항범 원장님 제공

치수노출이 되지 않았을 경우, 엔도하지 않고 vital crown을 시행할 수 있다.
그러나 우식만 제거하고, 치수노출 시키지 않는 것은 어려운 편이며, bur를 섬세히 다뤄야 한다.

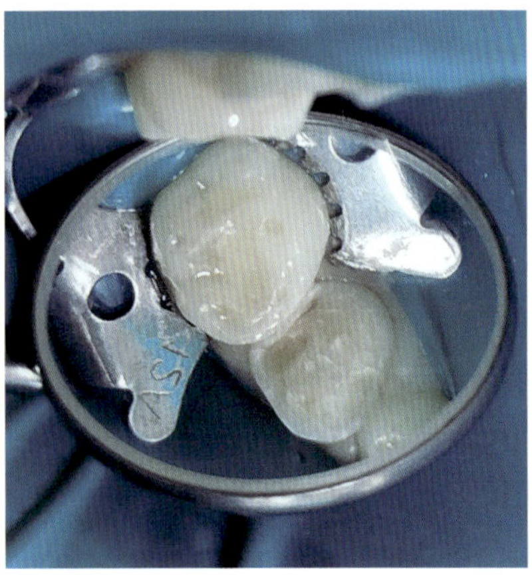

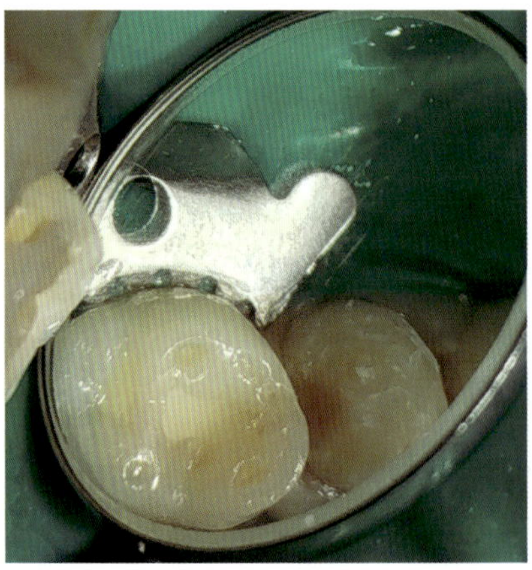

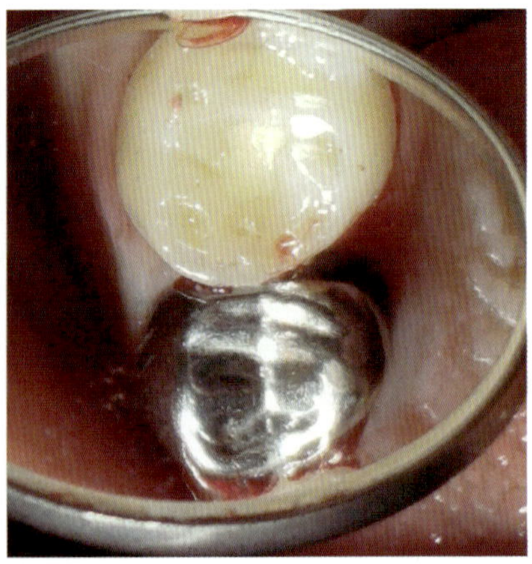

(좌) 인접면 우식으로 인해, 엔도없이 vital크라운 계획을 세웠다.
(중) 우식제거 및 crown prep이 된 사진
(우) ss crown 시적 사진 – Dr.김항범 원장님 제공

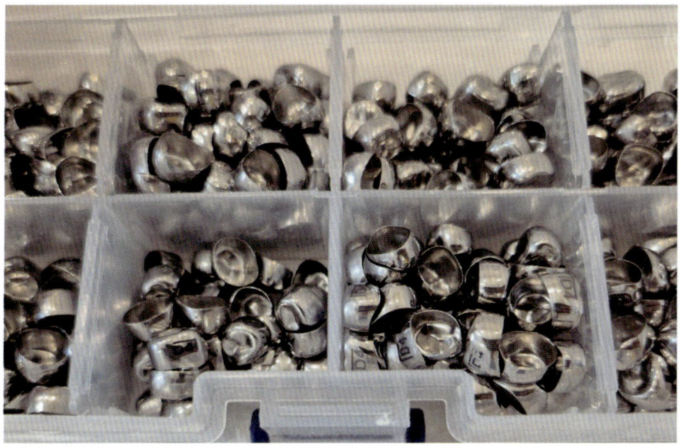

다양한 사이즈의 ss크라운

<미성숙 영구치의 엔도>

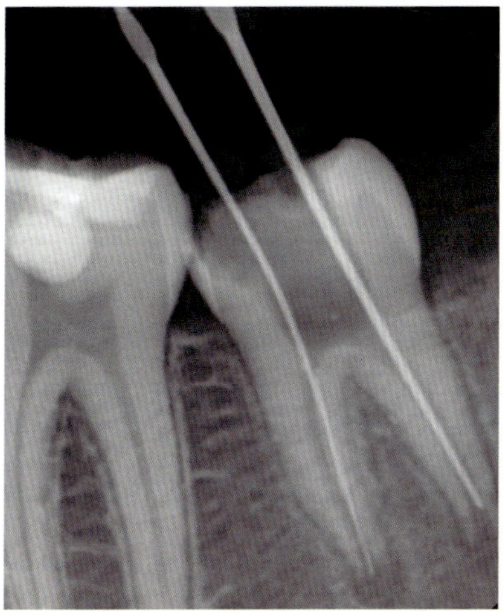

미성숙 영구치의 경우 가장 도드라지는 점은 치근첨부가 열려있다는 것이다(open apex) 상당히 많이 열려서 그냥 gp cone이 빠져버릴만큼 열려있는 것부터, 거의 성인치아처럼 닫혀가는 것도 관찰이 된다.

그런데, 과연 치근단의 저 동그란 bulb같은 투과상에는 도대체 어떤 조직이 있는것일까?

미성숙 영구치를 엔도하다보면 항상 root-zx로 근관장측정이 잘 안되며, 파일링을 해도해도, 근관세척을 해도해도 계속 깊은곳에서 bleeding이 올라온다. 마치 치근단에서 무슨 조직인지 계속 자라서 올라오는 느낌이다. 아마도 치근단의 저 bulb안에 있는 조직과 관련이 있을 것이다.

그래서 청소년의 대표적인 미성숙 영구치인 사랑니를 발치후 관찰해 보았다.

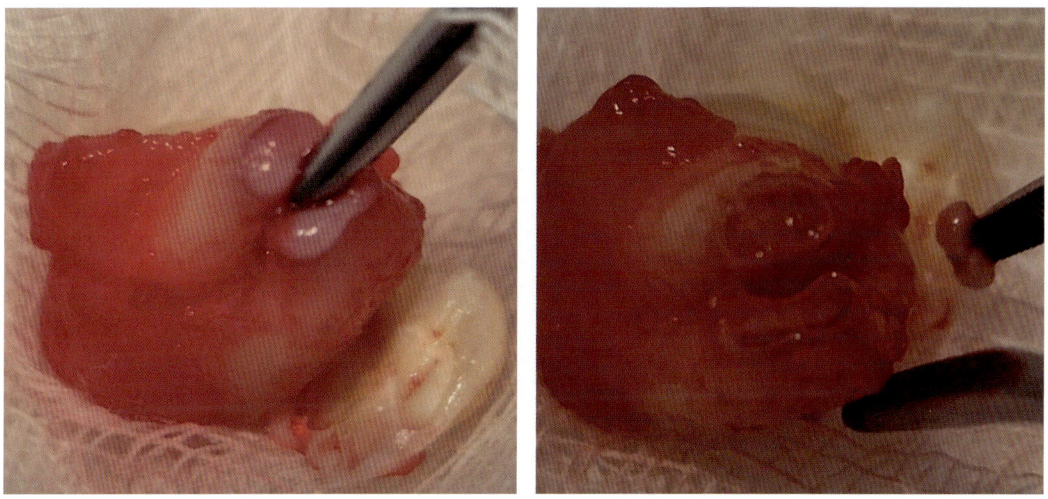

(좌) 치근단의 bulb같은 조직이 관찰된다, 핀셋으로 만질 때 말랑말랑한 느낌이다.
(우) 조직을 떼어 보았다. 치근첨이 open-apex형태로 되어있다.

미성숙영구치의 경우 추후 신경의 회복과 치근성장을 도모하기 위해 revasculization을 진행할 수도 있고, calcipex를 주기적으로 첩약하고 계속 갈아줄 수도 있다.
그러나 난이도의 문제가 있기 때문에 완전히 발수를 하고 충전해버릴 수도 있다. 이 경우 치근의 길이 성장이 일어나지 않으며, 저-맹출 상태로 유지될 수 있음을 보호자에게 고지해야할 것이며, 특히 전치부의 경우에는 후에 상당히 민감한 문제로 대두될 수 있음을 알아야 한다.

필자가 미성숙 영구치의 엔도를 할때는, 개인적인 경험이지만, 아무리 발수를 하고 파일링 및 소독을 하고 마취를 하여도 근관내부를 건드릴 때 아픈부분이 종종 생기는 경향이 있으며, 이미 한번 파일링을 한 깊이 까지 다시 파일링을 할 때 출혈이 또 생기는 경향이 있었다.
또한 소아청소년의 특성상 개구량이 작고, 오래유지하기가 힘들며, 구강내에 침분비가 매우 활발하여 세척도 많이해야하고, path도 잘 안나오는 경향이 있었다. 이는 엔도를 조금 더 고되게 하는 원인이 된다.
그리고 open-apex이기 때문에 gp cone충전시 50번 이상의 cone들로 충전되는 경우가 많았다. 이 같은 점들이 성인치아의 엔도와 다른 점이었다.

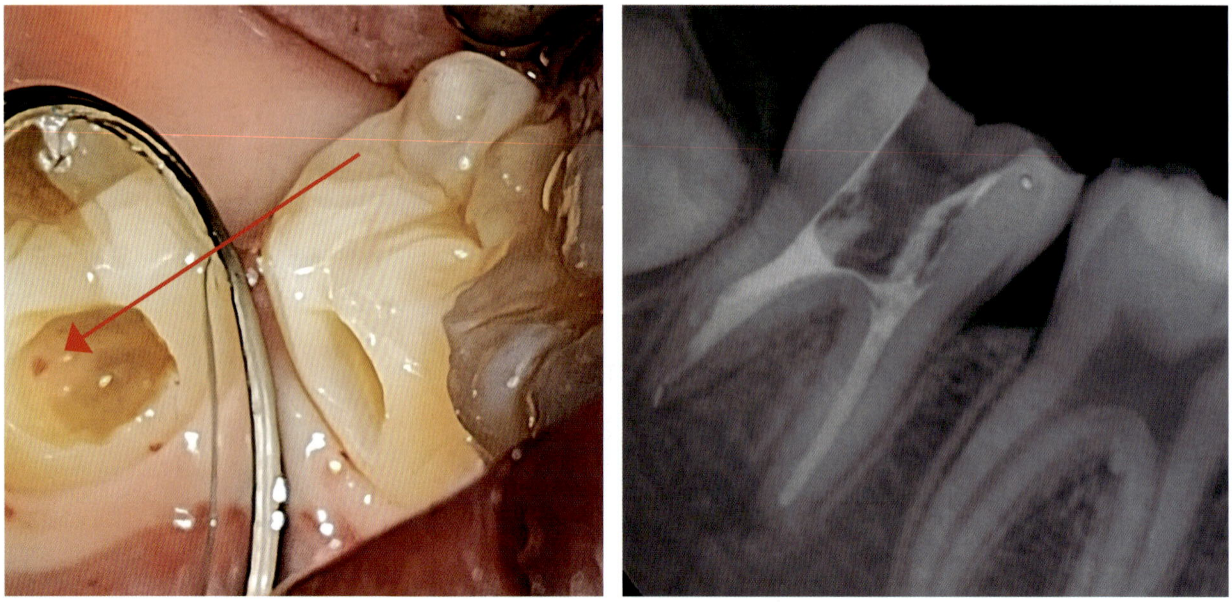

(좌) buccal groove부분의 심한 우식으로 인해 치수가 노출되었고, 타진에 반응이 심하여 엔도에 들어갔다.
치근의 성장이 이미 거의 다 일어나, 완전발수를 목표로 하였다.
(우) 힘들고 고된 엔도 C/F후의 사진

임플란트의 경우 식립에 있어서 정해진 기준은 거의 없으며, 너무나 많은 것이, 치료를 하는 술자의 철학에 따라 달라진다.
따라서 무엇인가 정해진 기준이 있을 것이다 라는 생각을 버리고 시작하는 것이, 이 분야의 공부에 있어 더 편해지는 길인 것 같다.
본인은 임플란트에 대해 많이 아는게 없으나, 단 하나 정확히 알고 있다고 생각하는 것은 '정해진 것이 없다'이다. 그러나 원칙적인 면에 있어서의 '중론'은 있다. 그걸 알려줄 것이다.

치아를 발치하고 나서, 발치후 골이식을 포함한 즉시식립을 할것인가 자가골이 차오를때까지 n개월 기다릴것인가는 '뼈를 어떻게 만들것인가'하는 술자의 철학에 따라 달라지는 것이다.
차오르는 bone의 밀도나 퀄리티에 있어서는, 당연히 발치후 무작정 오래기다릴수록 질좋은 자가골이 채워질 것이다. 그러나 그렇게 오래기다릴 시간적 여유가 없고, 오래기다려도 뼈가 안차는 부위도 있으며, 치과가 너무나도 많은 요즘에는 그런 방식이 환자들 사이에서 경쟁력이 떨어지는 것은 당연하다.

또한 식립을 어느 위치에 할것인가, 뼈가 충분한 곳으로 찾아들어가 식립할 것인가, 아니면 뼈는 불충분해도 인접치와의 path가 나란하고 대합치와의 공간이 바람직한 spot에 식립할 것인가도 달라질 수 있다.
당연히 픽스쳐의 고정력을 위해서라면, 뼈가 있는곳으로 찾아가 심는 것이 나을 것이다.
그러나 그로인해 임플란트의 path가 바람직하지 않게 되면 추후 보철물이 작용하면서 유해한 힘을 받아 장기예후, 즉, 픽스쳐와 어버트먼트의 파절과 임플란트 주위 골소실에 영향을 받을 것이다. - 이 부분에 있어서 심화적으로 공부해보고 싶다면 '김영삼 원장의 임플란트 달인되기' 책을 읽어볼 것을 권장한다. 주로 이러한 심도있는 내용들로 구성되어 있다.

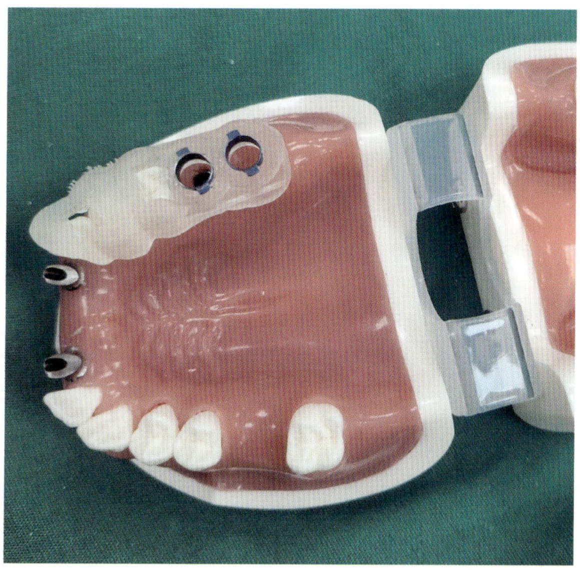

요즘에는 픽스쳐의 식립위치는 '가이드' 제조 회사에서 정해져서 오기도 한다.
식립은 치은절개하여 플랩을 열고 골을 노출시킨 뒤 할 수도 있고, 플랩리스로 치은을 펀칭하고 골에 드릴로 뚫고 들어가 할 수도 있다.

모형상에서 가이드를 끼우고 드릴링을 준비하는 사진

발치 즉시 식립의 경우, 치근이 박혀있었던 모양이 그대로 유지되어 있으며, 발치와 안쪽을 보면서 할 수 있기 때문에, 이것도 어느정도의 '가이딩 역할'을 한다.

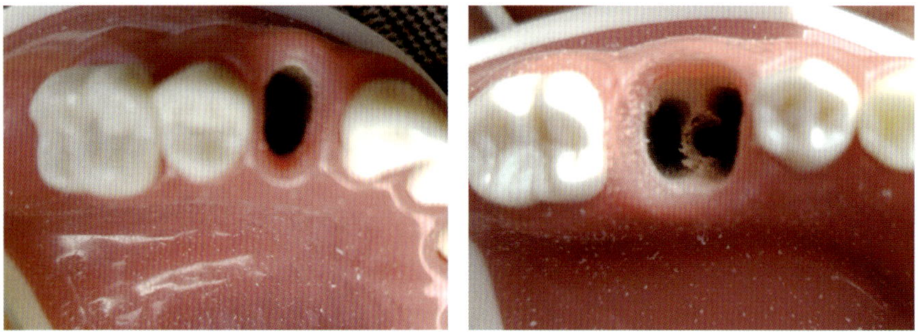

각각 소구치, 대구치의 모형 발치와에 픽스쳐 식립을 위한 드릴링을 한 모습

플랩을 열고 골을 노출시키면 당연히 술후 부종이나 통증이 클것이고, 골을 노출시켰기 때문에 골질과 골높이를 눈으로 보면서 식립할 수 있을 것이다. 치조골 성형을 동시에 시행할 수도 있을 것이다.
플랩을 열지않고 치은을 punching해서 식립하면 술후 부종과 통증이 줄고, 매우 간단하고 빠르며, 그렇지만 골높이를 육안으로 잘 볼 수 없고 방사선사진에 의존해야하며, 지금 올바른 path로 들어가고 있는것인지 오직 가이드에만 의존하고 골의 경계와 비교하여 내가 환자의 구내에서 육안으로 알아차릴 수 있는 방법은 없을 것이다.

식립후에 무조건 커버스크류를 달아서 플랩안에 묻어둘것인지, 아니면 힐링어버트먼트를 바로 달아서 치은밖으로 꺼내서 주변 연조직 형성을 빠르게 도모할 것인지도 달라진다.
대부분 초기고정이 안나오면 커버스크류를 달아 묻어놓고, 초기고정이 나오면 힐링어벗을 껴서 밖으로 꺼내놓는다.
우리는 교과서에서 커버스크류를 달아 무기한 묻어놓는 것이 정석이고, 추후 플랩을 여는 세컨서저리를 한다는 것을 대학병원에서도 보았지만, 실상은 개원가에서는 빨리 보철을 올리는 것이 경쟁력이 되기 때문에 그렇게 하지만은 않는다.

또한 식립후 보철을 올리기까지 얼마나 기다릴 것인지는 치과마다 다르다. 다만, 모든 치과의 공통점이라 하면 상악을 하악보다 더 오래 기다린다는 점이 있겠다.
하악은 2~3개월, 상악은 그보다 더 오래(3~6개월)기다리며, 상악동거상술+골이식을 포함하여 식립한 경우 매우 오래 기다릴 수 있다. 주로 1개월마다 follow-up check를 하여 뼈 상태 등을 확인한다. 점점 픽스쳐 주위의 방사선 투과상이 짙어지면서 픽스쳐가 흔들리거나 힐링어버트먼트와 함께 빠져서 오는 환자들도 종종 있다. 한번 이렇게 빠진 부위에는 다른 방식으로 재수술을 하더라도 성공률이 높지가 않다.

임플란트 영역을 이해 하기 위해서는 기초적인 보철학적 지식과, 뼈의 생리와 관련된 치주학적인 내용이 근간이 된다. 그렇다고 해서 심화 보철 지식을 가지고, 또는 심화 치주수술적 지식을 꼭 갖춘 후에 임플란트에 '입문'해야 될까? 그건 일반의들에게는 너무 비효율적인 방법일 것이다. 그런 것은 그 분야 전문의들의 특기 영역으로 놔두면 되지 않을까 생각한다.

기본적인 보철학교과서, 치주과학교과서를 쭉 훑어보는 것 만으로도 배경지식은 적절하지 않을까 생각한다. 뭐 대단하게 알아야할 필요는 없지만, 그래도 아예 배경지식이 없고 핸즈온 키트 등의 숙지에 불과한 상태에서는 어떤 치주-보철적 문제상황의 해결이나, 예후 판단 능력은 없다고 봐도 될 것이다.

아직 임상경험이 굉장히 적은 초심자들의 경우, 임플란트 관련 진료를 쳐내기(해내기) 위해서는 대단한 6개월 이상의 세미나를 선 수강하고 할 필요까지 있을까 필자는 생각한다(물론, 1주~1달짜리로 압축된 내용이나 책들은 직접적으로 많은 도움이 될 테지만).
그런 임플란트의 '본질적이고 미시적인 부분까지 파고 들어가는 세미나'는 추후에 클리닉을 오픈하게 되고 본인 진료에 있어서 임플란트를 루틴하게 심기 직전에 듣는 것이 맞지 않을까 생각한다.
본인이 만약 임플란트 환자가 많은 병원에서 근무한다면, 필자가 설명한 위의 내용에 더하여서, 그 병원안에서 돌아가는 루틴속에서 배워도 충분하다고 생각한다. 생각보다 스텝들도 굉장히 많은 지식을 가지고 있고 우여곡절에 대한 대처능력과 상황판단능력이 뛰어나다. 진료 루틴에 대해 빠삭하게 파악하고 있는 것은 기본이다. 대단한 세미나를 들어서 그랬겠는가? 그냥 병원 내 시스템속에서 일하다보니까 자연스럽게 습득이 된 것이다.

마지막으로 본인이 뭔가 임플란트 식립을 진행해 보고 싶다고 하면, 임플란트 핸즈온을 일단 수강하고, 거기서 도구에 대해 어느정도 숙지할 필요가 있고,(사실 식립과정에서 사고를 내지 않기 위해서는, 장황한 이론보다는 핸즈온에서 얻은 지식이 95%이상일 것이다.) 거기에서 더 나아가 본인이 임플란트의 '철학'을 갖고 식립을 해보겠다고 하면, 임플란테이션의 이론적인 내용까지 숙지하는게 좋으며, 책 한 권이나 종합세미나 하나를 잘 듣는 것이 시작점이 될 것이다.

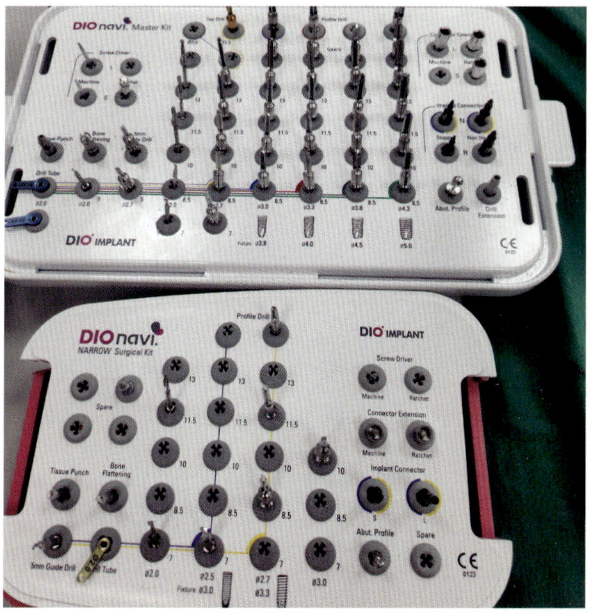

식립 키트. 굉장히 복잡해보이지만 각기 다른 굵기와 길이가 오와 열 맞춰 있는것에 불과하다.

요즘은 임플란트 세미나, 핸즈온, 가이드수술이 대중화됨에 따라 마치 초년차도 임플란트 식립을 못해보면 이상하다는 인식이 생긴 것 같다.

나는 그것의 이유가 '임플란트 세미나의 비싼 비용' 인 것 같다.
괜히 초년차 치과의사가 근무하면서 한번 써먹지도 못할 비싼 임플란트 세미나를 많이 듣느라 (그게 나였기도 하다...) 돈이며 시간이며 낭비(?)했으니, 그 비용을 회수하기위해서라도 임플란트를 식립해 보고 싶은 심정이 아닌가 나는 생각한다.

필자가 생각하기에 임플란트는 엔도, 난발치, 매복사랑니발치를 연마한 후에 나중에 익혀도 되며, 그 이유는 엔도를 통해 치근 축과 위치에 대한 감각을 익힐 수 있으며, 난발치를 통해 치근을 섹셔닝 및 septum bone을 갈아봄으로서 임플란트 드릴링의 일부를 체험할 수 있고, 매복사랑니발치를 통해 flap을 열고, 뼈를 삭제하며, suture하는 경험을 쌓을 수 있기 때문이다. 크라운 및 브릿지를 세팅하면서 얻는 교합에 대한 지식은, 임플란트 보철에도 그대로 적용된다. 물론 약간은 겉돌고 간접적으로 가는 루트이긴 하지만, 뭐 다 상관이 있고 영향을 주니 효율적이고 좋지 않은가.
임플란트는 단순히 픽스쳐를 골에다 갖다 꽂는데에 의미가 있는 것이 아니기 때문에, 그것은 넓은 운동장같은 뼈에 한번 식립해 본다고 해도, 핸즈온 한번 한 것 이외에는 거의 아무런 의미도 없다.

또한 대부분의 치과의사들이 임플란트를 가장 늦은 순서로 배우게 되는 이유, 그리고 가장 고수들의 영역처럼 여겨지는 이유는, 가장 복합적인 술식이기 때문인 것 같다.
일단 발치를 한후, 발치된 공간의 뼈를 생성해내야하며, 상악동을 들어올려야되고, 골이식을 해야하며, 약을 써야되고, 경우에 따라 flap을 열어야되고, 또 나중에 골을 안쪽에 이식해 놓고 membrane을 덮고 suture를 해야하며, 픽스쳐가 들어갈 자리에 드릴링을 해야하며, 그 위에다가는 abutment 및 보철을 올리고, 알맞은 교합을 생성해야한다.
전악 implant의 경우 VD를 재건하고 턱관절의 리모델링이 일어나는 과정까지 포함한다.

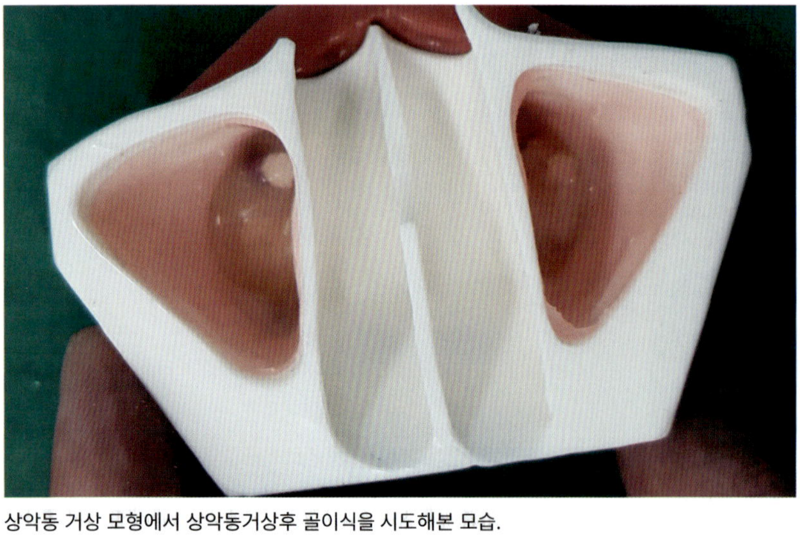

상악동 거상 모형에서 상악동거상후 골이식을 시도해본 모습.

이런 치주-외과-보철의 복합분야가 임플란트 영역이므로, 단순히 식립한번 해보는 것 그 자체가 무슨 대단한 의미가 있는 것은 아니란 것이다.

식립의 경우는 핸즈온들로도 거의 비슷하게 체험을 해볼수가 있다. 물론 인체에 하는 것은 아니라 구체적인 골의 질감같은 것은 차이가 있을 것 이지만 말이다.

Denture

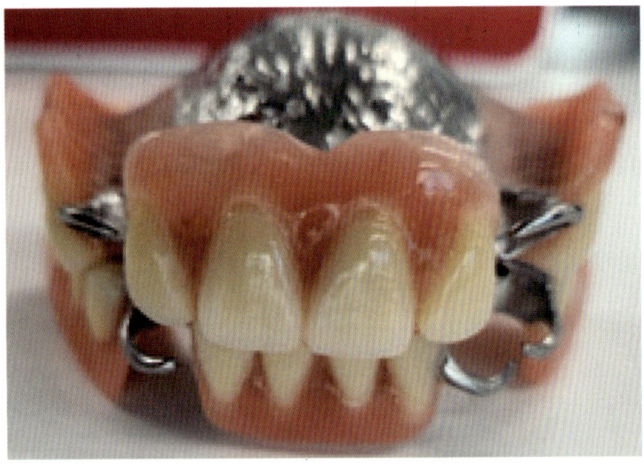

필자가 초년차때 우연한 기회에 해본 RPD.
세미나를 한번 들었기에 도전할 수 있었다.

초심자에게 덴쳐는 너무 낯설어 부담스러운 영역이다. 경력자도 덴쳐는 낯설다.
학교를 다닐 때 덴쳐로 인한 고된 실습과 평가의 악몽도 한몫을 하고 있다.
이제 막 레진의 물성에 익숙해지고, 치아의 외부와 내부 근관계의 물성, 그리고 뼈와 잇몸의 물성에 익숙해진 치과의사에게도 덴쳐는 완전히 새로운 영역이며, 또 다시 던져지는 도전 과제이다.

덴쳐를 만드려면, 사람의 치아와 뼈 뿐만이 아니라, '구강'과 '점막'의 생리학에 한두 차원 더 들어가야 한다. 음식을 씹을 때 혀와 볼이 어떻게 움직일지, 입천장이란 무엇일지, 음식은 어떻게 이동할지 한번 생각해보게 된다.

무치악의 해부학적 포인트들도 알고 있어야 되고, 덴쳐가 '유지력'을 가질수 있게 각종 해부학적 구조를 잘 impression하여야 하며, 유지력뿐만아니라 '지지력'도 가압인상을 통해 얻으라고 하질 않나, 핏체커나, 티슈컨디셔너나, 소프트 릴라이너나, 인상재, 왁스같은 다양한 새로운 물성을 또 접해봐야 하고 다룰 수 있어야하고, 심지어 교합기 마운팅까지... 어우 정말 생각도 하기 싫고 지긋지긋해진다.
이러다가 도대체 언제 개인시간을 가질 수 있나 싶다. 치과의사는 그냥 평생을 배우기만 하다가 죽는 것이 아닌가, 치과라는게 도대체 왜이렇게 다양한 술식이 많은것인지 조금 원망스러워 진다. 임플란트 하나만 평생을 걸쳐 연구해도 부족한 게 아닌가?

그러나, 덴쳐를 '최소한이라도' 다룰 수 있는 능력은 여러분의 면허의 존재성과 관련되는 중요한 문제이고, 여러분이 치위생사, 치기공사와 대면할때도 중요한 역할을 하게 될 것이다.
또한, 당신이 만약 공중보건의사이고 치과를 찾아가기 매우 멀고 힘든 무의촌에서 덴쳐환자가 내원했을 때, 큰 처치를 할 줄 몰라도 당장 불편한 점 몇가지만 조정해주어도 환자는 큰 변화를 느낄것이고, 감사함을 표할 것이다. 덴쳐를 조금이라도 볼 줄 알면, 해당 환자들에게는 의료인의 존재감이 있는것이고, 아예 볼 줄 모르면 의료인으로서 존재는 없어진다.

사실, 필자가 덴쳐에 관해서는 아직 부족함을 많이 느끼기에 이 챕터는 집필하지 않으려고도 했으나, 바로 위의 이유 때문에 이 챕터를 만들게 되었다.

초년차/저년차에게 최소한, 그보다도 적게 내용을 줄였다.
이것만 읽어봐도, 후에 덴쳐를 한번 만들어 볼 용기가 생기지 않을까 싶다.

<환자가 덴쳐사용이 불편하여 내원할때>

처음부터 덴쳐를 만들어 줄 순 없다. 그럴 능력이 안된다.
다만, 덴쳐가 불편해서 오시는 환자분들이 많다. 덴쳐는 7년에 한번씩 재제작하는 것이 바람직하긴 하지만, 한번 만들면 몇십년간 계속 조정해서 쓰시는 분들도 많다. 그 분들은 정말 불편하고 불편하여 어렵게 치과를 찾아오신 것이다.
불편감을 해결해 드리기 위한 몇가지 처치가 있다.

1) 내면조정

구강내 궤양이나 쓸린 부분에 paste를 도포하여 덴쳐를 끼고 찍혀나오게 한다.
그러나, 초심자는 구강내 궤양이나 쓸린 부분을 찾기가 힘들다. 주로 환자에게 물어보아, 어느부위가 아프신지 물어본다음 살펴보는 것이 좋다.

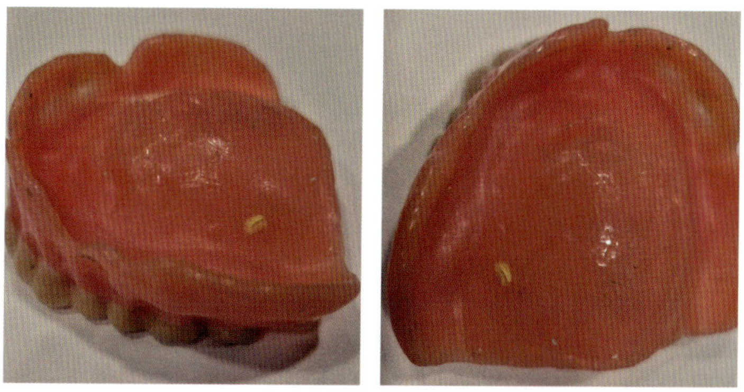

구강내 병소부위에 indicating paste를 도포한 후 덴쳐를 착용시키면 문제부위가 표기된다.

내면이 '너무' 안맞아서 덜그덕거리면 기공소에 릴라이닝을 보낼 수 있고, 또는 덴쳐 재제작을 시행할 수 있다.
그러나, 릴라이닝을 해왔을때는 잇몸에 새로이 닿게 되는 '딱딱한 부분'들이 생기기 때문에, 환자가 새로운 덴쳐에 적응하는데에 극심한 고통(잇몸이 눌려서 아픔)을 겪을 수 있으므로, 신중해야한다.
조금 더 시도를 하고 싶으면, fit checker를 mix하여 덴쳐에 발라서 전체적인 내면적합성을 확인할 수 있다. 이때, fit checker를 mix할때는 빨리 굳는 특성이 있으니, 빨리 mix하고 덴쳐에 도포하는 것이 Tip이다.

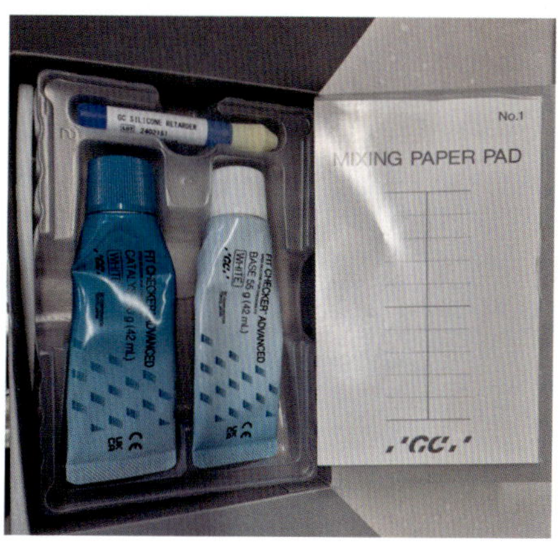

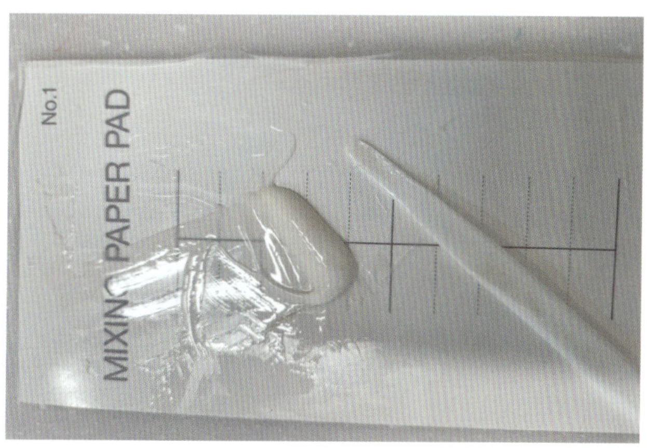

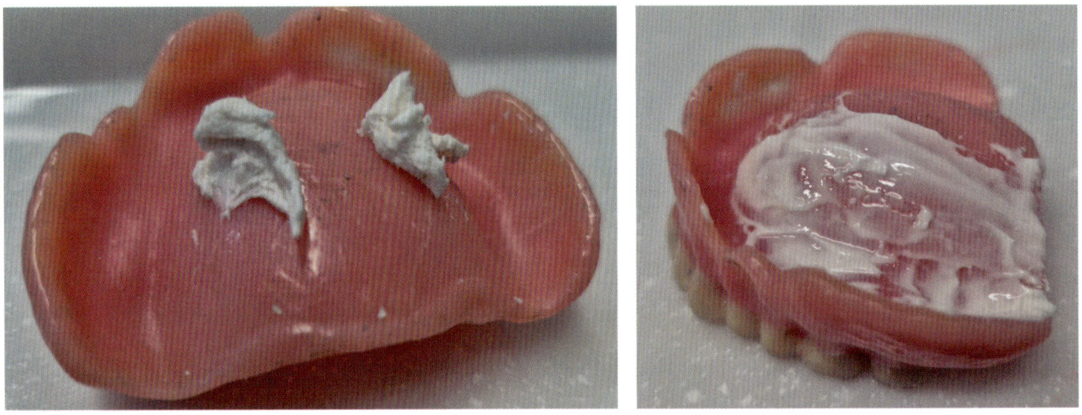

(좌) 덴쳐에 올릴 때 이미 굳은상태가 되어버린 fit-checker
(우) 안 굳은 상태로 덴쳐에 올리는 중이다. 저런식으로 바르는것보다 붓으로 일정한 방향으로 고른 두께로 바르는 것이 좋다.
다만, 필자는 그렇게 하면 바르는 중에 자주 굳어버렸다.

도포할 때도 너무 균일하게 담으려고 여러번 조작하며 왔다갔다 하면 벌써 굳어버려서, 환자 구강내에 넣었을 때 아무 의미가 없다.
담는 연습을 몇 번 해봐야 한다. 교과서에서 본대로 한 방향으로의 붓질이 고스란히 덴쳐에 구현되려면 상당한 정도의 숙달이 필요하다.

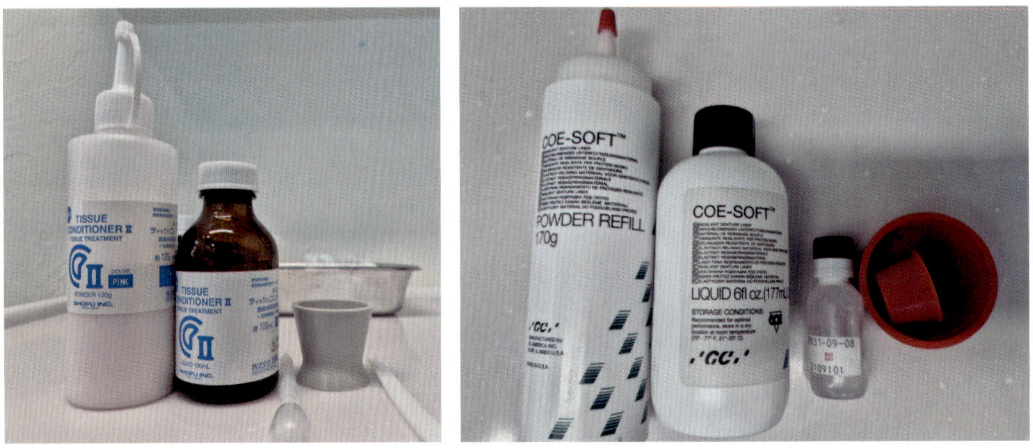

여러 가지 이장재(릴라이너)의 사진
(좌)티슈컨디셔너. 가장 빨리 탈락된다. 몇주일 정도 유지된다.
(우)연질이장재. 몇 개월정도 사용하는 경우도 많다. 바람직한 것은
경질이장재이지만, 정확히 impression되어 relining되지 않으면 환자는 극심한 통증을 호소하기 쉽다.
경질이장재는 생략하였다.

2) 이상 연조직 상태 검사

flabby ridge나 진균성 감염이 있을 때 초심자는 이를 알아채기 어려우므로, 각종 사진자료를 통해 일단 눈에 익혀두어야 하며, tissue conditioning을 하면 된다.

3) 교합조정

어르신들이 오래 사용하시던 덴쳐의 교합점을 찍어보면, 자연치아의 교합과 마찬가지로 너무나 다양한 양상이 나타난다. 어디서부터 손을 대야 할지도 막막할 정도로 말이다.

그래도 우리가 알고 있던 몇가지 원칙을 적용하면 된다.

먼저 전체적인 교합을 찍어보고, 도드라지는 점이나 유해한 교합점을 삭제해준다.

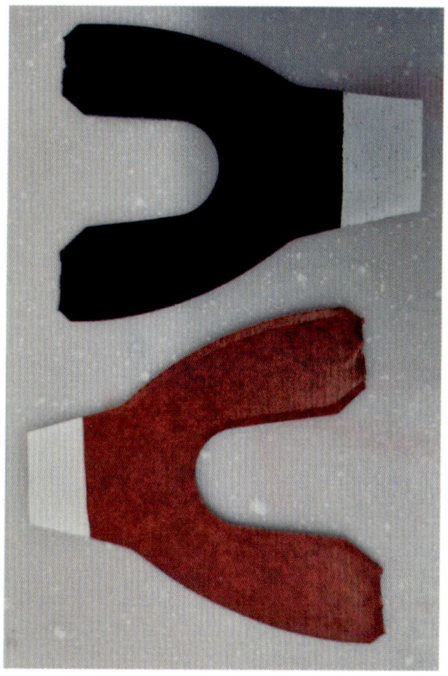

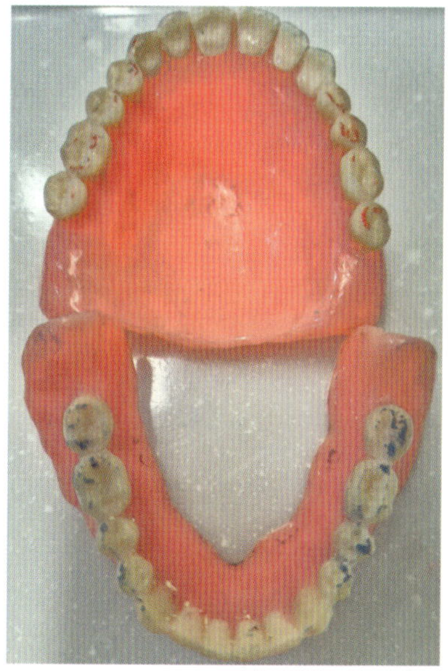

특히, 어떤 경우는 치아에 교합점이 찍히지 않고 덴쳐의 핑크색 body부분에 교합점이 찍히기도 하므로, 이런 경우는 덴쳐의 파절원인이 되고 잇몸에 상처를 유발할 수 있으니 반드시 제거해준다.

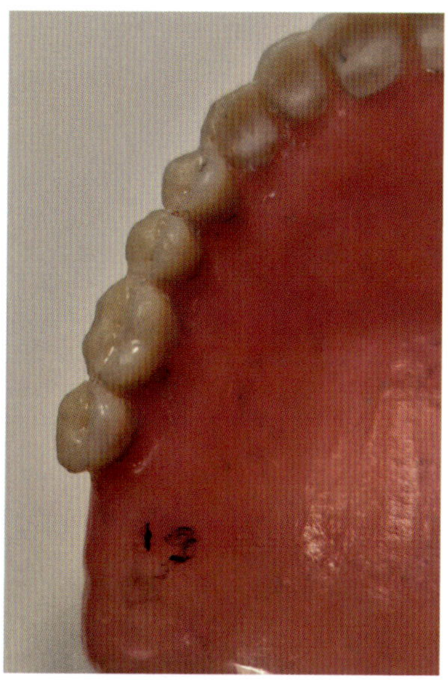

다음과 같이 덴쳐의 body에 교합점이 찍히는 경우도 있다.
그동안 이런 덴쳐를 어떻게 착용을 하고 지내셨을까 생각이 든다.

전치부는 닿지 않는게 좋으며, 구치부의 기능교두끼리 닿는 것이 좋다.
특히, 상악이 무치악이며 하악이 자연치인 상태로 전치부끼리 교합되는 경우, combination syndrome이 나타날 수 있다. 구치부는 뼈가 비교적 단단하여 전치부보다는 괜찮은 양상을 보인다고 한다.

자연치의 측방 교합조정을 할때는 견치에 의해 구치부가 이개되는 현상이 나타나야 바람직하지만, 틀니의 측방 교합조정을 할때는 좌우 양쪽이 동시에 닿아야 좋다. 이것이 양측성 균형교합이고, 이 점이 자연치열과의 차이점이다.

*하악덴쳐가 더 불편할까 상악덴쳐가 더 불편할까?

총의치의 주된 complaint부위는 하악이며, 대부분 너무 잘 빠지고 덜그덕거려 한다. 상악이 중력의 반대방향으로 부착되있으므로 더 잘 빠지고 덜그덕거릴 것 같은가? 흔히들 이렇게 오해하지만, 실상은 그렇지 않다.

상악은 넓은 구개에 음압이 걸리면서 꽉 잡아주기 때문이다.

이는 특히 잇몸뼈가 얼마 안남았을 때 그렇다. 따라서 overdenture를 하는 것이 압도적으로 유리하며, 첫 계획 수립 단계부터 하악은 implant를 식립하여 overdenture를 할것인지, 그냥 총의치를 할것인지 계획을 세워야한다.

상악은 구개부가 움푹하고 넓게 음압으로 꽉 잡아주고 있어, 탈락률이 높지 않다.

국소의치의 경우에도 surveyed crown과 클라스프가 있기 때문에 탈락률이 낮다.

denture에서 가장 중요한 해부학적 부위

여러분이 본을 뜨지 않고, 릴라이닝을 하지 않더라도 이 정도는 알고 있어야 한다.
왜냐하면 여러분들이 의치를 한눈에 평가할 수 있게 해주기 때문이다. 그리고 틀니가 불편한 원인을 찾게 해준다.
특히 '의치가 밥먹을 때 마다 자꾸 빠진다'고 하는 경우, 매우 요긴하게 쓸 지식이다.
(물론 찾기 힘든 내용이지만, 필자가 굳이 찾아서 제시를 해주는 것이다.)

좋은 사진이 없어 미안하다. 필자가 학생시절 만든 총의치의 사진만이 존재할 뿐이다.
잘 만든 총의치의 사진자료를 검색하여 띄워놓고 함께 공부하길 바란다.

1) 상악

상악의 구개 후방부위: 이 부위는 상악의치의 유지력을 위한 후방seal을 담당하고 있는 부분이다. 이 부위가 짧으면 의치가 쉽게 탈락하고, 더 덜그덕 거리기 때문에 gag-reflex도 오히려 더 많이 일어날 수 있다.

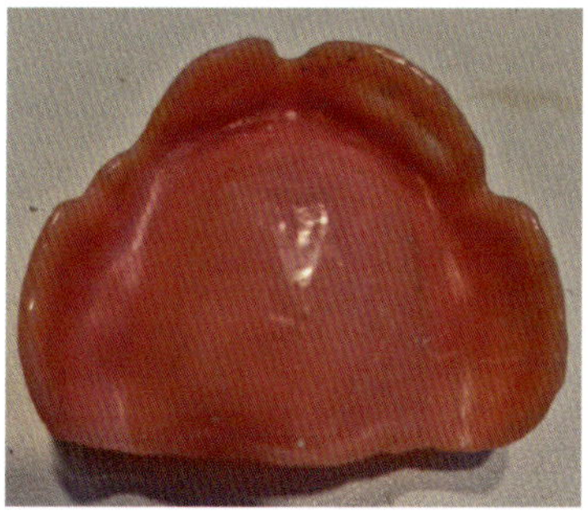
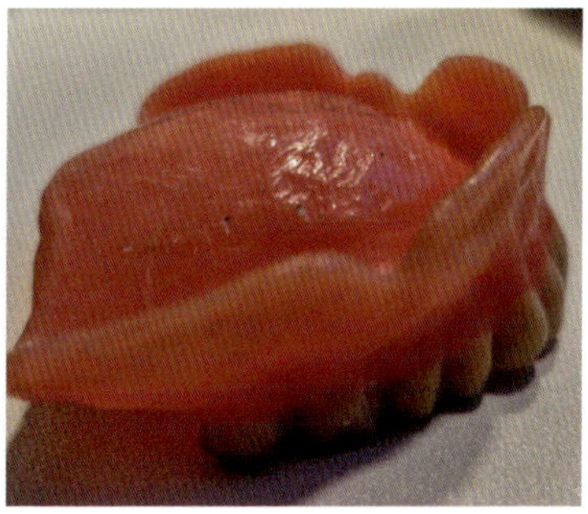

2) 하악

하악의 설측부위: 이 부위는 하악의치 유지력에 결정적인 부분이다. 이 부분의 보더가 짧으면 의치가 너무 쉽게 탈락한다.
하악의 후방부위: buccal shelf(협붕)부위는 하악의치 지지력에 결정적인 부분이다.

이 정도는 치과의사로서 상식으로 기억해두도록 하자.
그래야 여러분들이 덴쳐를 볼 때 한번 검사라도 해볼 수 있으며, 이 책을 본 이후부터 바로 보는 눈을 높여 갈수 있다.

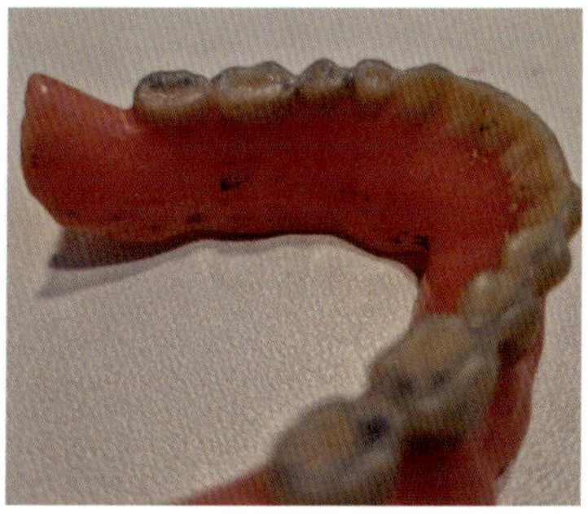
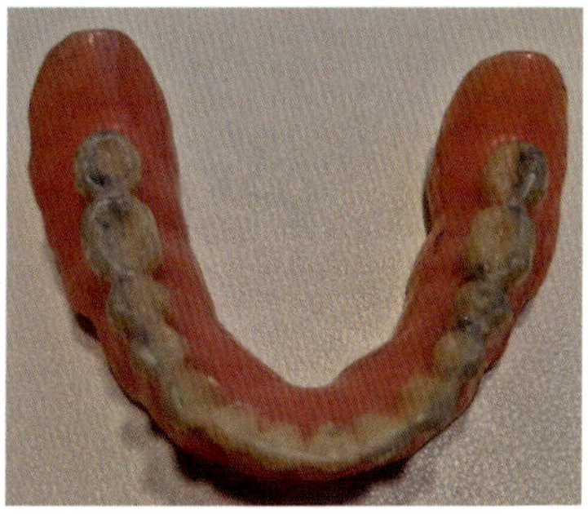

총의치의 제작 과정 Summary

1) 기성 Tray로 예비인상
알지네이트로 본을 떠, 석고모형을 제작한다. 석고모형을 토대로 개인트레이를 제작한다.

2) 개인 트레이로 최종인상
개인트레이 둘레에, 변연을 잘 나오기 하기 위해 왁스로 변연연장을 할 수 있다.
상악 개인트레이는 구멍이 많이 뚫려 있어, 인상재의 토출구 역할을 한다.

+인상시 보더 부위를 형성하기 위한 간단한 기능운동
앞서, 상악은 후방구개폐쇄부위, 하악은 설측과 Retromolar pad와 Buccal shelf부위가 잘 나와야 된다고 언급한 바 있다. 이 부위들에 중점을 두고, 인상을 뜬다.

하악설측부위는 혀를 '살짝' 내밀어 입술을 핥는 운동(살짝해야 하악설측보더가 짧아지지 않는다), 하악협측부위는 술자가 입술을 움직여 frenum과 vestibule이 나오게 한다.
상악구개측부위는 '아'소리내기 운동(진동선과 연관되어있음), 상악협측부위는 입술을 술자가 움직여 frenum과 vestibule이 나오게 한다.

3) 왁스rim을 통한 중심위(CR)채득
smile line, 정중선등 여러 가지 체크해야할 요소가 있고 왁스rim을 수정할 수도 있으나,
내용이 많고 여러분께는 당장 필요한 핵심만 전달해야하므로, 여기서는 생략한다.
그 내용들은 덴쳐 세미나를 통해 후에 보충하기 바란다.
구치부에 Alu wax를 올리는 상황만 간단히 설명하겠다.

왁스rim에 홈을 파고 구치부에 초록색왁스를 올린다.
왁스rim에 홈은 왜 파는 것일까? 그래야 초록색왁스가 유지되어 붙어있기 때문이다.
구치부에 초록색 왁스는 왜 올리는 것일까?
우리가 Crown prep을 하고 impression할 때 bite를 뜨는것과 같은 것이다.
Wax rim은 상,하악이 따로따로 제작이 되어있으므로, 환자의 실제 구내 상황에서 중심위를 잡고, 상하 악간관계(전후방, 높이)를 채득하는 것이다.

4) 왁스rim에 치아가 배열되어 온다.
: 상악 전치부의 길이(overbite관련)와 치축(overjet관련)은 자신의 모습을 인식하는데에, 사람의 인상을 결정하는데에 굉장히 민감한 사항이다.
옛날에 찍은 사진 및 환자의 취향을 참고하여 반영할 수도 있다.

5) 최종의치시적
핏체킹을 통해 내면을 조정하고, 교합을 체크하고, 양측성 균형교합이 나오도록 미세조정을 시행하면 좋으나, 대부분은 이미 잘 맞는 상태로 온다.

My concept

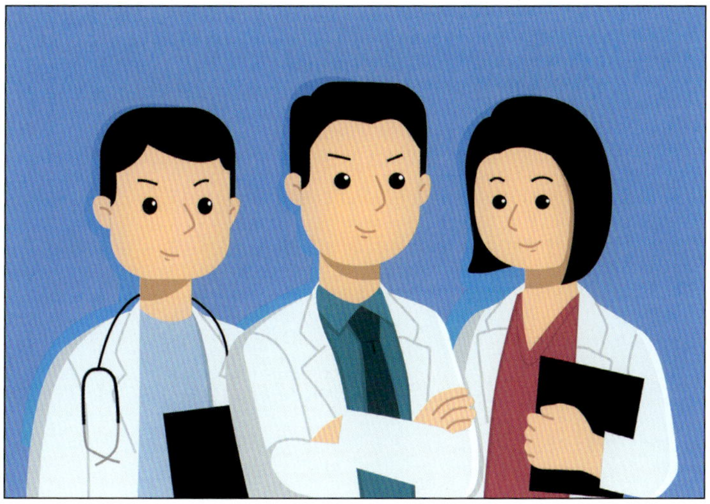

당신이 원하는 당신의 모습은 무엇인가? 거울을 한번 들여다보라. 외모 뿐만이 아니라 오감을 기울여보라.

환자, 그리고 대표원장님만 내 이미지를 평가하는게 아니다.
하루 중 내가 나를 제일 오랜시간 평가한다. 설명은 제대로 했는지, 목소리톤은 어떤지, 진료중 환자가 힘들어했는지 등등.
그리고 퇴근길마다 나에게 어떤 점이 미비했는지, 어떤 점이 수고가 많았는지 생각한다.

환자에 대한 응대 뿐만아니라 나(치과의사) 에 대한 응대도 내가 직접 해야한다
나를 응대하는 법은, 내 외모적인 컨셉, 내 진료적인 컨셉을 잡는것에서 시작된다.
디퓨저, 향수, 머리스타일, 안경, 목소리, 그리고 설명하는 방식 등등, 다양한 분야에서 내 컨셉을 잡을 수가 있다.

먼저 향수 얘기를 하자면, 아무 냄새가 안나거나, 몇일간 세탁하지 않은 옷에서 퀴퀴한 땀냄새가 나는 것 보다는, 기본적으로 페브리즈 냄새라도 나면 좋지 않겠는가? 비싼 남자 향수는 오히려 코를 찌르고 자꾸 맡으면 너무 독해서 어지러울 수도 있다.
당신이 만약 변호사, 세무사, 또는 어떤 자동차 딜러와 미팅을 잡았다고 해보자. 아니면 공항에서 카페에 앉아있다가 파일럿 복장을 입은 사람들이 우연히 옆자리에 앉았다고 해보자. 나름 전문적인 일을 하는 이 사람들에게서 어떤 향기가 날 것 같은가?
땀냄새와 발냄새와 퀴퀴하게 떡진 머리 냄새가 날것 같은가? 옷에 점심에 먹다 흘린 마라탕 국물이 묻어있을 것 같은가?
우리가 치과에서 근무하면서 받을 수 있는 '인생의 낙'은 거의 없다. 슬프지만 사실이다.
매순간 순간이 치아를 살리느냐 마느냐, 볼과 혀가 갈리느냐 마느냐, 치수가 노출되느냐 마느냐, 석회화된 근관에 파일링을 할때 파일이 부러지냐 마느냐, 사랑니를 섹셔닝하는데 신경을 자르느냐 마느냐, 임플란트가 실패하여 어떻게 재수술을 해야하느냐 그런 순간들 뿐이다.

우리가 '출근'을 해서 받을 수 있는 유일한 위안은 환자나 직원들의 선물을 제외하면 그냥 '감각적인 것들' 뿐이다. 필자는 10년이 다 되가도록 아직도 출근 스트레스를 줄일 수 있는 특별한 활동을 찾고 있지만 아직도 찾지 못하였다. 단지, 퇴근하고 집에 왔을때 새로 배송온 택배 박스 몇개가 보상처럼 오게 하는게 전부이다. '감각적인 것들'이란 오감으로 느끼는 것, 즉, 갓 세탁한 옷에서 나는 섬유유연제의 향기, 잘 다려진 옷, 어제 새로 산 크록스 슬리퍼, 새로 구매한 텀블러, 새로 구매한 석고방향제, 좋은 차(Tea)나 음료, 영양제, 스트레스를 풀어주는 말랑한 볼(ball), 가끔 하는 스트레칭, 감성적인 음악 그 정도 뿐이다.
여러분이 맞춤 스타일리스트를 고용할 수 있는가? 우리가 연예인인가? 그렇지 않다.
다 우리가 스스로 찾아보고, 구매하고 해야할 것들이다. 그 과정 또한 일종의 오락이 될 수 있게 해야한다.

다음으로는 외모, 머리 스타일, 안경의 스타일이 있다.
이 부분은 시각적인 것들이기 때문에, 일단 다른 치과의사들이 어떻게 하고 있는지 찾아보는 것이 좋다. 다른 치과의 홈페이지에 들어가거나, 유튜브를 찾아보거나, 근처에 있는 다른 치과에 스케일링을 받으러 가보라.
치과의사는 사실 스케일링 받기가 힘들다. 언제 자기가 근무하는 치과에서 직원들에게 스케일링을 부탁하겠는가? 아주 스케일링의 사각지대에 있는 사람이 의외로 치과의사이다.
근무하고 있는 옆치과를 방문해보아라. 그리고 자기가 사는 곳 바로 앞에 있는 치과도 가보아라. 예상외로 얻는 것이 너무 많다.
일단은 그곳의 치과의사 선생님이 어떤 머리스타일을 하고 어떤 안경을 끼고 있는지 보아라.
그리고 가운은 어떻게 생겼는지, 가운의 재질은 어떠하며 수술복만 입고 다니는지 아니면 가운을 위에 함께 입고 다니는지, 수술복은 어떤 색깔인지, 안경은 뿔테를 쓰고 있는지 반무테를 쓰고 있는지 고글을 쓰고 있는지 루뻬를 두르고 다니는지 확인해보라.
분명히 나와 다른 점들이 보일 것이고, 내가 따라하고 싶은 스타일이 보일 것이다.

필자는 경기도 성남에 있는 집 근처 치과를 방문하였었는데, 의사선생님이 퍼머한 머리에 왁스를 발라 반듯하게 하고 있었고, 안경도 마치 가수 딘(Dean)이 쓰던 것 같은 스타일리시한 안경을 쓰고 있어 놀란 적이 있었다. 가운에서는 섬유유연제 향인지 복숭아 향 비슷하게 났었던 것 같다.
게다가 친절하기도 얼마나 친절하던지, 단지 검진만 해주시고 가면 되시는 상황에서 '더 궁금하신 것 있으신가요?'라고 물어봐 주기까지 하는게 아닌가. 휴일진료를 하시는데도 정말 친절하고, 나는 아무 불편한 치아가 없지만 만들어내어서라도 진료를 받고 싶을 정도였다.
여기서 필자가 말하고자 하는 것은, '외모를 잘 차리고 친절하게 하자'가 아니고, 그냥 나의 평소모습과 다른 어떤 면을 관찰하고 어느 정도 신선한 충격을 받으라는 것이다. 그것이 나에게 '리프레시'가 되니까.
지방에서 늘 피곤에 절은 상태로 인사도 대충대충하며 진료하던 나에게는 큰 충격이었고, 그 이후로 나는 일단 외모부터 점검하기 시작했고, 안경을 바꿨다.
잠자리눈처럼 생긴, 의/치대생들과 프로게이머들이 흔히 착용하고 다니는 동그랗고 도수높은 안경을 버리고, 스타일리시한 안경으로 새로 맞추고, 좋은 냄새가 나는 섬유유연제를 고르고, 백화점에서 은은한 향수도 샀다. 그리고 흔해 빠진 칙칙한 크록스 대신에, 밝은색의 귀여운 슬리퍼도 하나 샀다. 옷과 악세사리에 따라 사람의 마음가짐도 달라진다.

좋은 옷을 입고, 좋은 향기를 내고, 안경과 신발등으로 어떤 분위기를 형성하면 그것도 일종의 '컨셉'이 된다. '컨셉'은 '특정한 사람'이 되고자 표방하는것이기 때문에, 환자를 대하는 내 목소리부터가 달라지게 되고, 심지어는 진료의 퀄리티에도 영향을 미칠 수 있다.

나는 초년차때, 진료실력이 나의 자부심이 될 수 없다는건 진작에 파악했으며, 나는 이 치과에서 왜 존재하는가. 내가 월급을 받을 수 있는 나의 가치는 무엇인가를 생각했었다. 그러면서 어떤 '컨셉'없이는 내 자신이 부족한 진료실력으로 인해 그냥 백날 환자들의 컴플레인에 '나부껴 다니면서' 불행해질수 있음을 깨달았다.

이는 '행복'에 관한 문제이고 '존재론'적인 문제였다.
그러다가 든 생각이, 나는 초년차이고, 마취/드레싱/Stitch out과 간단 검진, 레진, 인레이등 기본은 놓치지 말자. 그리고 내가 진료로서 할 수 있는게 많이 없으니까 환자들의 얘기나 잘 들어주고, 그에 화답이나 잘 하자. 그리고 나는 '면허'가 있는 치과의사가 아닌가. 아무리 30년차 치과일에 빠삭한 치위생사 실장이라도 '진단'을 내릴 수는 없다. 그러나 나는 1개월차라도 '진단'을 내릴 수 있다. 라고 생각하며 '진단능력'을 배양하는것에 집중했던 것 같다.
이런 생각을 갖고있는 치과의사에게는 어떤 스타일을 추천할 수 있을까?

루뻬를 쓰고, 심지어 머리에 두건을 두르고, 가운없이 수술복을 입고, 갓 어디 수술실에서 튀어나온 것 마냥 맨발에 크록스를 신고 다니는 장면이 어울릴까? 차가운 남자 스킨냄새가 나는 향수가 어울릴까? 손목에 남성 잡지에서 나오는 800만원짜리 명품시계를 착용하는게 어울릴까?
환자에게 말하는 스타일은 어떤게 어울릴까? 약간 고압적인 톤으로 '이건 뽑아야 됩니다. 왜 양치를 잘 안하세요' 또는 '저만 믿으세요. 제가 치아를 살려보겠습니다' 하는 투로 말하는게 어울릴까? 아니다. 자신의 겉포장과 실상이 엄청난 괴리가 있다는 걸 느끼면 엄청난 자괴감이 들고 멘탈이 박살 날 수 있다.

그저 겸손하고, 기본에 충실하며, 환자의 치아를 깎을때는 조금 더 잘 해보려고 노력하고, 거창한 수술은 못하고 술기도 부족하지만 환자를 많이 위하는 따뜻한 느낌을 주는 스타일이 어울리지 않을까? 언젠가는 반드시 레진이 떨어지거나 인레이가 깨지거나 엔도할 때 근관을 못찾거나 난발치가 1시간걸리거나 하는 일이 있을텐데(아니, 비일비재할 것이다), 환자에게 좀 더 좋은 따뜻한 인상을 미리 주는 것이 좀 더 낫지 않을까?

그렇다면 수술복만 입고 다니는 것 보다는, 가운을 잘 빨아서 입고 다니고, 수술실 슬리퍼보다는 좀더 점잖은 슬리퍼를 신고다니고(환자는 너무 거추장스러운 고무재질 슬리퍼를 볼 때, 질질 끌고 다닌다고 생각 할수 있다 - 옛날에 다니던 치과병원의 외부 코칭 강사가 해 줬던 말이다.) 은은한 과일향이나 섬유유연제같은 향기가 풍기고, 머리는 짧고 단정하게, 손목에는 갤X시워치 정도만 차고 다니는게 어울리지 않을까?
안경도 마치 힙합버스킹을 하다 온 듯한 굵은 뿔테나, 전문적인 기술자의 느낌을 주는 고글형 안경은 초년차의 경우 피하는 것이 이미지 메이킹에 좋지 않을까 생각한다. 이 같은 생각은 필자가 개인적으로, 또 좀더 집요하게 생각한 결과이고, 중요한 것은 흔들리지 않는 마음이다.

유튜브에 보면 각종 어그로 영상들이 많다. '신경치료 하지 마세요', '임플란트 하지 마세요', 또는 '치과 치료의 모든 것을 알려드립니다'라는 제목을 달고 각종 치과 도구를 풀세팅하고 진료복도 너무 잘 차려입고 나오셔서 실상은 영양가없는 내용들과 편집자들의 작위적인 자막과 효과음으로 도배된 영상도 엄청나게 많다. 한번 쭉 시청해보고, 저 사람과 닮고 싶은점, 저 사람과 절대 닮고 싶지 않은 점을 느껴보는 것이 좋다. 외모, 스타일, 목소리도.

환자에게 설명을 할때 신뢰감을 주는 각기 다른 방법이 있다.

1) 설명을 많이 해주려고 하는 스타일.

우리가 현대 블루핸즈나, 기아 오토큐, KGM서비스 등에 갔을 때, 정비사가 우리에게 본네트를 열어 부품을 직접 보여주며 현 상태와 예후를 알려준다면 해당 정비소에 대한 우리의 신뢰도와 만족도는 올라간다.
반면, 할인쿠폰을 마구 뿌리면서 체인점으로 운영되는 카센터를 갈 때, 아무 납득할 수 있는 자료도 없이 오일류를 전부다 교체해야하므로 90만원이 나온다고 하면, 그걸 쉽게 납득할 수 있는 사람은 아무도 없을 것이다.
우리가 환자에게 설명을 잘 해주면, 그 자체가 객관성에 기반하여 진료하려는 느낌을 준다.
그리고 환자들이 일종의 '따뜻하고 우호적인 느낌'을 받는 것 같다.
그러나, 이 방법은 주로 내공이 높은 사람들에서 자연스럽게 나온다. 초심자가 따라하는 것은 약간 위험부담이 따른다. 왜냐하면, 잘 알지 못하는 분야에 대해 그저 '친절하기 위해' 이것저것 말이 길어지다보면 결국 자기가 모른다는 것이 드러나버리고, 자기말에 자기가 꼬여버리기 때문이다. 당신은 치대를 다니며 교수님의 압박질문에 대처하기위해 이얘기 저얘기 풀어낸적이 있을것이다. 그런 상황과 같다.
차라리 나도 환자도 깔끔히 수긍할수있는 단순하고 지당한 설명만 하는 것이 뒤탈이 적고, 좋을 것이다.
더 큰 문제는, 말이 길어지면 대표원장과 서로 얘기가 달라질 수 있다는 것이다. 이것은 초심자라면 누구나 맞이하는 단골 상황이다.
필자가 생각하기에 설명을 잘해준다는 것은, 현 상태를 날카롭게 분석하고, 치료를 했을때와 안했을때의 '예후'를 잘 설명해주는 것이다. 그러나 '예후' 판단은 follow-up이 기반이 되야하는 문제로, 초심자에게는 없는 영역이라고 볼 수 있다. 초심자의 경우 자기가 건너건너 들은적은 있으나 본적은 없는것을 설명하는 경우도 있는데, 설명 자체가 이루어지긴 하지만, 환자의 현 상태에 대한 합당한 진단이 결여된 채 하는 내실없는 설명이 될 수 있어(다른 치과에서는 다르게 설명해줄 확률이 높다) 주의를 요한다.

2) 깔끔하게 할말만 딱 하는 컨셉도 좋다.

대표원장과 서로 엇갈린 얘기를 하지 않게끔, 기본적이고도 지당한 말만 골라서 하는 것이 제일 좋을듯 하다. 그러려면 몇가지 조건이 있다. 첫 번째로는, 여러분들이 진단을 내리지 않는 것이 좋다. 그리고 진단이 방어적으로 내려 질수록 좋다. 예를 들어, 너무 깊은 우식은 엔도가능성을 언급하고, 너무 치주가 불량하거나 lesion이 큰 치아, 또는 크랙이 의심되는 치아는 발치가능성을 언급하는 것이다. 석회화된 치아의 엔도를 고려할 때도 마찬가지이다.

여러분이 만약에 진단을 내릴 수 밖에 없는 상황(대표원장님의 휴가 또는 대표원장이 없는 체제 등)에도 구체적인 치료계획은 언급하지 않거나, 아니면 약간 방어적으로 진단을 내린 뒤(여러분은 방어적이라고 생각하더라도, 실제로 그 진단이 객관적으로도 맞는 경우가 대다수이다. 초심자는 방사선사진상에서 나타나는 위험과 리스크요소를 간과하는 경우가 많기 때문이다), 추후에 대표원장이나 연차가 높은 원장님의 진단을 받아보는것을 권장하고, 치료계획이 바뀔 수 있음을 언급하는 것이 좋다.
예를 들어 방사선사진상 우식이 있는 것 같은데 육안으로 확인시 우식이 없어보이는 경우, '우식이 없다' 라고 확정하면 안된다. 현재 육안상으로 우식이 확인되지 않으니 주기적으로 내원하여 경과관찰을 해보게 하는 것이 현명하다.
신경치료를 할 때도 '이 치료로 통증이 완전히 없어지고 예후가 보장된다'는 식으로 설명을 해서는 안된다. 실제로도 그렇다. 심하게 석회화된 근관의 경우 근관을 찾는 것 자체가 거의 불가능한 경우가 많고, 가끔은 어마무시한 부근관 등으로 인해 근관을 놓칠 수 밖에 없는 상황도 있고, 크랙이 숨어있어서 치료 후에도 아프고 치아가 쪼개져 발치해야 하는 일도 생길 수 있다. 대부분의 치과의 경우 이같은 내용이 '치료 동의서'에 기재되어 있다.

초심자라는 특수상황에 있어서의 '치료'는 '시도해보는 것'일 때가 많고, 그것은 어느정도의 variation 안에서 환자의 협조도와 술자의 집중도에 의해 많이 좌우된다.
초심자가 진단을 하려면 최소 대표원장보다는 방어적으로 진단을 내리든가, 아니면 진단을 내리지 말아야 한다. 그래야 후에 의견이 엇갈려서 환자가 컴플레인을 하는 일이 없지 않겠는가. 이것은 치의학적인 문제나 개인의 생존기술 같은 문제를 넘어서서, 대표원장 체제하의 페이닥터가 그 '조직' 또는 '시스템'의 일원으로서 맡아야할 '역할론'에 대한 이야기이며, 경영학 적인 이야기이다.

3) 내 진료적인 컨셉은 성격에 따라 많이 좌우되지만, '치과컨셉'에 따라서도 달라져야한다.

여러분이 만약 'OO플란트치과'에서 근무하고 있다고 해보자. 타원에서 신경치료를 받은 환자가 있는데, 지속적으로 아파서 리엔도 후에도 apical lesion이 잡히지 않고 계속 그 부위가 아프다고 하는 환자가 있다고 해보자.
여러분은 거기서 다시 re-endo를 시도할 것인가? '어떤 못난 치과이길래 이걸 못 고쳤지? 나는 신경치료 세미나는 많이 들었어. 나는 비법을 알고 있지. 그때 어떤 교수님이 알려주셨는걸. 나라면 다를 거야'라고 생각할 것인가? 그러고 re-endo를 시도해봤는데 아무리 제거해도 근관충전물질이 제거되지 않으면 어쩔것인가? 아니면 apico를 시도하기위해 대학병원으로 refer할 것인가? 그럼 그 환자는 굳이 왜 '플란트치과'에 제 발로 내원하셨겠는가?
여러분이 사랑니발치전문치과에서 근무한다고 해보자. 사랑니에 충치가 있는데 레진수복을 권고할 것인가? 아니면 '귀하께서는 사랑니가 똑바로 맹출해있으므로 뽑을 필요가 없으십니다'라고 말할것인가?
여러분이 'OO플란트치과'를 다니고 있다면 그 치과의 강점은 임플란트이다. 그 치과의 대표원장님은 endo, re-endo, apico, flap op를 통해 자연치아를 유지시키는것 보다는 임플란트를 훨씬 잘하고, 그것이 훨씬 예후가 좋고 환자도 편안해 할 것이다.
만약, 특정한 '컨셉'이 없는 치과이면, 대표원장의 주 진료과목을 살펴보라. 그리고 대표원장이 설명에 들이는 시간, 술식에 들이는 시간을 비교하여 살펴보라. 관찰력이 필요하다.

치과 직원들과의 관계

입사 후 첫 1개월간은 이미 치과일에 익숙해져 있는 직원들이 여러분을 파악하고 맞춰가는 기간으로서, 처음엔 손발이 매우 안맞으므로, 제일 우여곡절과 마음 상하는일이 많을 수 밖에 없다.
그런데, 마음 상하는 일이 생길 때 실상 대화를 열어 소통해보면 MBTI도 너무나 다르며, 서로간의 의도와 다르게 오해하는 경우가 상당히 많았던 것 같다.
따라서 초기에는 치과 직원 개개인을 너무 예민하게 받아들이지말고, 적당히 흘려보내며,
대표원장 그리고 실장하고만 충분히 소통하는 것이 좋다고 생각한다.
그리고, 치과에서 실장과 초년차 치과의사의 관계는 상당히 조심스러운 관계이다.
구체적인 얘기는 여러 가지 논쟁을 불러올 것이며, 단 한가지 적절한 비유가 생각나 그것으로 갈음하고자 한다.

이제 갓 대학을 마친 소위가 처음 군대에 발령받아 부임할 때, 부대 내에는 이미 몇십년간 실무를 책임져온 주임원사가 있다. 그런데 계급은 소위가 형식상 한 두단계 정도 더 높다.
계급상으로는 소위가 더 높으나, 군대에서의 짬밥은 주임원사가 압도적으로 높다. 누가 먼저 인사를 하는 문제부터 마찰이 일어나기 딱 좋은 조건이다.
유튜브 컨텐츠 중에, 신임 소위가 약간 건들건들한 태도로 첫 부대시찰을 하면서 '자네가 주임원사인가?' 라고 묻는 장면이 있는데, 주임원사가 다소 어이없어하는 장면이 있다.
남자라면 이 상황을 거의 다 알테고, 여자라면 거의 모를 것이다. 한번 시청해보길 바란다.

소위는 주임원사가 자신을 계속 무시한다고 생각하며, 주임원사는 새파란 놈이 들어와 기고만장하다고 생각할 것이다. 이렇게 까지 큰 경력의 차이가 나는 것은 아니지만, 치과에서도 상황자체는 이와 비슷하다. 이에 대해 어떤 자세를 취할 것인지는 한번 생각해 볼 필요가 있다.

다들 고생 끝에 졸업 및 국시를 통과하여 치과대학의 왕이 되버린듯한 자신감과 자부심이 있기 마련인데, 입사 후 첫 1개월동안은, 로컬치과라는 분위기가 굉장히 낯설다.
특히 첫 1개월동안은, 자질구레한 것까지 치위생사에게 해줄 것을 요구하거나, 임상에서 잘 사용하지 않는 재료(대학병원에서나 가끔 쓰는)를 갖다달라고 하는 경우가 종종 있다.
이때 서로 당황해 하는 경우가 많고, 경우에 따라 이 '적막의 순간'이 지금 기싸움을 거는것인지 아니면 몰라서 당황하고 있는것인지 헷갈릴때가 많다.
초심자들은 이런 문제로 인해 초반에 적잖이 스트레스를 받는다. 치과 실장 이하의 스텝직원들은 눈치빠르게 부족한 점을 쏙쏙 채워주는 사람도 있는 반면, 심지어 인사를 해도 무시하는 사람도 나타날 수 있고, 권고퇴사를 얼마 앞두지 않은 사람은 더 일을 건성으로 하고 태도가 불량한 경우도 있다.

생각보다 사람들은 사회성이 별로 없고, 원만한 사람이 드물다. 대놓고 어색한 분위기를 형성하려 드는 곳도 있을 수 있다. 사람의 성향에 따라 기싸움을 피하는 사람도 있고 아니면 그런 상황마다 두 눈 똑바로 뜨고 상대를 관찰하는 사람이 있다. 그럴 때에 일방적으로 져주는 대인배같은 사람도 있고 찍어누르는 사람도 있고 유머감각이 발휘되거나 탈무드에 나오는 지혜로운 현자처럼 행동하는 사람도 있다.

우리가 굳이 탈무드를 읽지 않더라도, 비슷한 상황에 대한 사례를 많이 찾아 볼 것을 필자는 권고드린다. 예를 들어, 군대에서 신임발령받은 소위와 주임원사와의 관계, 행정고시에 합격하여 첫 발령받은 5급 공무원과 그 휘하의 경력많고 더 낮은 급수의 공무원들과의 관계 등 비슷한 사례가 많을 것이다. 관련 영화를 봐도 괜찮고 유튜브 인터뷰를 봐도 괜찮고 책을 봐도 좋다. 여러 가지를 보면서 지루한 쉬는 날들을 보내기 바란다.
좋은 사람에게는 정말 잘 해주자. 그 사람들도 누구보다 스트레스 많이 받고, 더 여러분께 인정받기를 원하기 때문에 여러분께 잘 대해주는 것이다.

대부분의 치과의사들은 너무 개인주의적이고, 엘리트의식이 약간씩 있어서, 남 칭찬을 잘못하고, 남에게 베푸는 면이 좀 인색한 경향이 있다.
안 그래도 힘들고 지치는 치과일을 하루종일 하는 사람이 직원들인데, 그들이 하루중 칭찬을 듣는 횟수는 얼마일까 생각해 보게 된다. 대부분은 꾸중이나 듣지 않으면 다행이다 라고 생각하면서 다닐 것이다. 치과의 분위기나 시스템 자체가 그렇기는 하다. 기구준비부터 차트띄워놓기, 그리고 어시스트, 치과의사가 프렙을 해놓으면 그 이후의 과정을 처리하고, 진료가 끝난후 환자에게 설명, 수납까지. 1명의 환자에 대한 치위생사의 노동시간은 치과의사의 몇배가 넘는다. 그리고 구부정하고 안좋은자세로 그 긴 시간을 유지한다. 치과의사는 짧게 짧게 체어를 옮겨다니지만 말이다.
진료를 빠르게하고, 퀄리티 있게 하여 환자들의 컴플레인 비율이 낮고, 직원들에게 싫은 소리 하지 않고 가끔 칭찬도 하고 좋은 말도 하는 치과의사는 얼마나 활력소같은 존재이겠는가? 어쨌든 성품이 좋아지기 위해서도 실력을 길러야 한다.
또한, '좋은 사람'과 '호구'는 한끝 차이이다. 호구같은 원장은 되지 않길 바란다. 원장은 치과의 얼굴이다. 그리고 원장-스텝들 간의 분위기는 치과 분위기에 그대로 투영된다.

존경하는 작가이자 임상가이신 김병국 원장님의 저서 '슬기로운 개원생활 vol.2' 에는 직원관리와 리더십에 관한 전문적이고 흥미로운 내용이 보다 많이 수록 되어 있다.
필자는 앉은자리에서 책 한권을 다 읽었을 정도로 흡입력있는 책이니,
여러분들도 한번 읽어보시기 바란다.

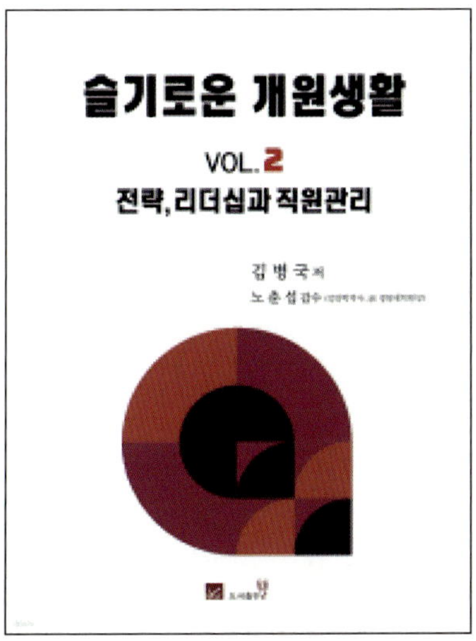

The most common complaints

치과에서 환자들이 극심한 컴플레인을 호소하는 단골 메뉴가 있다.
컴플레인의 족보와도 같다.
이것만 알고있고, 조심해도, 꽤 편하게 스트레스 없이 일을 할 수 있다.

1) 만약, 깊은 교합면 우식의 경우 레진수복을 시도하였다가 치수의 감염이 발생하여, 극심한 치통 및 농양증세가 발생했을 경우 '엔도가능성'에 대한 설명이 없었다면 환자는 컴플레인을 제기 할 수 있다.

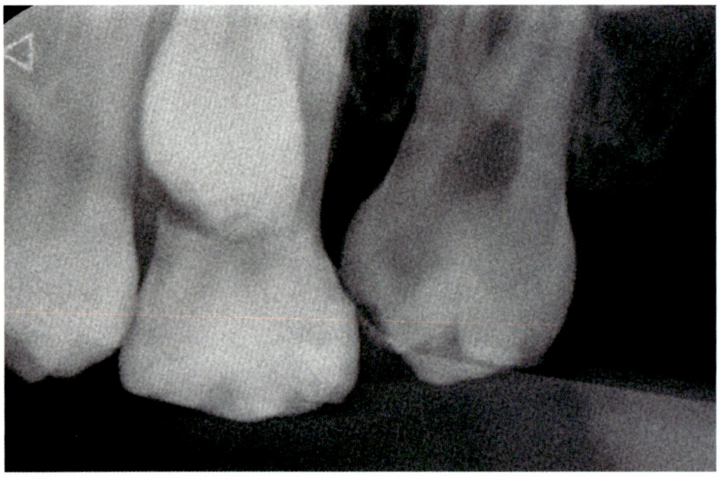

이 경우, 환자는 통증이 없지만, 우식의 깊이상 이미 치수의 감염이 일어났을 수도 있다.
이 경우 레진수복을 시도하였다가 후에 엔도케이스로 돌아올 수 있다.

2) 깊은 인접면 우식의 경우 인레이수복을 시도하였다가 치수의 감염이 발생하여, 극심한 치통 및 농양증세가 발생했을 경우 '엔도가능성'에 대한 설명이 없었다면 환자는 컴플레인을 제기 할 수 있다.

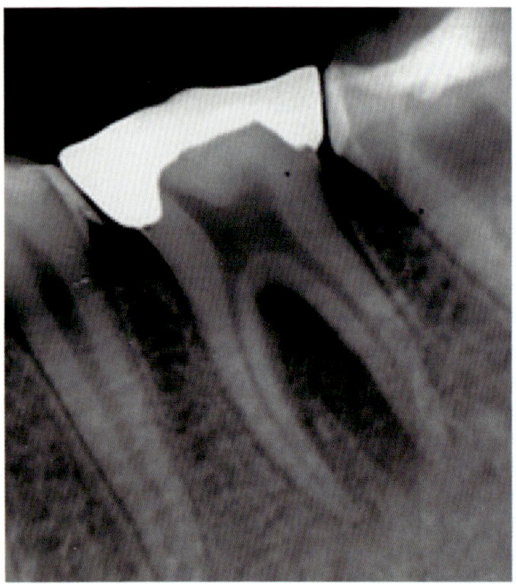

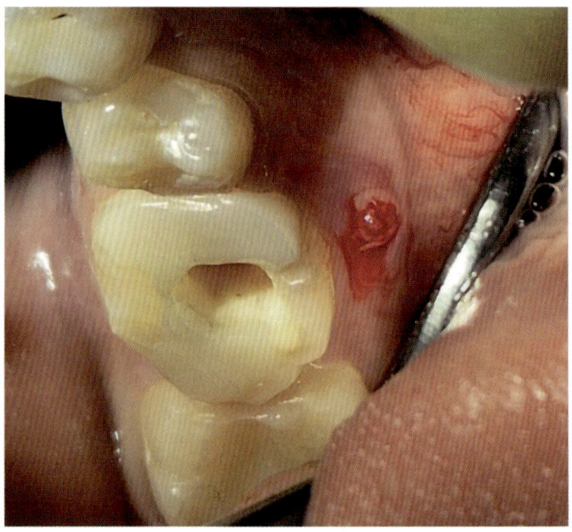

돌출된 mesial pulp horn이 인레이 수복과정에서 침범되어, 후에 치수염이 발생하였고, 극심한 통증과 pus가 생겼다.
endo-perio 복합병소로 발전되어 추후 발치를 해야하진 않을까 염려스럽다.

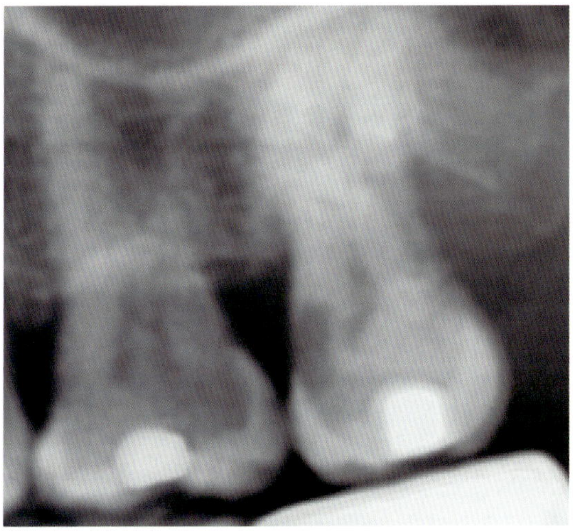

당신은 위 #27치아에 인레이 수복을 하고도 무탈할 자신이 있는가?

3) 심한우식(치관이 반이상 소실된 정도)으로 인한 엔도에 들어가, 포스트 하지않고 크라운 한뒤 치관(크라운)이 뎅강 부러져서 올 경우, 환자는 대노 할 수 있다. 화가 안났더라도, 치과에 오면 최소 아무런 대꾸나 응수도 하지 않는 것을 볼 수 있다. 마치, '나는 화를 풀 생각이 없고 아무말도 하기 싫으니, 치과의사 당신이 이 상황을 보고 사과를 하든지 뭘하든지 말해봐' 라고 하듯이.

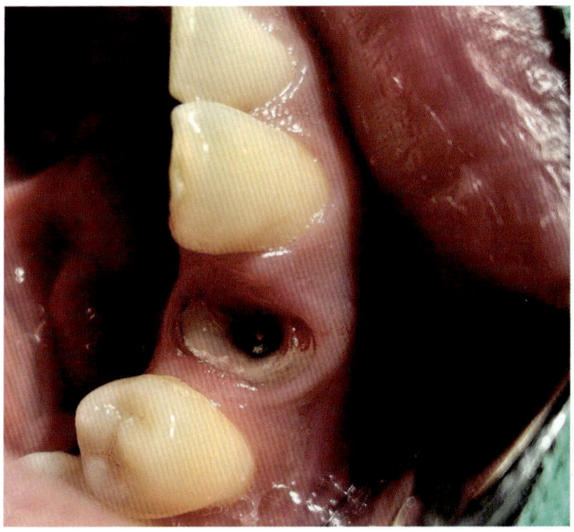

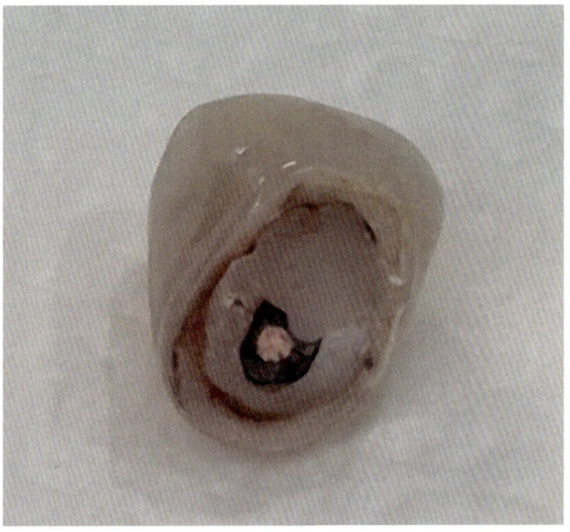

치관/ferrule이 꽤 많이 남았다고 보여도 구강악습관에 따라서 몇 년이내에 부러져 오는 경우가 있다.
이경우도 ferrule이 둘레의 절반이상은 남았던 것으로 보여진다.

4) 주로 30대초반 여성들이 잇몸의 경미한 통증이 있어 내원했는데, ppd도 높지않고 bop도 없는 경우가 많다.
이 경우 '어쨋든 씹을 때 아프니 잇몸이 안좋다' 라고 판단하여 큐레티지 계획을 잡고, 술식을 너무 우직하게 시행하는 경우, 부착치은이 뜯어지고, 멀쩡히 생물학적 폭경을 유지하고 있던 깊은 부위까지 침범당하여 1주일간 극심한 통증 및 그 전보다도 훨씬 아픈상태가 될 수 있다.
큐레티지 후 약처방을 하지 않았다면 더 문제이다.
노인들의 경우, 이미 치주염이 꽤 진행된 경우가 많고 염증치은도 많아서 큐레티지 후에 효과를 보는 경우가 많지만, 30대 초반 여성들은 다르다. 이미 잇몸이 짱짱한 경우가 많다. 스케일링만으로도 c/c는 해결되는 경우가 많고, 만일 큐레티지를 시행하면 아픈부위 위주로 살살해야 한다.

5) 심하게 치주염에 이환된 치아를 추후 발치가능성을 언급하지않고 큐레티지를 시행하는 것.
큐레티지를 할 때 적절한 부위에 제대로 치아를 긁지못하면, 오히려 염증만 촉발시킬 수 있다.
술 후 소독 하지않고, 약처방 하지않을 경우 치주감염은 무섭게 퍼질 수도 있다.
탈이 나서 조만간 발치를 하게 되는 경우, 환자는 극대노 할 수 있다.
(이 경우는 환자가 무기한 치과앞에서 피켓시위 및 무력행사를 할 수 있게 된다. 로컬도 그렇고 대학병원도 그렇다.)

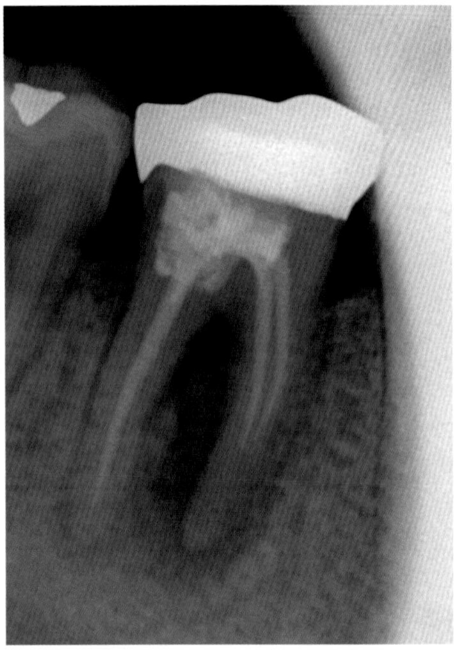

당신은 이 치아를 큐레티지하여 살릴 수 있는가?
환자는 통증이 없었는데, pus는 fistula를 통해 나오고 있었다.
뭔가를 해결해주기 위해 큐레티지를 시행할 것인가?
당신은 치아를 악화시키거나 통증이 생기지 않게 할 자신이 있는가?

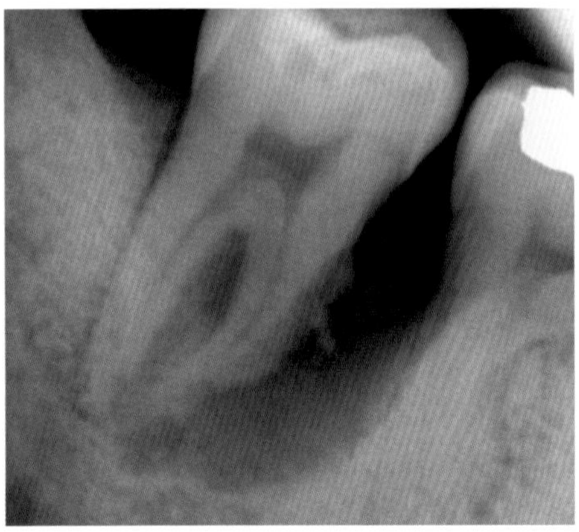

당신은 이 치아를 큐레티지하여 살릴 수 있는가?
환자는 통증이 없었고, 치아는 약간의 동요도가 있었다.
뭔가를 해결해주기 위해 큐레티지를 시행할 것인가?
당신은 치아를 악화시키거나 통증이 생기지 않게 할 자신이 있는가?

만약 환자가 많이 밀려있는 상황이고, 한 환자가 계속 컴플레인을 표출하여 정체되고있는 상황이면, 그때는 잠시나마 환자에게 모든 걸 맞춰주는 기분을 내려놓자.
(이거 살살 해주세요 저거 살살해주세요 이거 맘에 안들어요 맘에 들때까지 계속 수정해주세요 등등)
여러분에게 진료를 받길 원하는 환자들이 대기하고 있다.
당신이 비-협조적인 환자에게 까지 구구절절 맞춰주며 에너지와 시간을 소비하면 당신만 갉아먹는 것이 아니라, 당신의 손길을 기다리고 있는 환자도 갉아먹는 짓이다.

환자 성향 파악

1) 치과의사가 권고하면 현재 통증이 없어도 치료를 원하는 사람 vs
권고를 따르지 않고, 통증이 발생했을때 치료를 원하는 사람으로 성향이 나뉜다.

예) 통증이 없지만, 우식이 깊어 엔도 vs 아파야 엔도하겠다는 환자
(치수에 닿은 우식이 있어도 환자가 통증이 없을 경우 엔도 진단내리면 의심한다.)

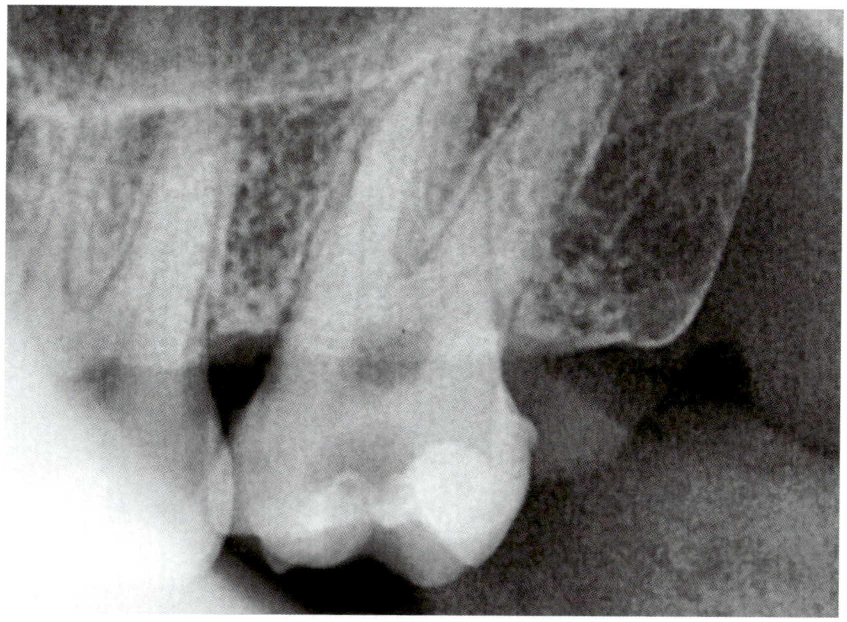

mesial pulp horn에 우식이 거의 닿을 정도로 깊다.
통증은 없으나, 치수노출 가능성에 대한 설명을 듣고, 환자는 신경치료하길 원했다.

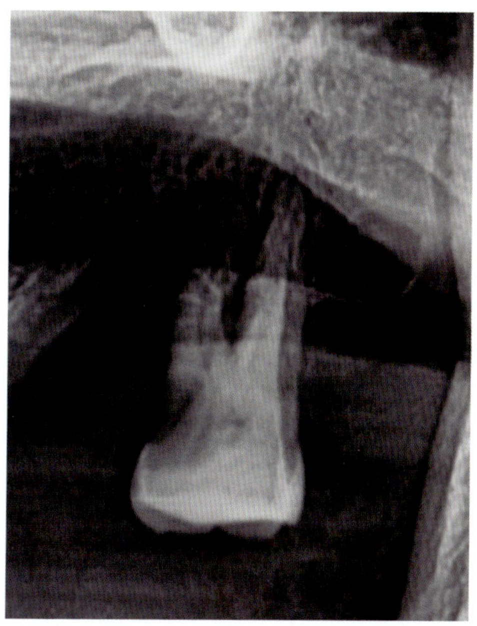

우식이 심하나, 환자는 통증이 없었고, 통증이 생기면 그 때 신경치료하길 원했다.

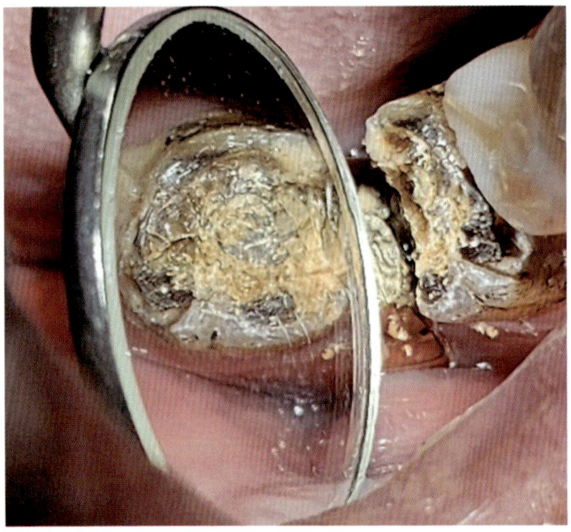

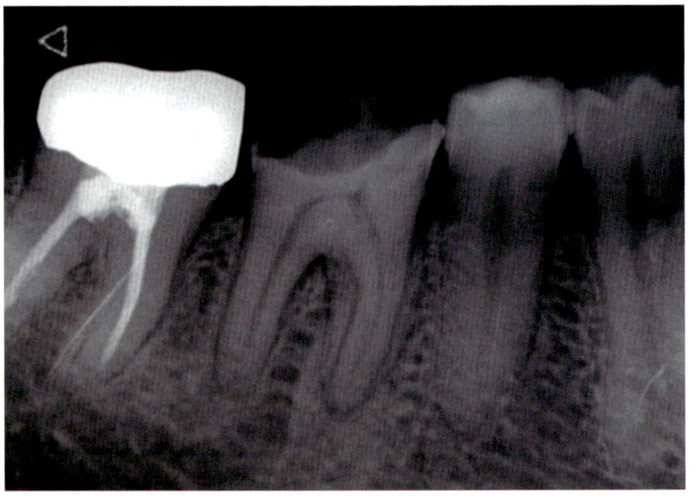

돌출된 mesial pulp horn, 심한 우식, 짧은 치관길이로 인해 신경치료를 하고 크라운을 씌우기에도 벅찬 상황이지만,
환자는 아프지않은데 왜 신경치료를 해야하는지 의문을 표했다.

예) 통증이 없지만, 동요도와 치주염이 있어 발치를 원함 vs 아프고 흔들려야 발치
(동요도와 치주염이 있어도, 통증이 없을 경우 발치&임플란트 진단을 의심한다.)

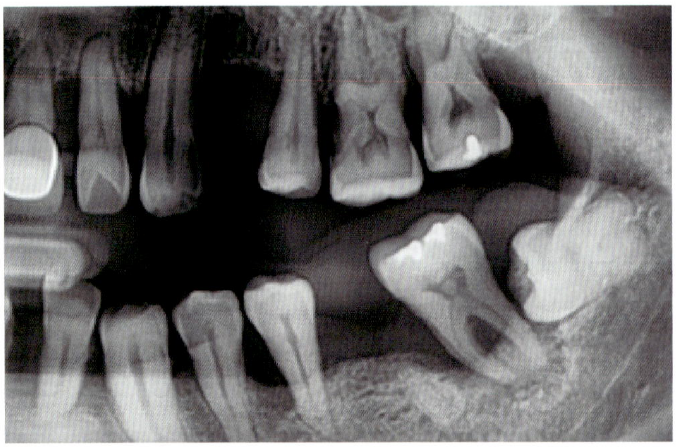

#37번 치아에 대해서, 동요도와 치주염 진행정도가 상당했지만, 환자는 아프면 빼고 싶다고 하였다.
사실, 케이스의 경우, 워낙 치조골 소실이 심하여서, 당장 발치한다고 해도 별로 달라지는 것은 없다.

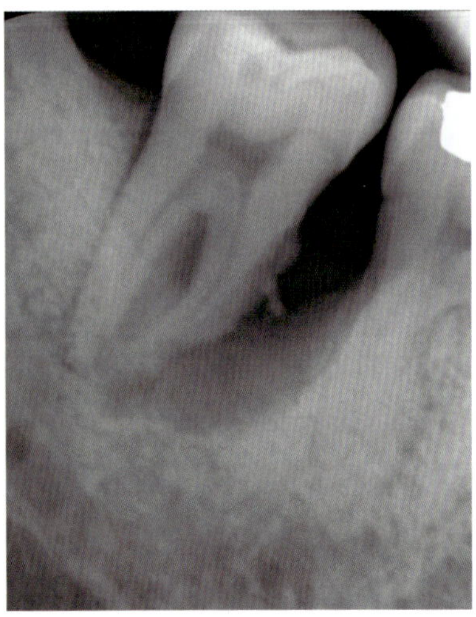

#47번 치아에 대해서, 치조골소실 및 치주염이 심하고 동요도가 약간 존재하나, 환자는 음식물이 조금 끼이는 이외는 불편함이 없고,
조만간 발치해야 할 수 있다는 설명에 강한 의구심을 표했다.

요즘은 어그로 유튜버들 때문에 환자들이 더 의심이 많다.
(예: 신경치료 절대로 하지 마세요, 임플란트 하지 마세요 등등)
-> 이들도 썸네일만 이렇게 낚시성으로 자극적이게 적어놓는것이지,
실상 클릭해 시청해보면 완전히 다른 말을 하고 있다.

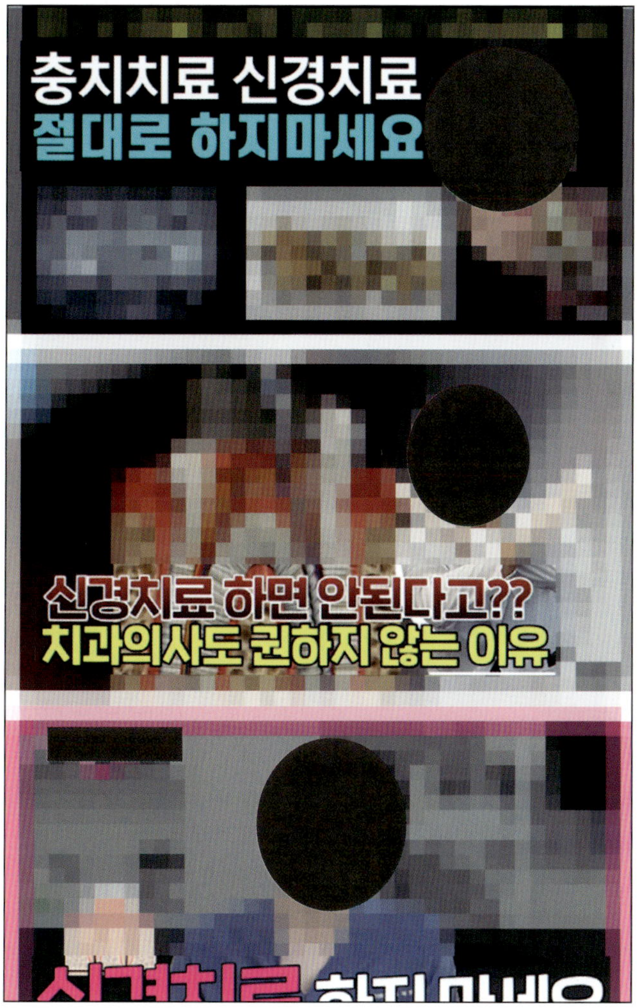

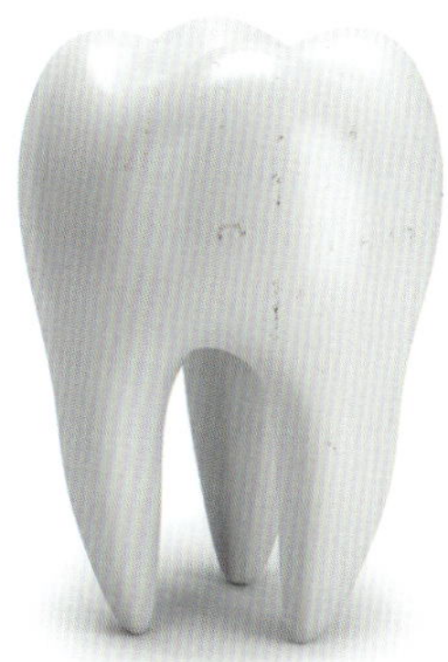

2) 치과의사가 권고하면 보존적 진료부터 시도하길 원하는 사람 vs
권고를 따르지 않고, 예후가 100% 보장된 치료를 원하는 사람으로도 성향이 나뉜다.
이 얘기는 특히, 발치옵션이 포함된 치료계획을 내려야 할 때 특히 더 해당된다.

예) 치수 근처까지 간 깊은 우식인데 통증은 없을 경우, 엔도가능성 있어도 레진/인레이를 시도해보길 원하는 사람 vs 절대로 뒤탈이 나는 것을 감당 할수 없고, 치과 올 시간이 별로 없는 환자 - 엔도가 더 바람직하다

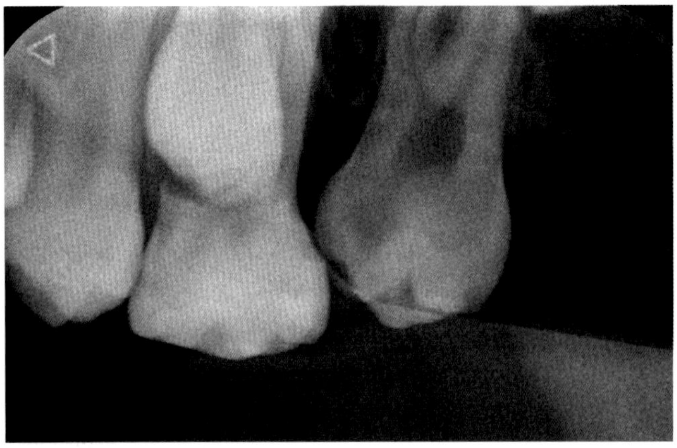

위의 최후방치아의 경우, 아직 통증이 없고, 매우 어렵지만 고수들은 레진수복을 시도해 볼 수도 있다.
그러나, 높은확률로 치수노출이 예상되며, 치료계획을 수립할때는 의사가 지향하는바와 환자가 지향하는바가 고려되어야한다.
또한 환자의 나이, 통증정도, 우식제거후 치수까지의 잔존치질, 치수의노출여부등을 복합적으로 고려하여 capping을 할지, partial pulpotomy를 할지, pulpotomy를 할지, endo할지가 정해지게 된다.
단순한 상황이 아니라 매우 복잡한 상황인 것이다.

물론 우식제거후 치수노출 직전이면 덮어서 접착수복하고, 치수노출이 되었으면 capping할것인지 partial pulpotomy할것인지 endo(pulpectomy)할것인지를 판단하는 기준에 따라 시행하지만, endo를 제외하고는 전부 예후가 불확실하다

예) 치아의 치관부분이 부러져서 소실되었을 경우, 추후 또 파절이 될 수 있어도 포스트-코어-크라운 시도를 원하는 환자 vs 그렇게 되는 것은 절대로 감당할수 없는 환자 (발치후 임플란트가 바람직)

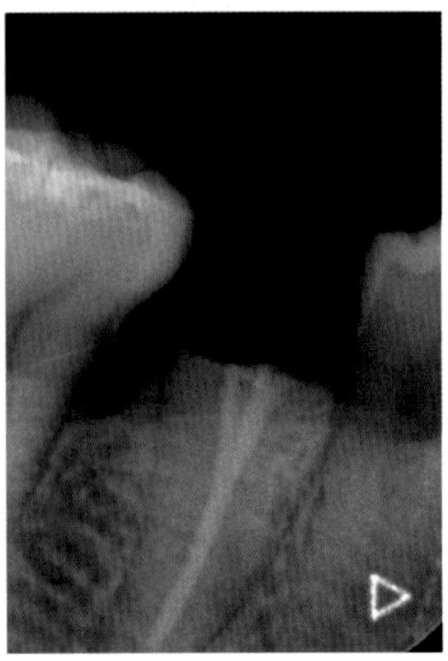

포스트-코어-크라운을 할 경우 발치를 안해도 되지만, 치관확장술이 필요해보이고,
추후 치근파절의 가능성도 있다.
그것을 치과의사 일방적으로 권고할것인가? 아니면 발치 후 임플란트할것을 일방적으로 권고할것인가?
발치 옵션이 포함된 계획을 내려야할땐 환자에게 맡기는 것이 좋다. 가끔 끝까지 '최선의 선택은 무엇이냐' 라고 묻는 환자도 있는데, 이 경우에 '최선의 선택'은 존재하지 않는다. 환자는 '정보의 비대칭성' 때문에 선택을 하기가 어렵다. 그런 환자들에게는 전신상태, 구강위생관리상태, 이상기능활동등을 고려하여 각각의 예후를 알려주면 본인이 결정을 할 수 있게 된다. 그러나 치과의사 본인도 아는게 없으면 예후 설명이 불가능하다.
모든 선택에는 다 리스크가 있고 장단점이 있다.

한가지 팁: 치아를 살리는 시도를 할 수도 있고, 아니면 발치할 수도 있는 상황일때는 의사 가 일방적으로 어떻게 할지 치료계획을 권고하지 말고, 각각의 예후를 다 알려준다음에, 환자가 어떻게 하고 싶은지를 물어보는게 좋은 방법이다.(일단 자기도 어떻게 해야 될지 몰라서 머리가 혼잡한 상태에서는, 거꾸로 환자에게 물어보기가 쉬운일이 아니다)

간혹 불만이 가득한 얼굴로 치과를 찾아오는 환자중에, 진단의 목적을 위한 panorama, pa, ct촬영은 심하게 거부하며, 과격한 언행과 함께, 치료받고 100% 예후가 보장되지 않으면 큰일날 듯이 엄포를 놓는 분들도 계시다.

그런 분들은 충분한 설명과 검사, 그리고 동의 없이는 섣불리 치료에 들어가지 않는 것이 좋다. 더 정확한 진단이 가능한 곳으로 refer를 하는것도 방법이다.

우리는 공장에서 찍어낸 물건파는일을 하는 것이 아니며, 외과술식을 하는 사람으로서, 환자의 협조도(개구량, 움직임, 주의사항 지킴, 약복용, 내원간격)와 환자 본연의 면역력과 치유력에 지대한 영향을 받는다.

치료에 있어서 100%의 보장이란 애초에 줄 수 없는 것임을 인지시키고, 그런 보장을 원한다면 총체적인 사전-검사를 할 장비가 있고 어떻게든 분과별로 협진을 하여 치아를 살릴수 있는 전문기술이 있는 곳(큰병원, 대학병원 등)으로 refer를 보낸다.

환자의 성향은 기본적인 문답과정(대화)를 통해 파악할 수도 있고, 환자에게 직접적으로 원하는 치료방향을 물어봐서 파악할 수도 있다.

절대로, 막무가내의 환자에게 휘둘려, 제대로된 검사도 못하고 일방적으로 수긍해서 치료한뒤(주로 페이닥터의 경우 매출이나 눈치를 보는 이유에 의하여), 탈이나서 컴플레인에 휘둘리는 상황은 피해야 한다.

AI가 답변해준 임상질문

AI는 진심으로 똑똑하다. 지식을 넘어 지성까지 있는 것 같다.
치과분야에서도 치과병원 교수님이나 30년차 개원의만큼 아는 것 같기도 하다.
막히는게 있으면 AI어플에 물어보는건 어떨까?
꽤 구체적인 질문을 해도 잘 말해준다. 신박한 창의성과 함께.
이제 환자가 없을때도 지루할 틈은 아마 없을 듯 하다.
필자가 평소에 궁금해 했거나, 지금도 약간 아리까리하게 생각하는 부분을 AI어플에 물어보았다.

- 모 AI에 따르면, 미국에서 치과의사가 되는데에는 5억원가량이 소요된다고 한다.

- 페이닥터가 스트레스를 덜 수 있는 방법은, 호흡법(몇초간 숨을 들이마시고, 몇초간 숨을 참고, 몇초간 내쉬기)이 있다고 한다. 또한, 스트레스볼 같은 물건을 비치하고, 동료와 일에 대해 계속 소통하라고 한다.

- 치과의사가 일반진료에 능숙해지기 위해 1~2개월은 무리가 있고, 3개월차부터 비로소 익숙해 진다고 한다(?). 초심자들은 희망을 갖고 2개월만 잘 버텨라. AI가 그렇다고 하니까^^

- 치주소파술을 할때는 치간유두 주사법이 유용하다고 한다.

- Access opening을 할 때 천공을 예방하기 위해서는, 치아의 만곡도(?)를 면밀히 확인하고, 기구를 장축에 평행하게 사용하여야 하며, 무리한 삭제를 피해야 한다고 한다. 또, 교합면을 넓게 제거하여 시야를 확보하는것도 도움이 된다고 한다.

- 엔도하다가 치아의 천공이 발생했을 경우, 조기에 수복하는 것이 좋으며, mta로 밀폐하는 것이 가장 좋다고 한다. 지연된 수복은 치주조직파괴를 초래할 수 있다고 한다.

- 칼시펙스가 치근단 밖으로 유출되어 신경손상을 일으킨 사례는 몇 케이스가 있다. 특히 치근단공이 넓게 열려있는 경우에, 칼시펙스를 바인딩하고 무리하게 주입할 경우, 넘어갈 확률이 높다고 한다.

- 엔도에 있어서 C/F전 NAOCL soaking은 필수적이라고 하며, 5~15분이 적절하다고 한다. 또한, 엔도에 있어서 calcipex첩약은 필수적이지 않다고 한다.

- 석회화근관의 신경치료에 익숙해지거나, 매복사랑니발치에 익숙해지려면 최소 3~5년의 임상경험이 필요하다고 한다.

- 발치시 치근단에서 치근이 부러질 경우, 육안으로 확인될 경우 root picker를 이용하여 제거하거나, 부러진 치근의 길이가 4mm이하로 작고 감염이 없다면 suture하고 자연치유를 기다릴 수 있다. 특히, 상악동근처와 사랑니설측의 무리한 조작은 치근이 빠져버릴 수 있는 위험을 초래한다.

-사랑니 발치시 설신경이 완전히 절단되면 절대로 저절로 다시 연결되지 않으며, 대학병원에서 연결하는 수술을 해야한다고 한다.

질문만하면, 모두 답해준다.

흥미로운 질문은 무궁무진하므로, 이제 홀로 외로운 치과의사는 없을 것이다.
재미있는 질문과 답변이 있으면, 필자에게도 알려주기 바란다.

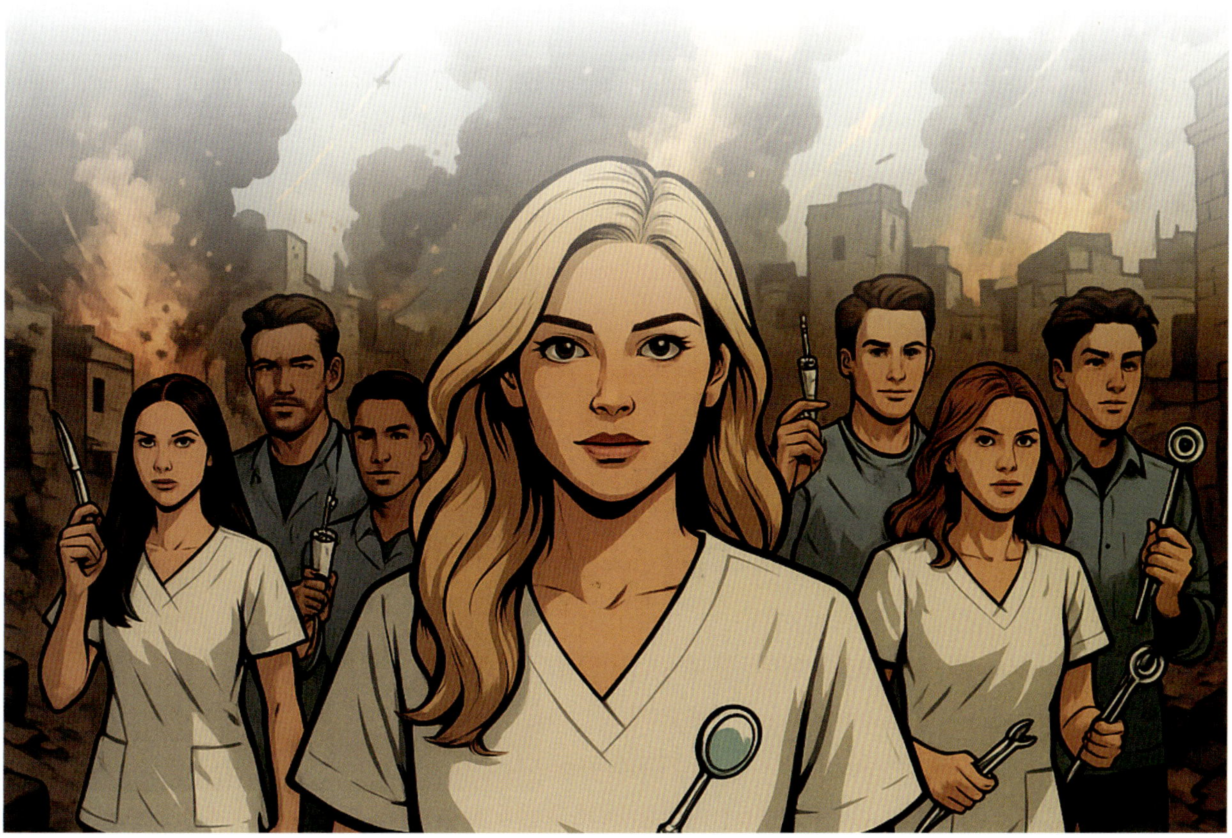

여기까지 달려오느라 수고했다.

이 책을 읽은 시간이, 게임의 튜토리얼처럼, 그렇게 너무 길지않게, 재미있게 임상에 입문할 수 있는 시간이었으면 한다.
임상그라운드에 발을 딛게된 모든 이들을 응원한다.

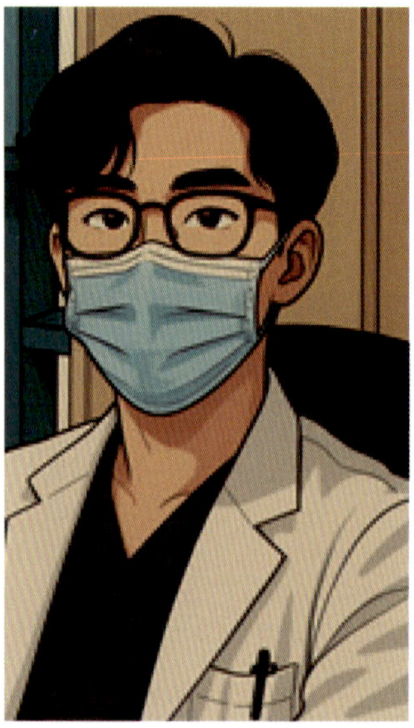

by 낭만치과의사
e-mail: yooo1741@naver.com

카카오톡채널: 로컬그라운드

독자분들의 follow-up을 위한 채널입니다.
질의/응답 및 각종tip/소식이 올라올 예정입니다.

INDEX

ㄱ

ㄴ

ㄷ

ㄹ

ㅂ

ㅅ

ㅇ

ㅈ

ㅊ

ㅋ

ㅌ

ㅍ

ㅎ

WELCOME TO LOCAL GROUNDS

First edition KIM JIYOON

MyungMun Publishing. Inc.
90, Dapsimni-ro 63-gil, Dongdaemun-gu, Seoul, Korea (02525)
Tel_ +82-2-2248-7586
Fax_ +82-2-2248-0598
e-mail_ mmayt@hanmail.net
Website_ www.teethbook.co.kr

Printed in Korea

로컬그라운드

임상의, 임상에 의한, 임상을 위한
'마큐레인 엔코크발 소아덴쳐 임플란트'

인　　쇄 : 2025년 8월 25일
발　　행 : 2025년 9월 14일
저　　자 : 김 지 윤
감　　수 : 김 항 범
발 행 인 : 안 영 택
편　　집 : 김 형 태
발 행 처 : 명문출판사
등　　록 : 제 6-0212호 (1995년 1월 24일)
주　　소 : 서울시 동대문구 답십리로63길 90
전　　화 : (02) 2248-7586
팩　　스 : (02) 2248-0598
홈 페 이 지 : http://www.teethbook.co.kr
I S B N : 978-89-6808-168-2

■ 2025 | 로컬그라운드 | 명문출판사　　정가 : 120,000원